GOLDMANN

Buch

Laura Doermer erzählt die Geschichte ihres Sohnes Moritz, der anscheinend gesund zur Welt kam, in seinem ersten Lebensjahr jedoch von einer Serie von Kinderkrankheiten heimgesucht wurde und seither an einer therapieresistenten schweren Epilepsie (dem Lennon-Gastaut-Syndrom) leidet.
Seit seinem siebten Lebensjahr wohnt Moritz in einem anthroposophischen Heim, das eine enge Beziehung zum Elternhaus pflegt. Er verbringt alle Ferien zu Hause und ist nie aus dem Gesichtskreis oder dem Bewußtsein seiner Familie verschwunden. Moritz' Lebensgeschichte ist zugleich der Bericht über einen mehr oder minder vergeblichen Kampf der heutigen Therapien gegen dieses spezielle Anfallsleiden.
»Sein 25jähriges Dasein hat unser Leben, das seiner Eltern und Geschwister, verdüstert. Zugleich hat es uns alle Antwort nach dem Sinn des Lebens erleichtert.«

Autorin

Laura Doermer, 1935 in München geboren, ist verheiratet und hat drei Kinder. Erst im Alter von 40 Jahren begann sie eine Ausbildung bei einem Arzt für Naturheilverfahren, arbeitete dann fünf Jahre in einer Krebsklinik am Chiemsee und ist seit 1986 in der chirurgischen Abteilung eines oberbayerischen Krankenhauses tätig.

Laura Doermer

Moritz mein Sohn

GOLDMANN VERLAG

Bereits erschienen unter der Titel-Nr. 12353.

Umwelthinweis:
Alle bedruckten Materialien dieses Taschenbuches
sind chlorfrei und umweltschonend.

Der Goldmann Verlag
ist ein Unternehmen der Verlagsgruppe Bertelsmann

Genehmigte Taschenbuchausgabe

Umschlaggestaltung: Design Team München
Umschlagfoto: Privat
Druck: Presse-Druck Augsburg
Verlagsnummer: 12571
SK · Herstellung: sc
Made in Germany
ISBN 3-442-12571-5

10 9 8 7 6 5 4 3 2 1

Moritz, mein Sohn,
trotz des unermüdlich niederfallenden Regens lärmen die Vögel unter dem Dach. Als Dein Vater und ich den Knöterich entfernten, der mit seinen starken Ranken das Haus umgarnte und in jede Ritze eingedrungen war, als wollte er es sprengen, fielen zwei Vogelnester herunter. Eines der hellgrün gesprenkelten Eier zerbrach. In letzter Zeit ist mein Leben markiert von solchen Versäumnissen.

Gestern, als sie Dich auf einer Liege aus dem Operationssaal fuhren und der Pfleger Dich mehrmals eindringlich anrufen mußte, bevor Du reagiertest, dachte ich in einer Minute voller Bangigkeit, Du seist nicht ins Leben zurückgekehrt und hättest mir als letztes Andenken den Singsang hinterlassen, der aus dem grünen OP ertönt war, bevor der Anästhesist sein Werk begann. Aus Deinem Mund rann etwas mit Spucke vermischtes Blut, und Dein unrasiertes Gesicht war sehr blaß. In dieser Zeit, die mich endlos dünkte, gingen mir alle meine ungelebten Minuten mit Dir durch den Sinn, aber auch all die Glückseligkeit, die ich über Dein Dasein empfinde.

Du schlugst kurz die Augen auf, wie um Dich zu vergewissern, daß weder Du von dieser Welt gegangen warst noch sie von Dir. Wieder einmal geschafft! Der Zahnarzt sagte, es sei besser gegangen, als er gedacht hatte. Ein Zahn müsse noch gezogen werden. Er drückte mir in Eile die Hand und packte sein Instrumentarium ein, das er aus der Praxis mitgebracht hatte, um Dir hier in dieser kleinen Klinik unter Narkose die Zähne zu plombieren. Seinem Vorgänger hattest Du, als beim Bohren Schmerzen auftraten, in die Hand gebissen.

Du lagst, mit einem dünnen weißen OP-Hemd bekleidet, auf einer Liege, die zu kurz für Dich war. Auch das weiße, dünne Laken, das man Dir bis zum Kinn hochgezogen hatte, war zu kurz und ließ Deine langen, mageren Beine frei, die mich jetzt mehr denn je an die Beine des Gekreuzigten erinnerten, mit ihren langen Zehen und den vielen kleinen Wunden, den Blutflecken und Narben, nicht zuletzt auch wegen der Verletzung am Fußrücken, die nicht zuheilen will. Vorsichtshalber zogen wir Dir den Sturzhelm wieder an. Der Anästhesist sagte, man könne die Mittagsgabe der Antiepileptika getrost weglassen, weil die Narkotika einen ausreichenden Schutz böten.

Sie fuhren Dich auf die Intensivstation, um Deine endgültige Rückkehr zu überwachen. In diesem Krankenhaus weiß ich Dich gut aufgehoben. Es liegt 25 Kilometer von unserem Wohnort entfernt und wurde auf Initiative einer Frau errichtet, die erkannt hatte, daß es in dieser Gegend mit der Versorgung behinderter Kinder schlecht bestellt war. Letztes Jahr, als Du während der Ferien einen Grand mal-Status hattest, waren wir dankbar, daß der Krankenwagen Dich in diesen hellen, freundlichen Bau brachte, wo Du mit Hilfe einer Valium-Infusion die Krise überstanden hast. Zwar bist Du im Lauf der Jahre den neuropädiatrischen Stationen entwachsen. Alles zu klein für Dich. Als sie Dich vor zwei Tagen im Krankenhaus-Kindergarten beschäftigen wollten, bist Du – einem unermüdlichen Bewegungsdrang folgend – mit Deinen langen Beinen über die kleinen Tischchen und Stühlchen gestiegen, immer wieder im Kreis herum, bevor einer der Anfälle kam, die wir »Brüller« nennen, und Dich wie ein Tornado in die Ecke warf, wo Du mit dem Fuß den Siphcn unter dem Waschbecken losgeschlagen hast. Du hast ein Bild der Verwüstung zurückgelassen.

Da ich in diesem Krankenhaus arbeite, kann ich jederzeit meinen Schreibtisch verlassen und hinübergehen in die andere Abteilung, wo Gulliver im Land der Zwerge wohnt. Deine Schuhe (Größe 47) stehen vor Deinem Bett, das man mit Gittern umrandet hat. Du hattest wie immer Durst, durftest aber wegen der Narkose nichts trinken. Es war schwer auszumachen, ob Du Dich über meinen Besuch freutest. Ich kam mit leeren Händen. Die Zimmerkameraden verspeisten gerade ihr

Mittagessen. Du warst nicht allerbester Laune. Deine Behinderung ist im Lauf der Jahre zu einer Tatsache geworden. Ich habe lernen müssen, damit umzugehen. Ich kann Dich nicht fragen, ob Du gelernt hast, mit meiner Gesundheit zu leben. Du könntest ohnehin darauf keine Antwort geben. Wenn ich spreche, mich bewege, Auto fahre, schreibe, Entscheidungen treffe, so mag Dich das in einen Zustand entsetzlicher Verlassenheit stürzen, den Du nicht in Worte ausdrücken kannst. Jedenfalls schlugst Du mich, als ich Dir sagte, es gäbe weder zu essen noch zu trinken, ins Gesicht. Es war weniger der Schmerz als die Angst, daß Du Dich in Deinem Verhalten immer mehr vergröbern könntest, was mich entmutigte.

Dreiundzwanzig Jahre bist Du alt und fast 1.90 Meter groß. Deine Haltung ist denkbar schlecht. Dein Rücken formt sich allmählich zu einem Rundrücken. Die Ärztin sagte mir, es sei durch die Einnahme von Mylepsin weiterhin mit einer Osteoporose zu rechnen. Dein langes Hemd und Deine langen Hosen lagen fein säuberlich gefaltet auf einem Hocker neben Deinem Bett. Im Heim hast Du gelernt, sorgsam, fast mit einer gewissen Pedanterie, mit Deinen Sachen umzugehen.

Ob Du nicht sprechen könntest, fragte mich Dein Bettnachbar mit schleppender Stimme. Er ist etwas jünger als Du, auf jeden Fall kleiner, und seine geistige Behinderung macht sich dadurch bemerkbar, daß er immer wieder die gleichen Fragen stellt und die Antwort gar nicht zu hören scheint. Zu allem Unglück wurde er von einem Auto angefahren und sitzt jetzt im Rollstuhl. Auch die beiden anderen jungen Männer sind Unfallopfer und müssen hier langsam wieder auf das Leben draußen vorbereitet werden. Nichts an ihren Bewegungen ist koordiniert und flüssig. Ihre geistigen Reaktionen sind zwar nicht befremdend, aber verlangsamt. Nie mehr werden sie das sein, was sie einmal waren. Nie wirst Du das sein, was Du hättest werden können. Würde man aber von jedem von Euch das beste Stück nehmen, so käme ein annähernd gesunder Mensch dabei heraus. Du müßtest Dein makelloses Antlitz und Deine harmonischen Bewegungen geben. Sogar den kleinen Finger hältst Du in unnachahmlicher Weise abgespreizt, wenn Du eine Tasse Tee trinkst.

Es ist spät im Jahr, fast schon September. Wir wurden um den Sommer betrogen. Die fünf Wochen Ferien, die er bei uns verbrachte, bestanden meist aus regenverhangenen, trüben Tagen, an denen die Berge hinter einem Vorhang verschwanden und man in einem Tränenbach des Himmels zu sitzen glaubte. Wochenlang. Die Obstbäume tragen heuer kaum Früchte, das Getreide fault auf dem Boden. Als hätte der Sommer sich eines Besseren besonnen, sind nach seiner Rückkehr ins Heim noch einmal schöne Tage gekommen. Aber es scheint zu spät zu sein. Am Abend tragen die Wiesen bereits einen zarten Trauerschleier aus Nebel ob dieses zu Ende gehenden Jahres.

Dieses »Weggehen« – nie ist mein Blick dafür so geschult worden wie in diesem Jahr. Zuerst war es die Katze, die nach sechzehn Jahren aus einem Zustand scheinbar vollkommener Gesundheit heraus immer weniger wurde und alle meine Bemühungen, sie am Leben zu erhalten, mit einem unendlich fernen Blick beantwortete. Auch zog sie sich räumlich immer mehr von mir zurück. Sie »ging fort«. Zuletzt versuchte sie sogar noch, sich von einem Heubettchen aus, das wir ihr in der Waschküche bereitet hatten, ins Freie zu bewegen, was ihr nicht mehr gelang. Schließlich starb sie in einer Laugenpfütze neben dem Gulli. Sie war ein mißtrauischer, aber treuer Freund seiner Jugendjahre gewesen. Nachdem er sie einmal ins Klo geschmissen hatte, versteckte sie sich jahrelang, sobald er während der Ferien das Haus betrat, in einem Schrank. Später, als er ruhiger wurde, schlossen sie miteinander Frieden. Letztes Weihnachten fand ich sie sogar schnurrend auf seinem Bauch liegen, während er schlief.

Auch sonst geschehen traurige Dinge. Der Tod hat angefangen, seine Kreuzchen auf die Menschen zu malen, die uns nahestehen, und während früher die Reihen der Freunde und Verwandten sich langsam lichteten, so geschieht das jetzt in einem sich beschleunigenden Tempo. Als Moritz 1964 geboren wurde, hatte er seine Eltern, alle Großeltern und sogar noch drei Urgroßmütter. Wenn seine beiden Großmütter gestorben sein werden, und das kann angesichts ihres Alters bald sein, so werden über ihm nur noch seine Eltern stehen.

Was Deine Gesundheit betrifft, so ziehen wir uns auf immer kleinere Inseln zurück. Heute morgen kam aus Deinem Heim die Nachricht, Du seist bei einem Anfall mit aller Wucht auf das rechte Auge gestürzt und habest genäht werden müssen. Auch die Wunde am rechten Ellbogen, die sich während der Ferien verschorft hatte, ist wieder aufgebrochen. Der Gedanke an Dein Befinden begleitet mich schon den ganzen Tag. Nicht kontinuierlich, sondern mit Pausen. Mehr hält mein Kopf nicht aus. Es gibt Tage, da vergesse ich Dich völlig. Aber wenn es auf den Donnerstag zugeht, dann fühle ich – wo immer ich mich auch befinde – diesen Abgrund nahen, in den Du fällst, wenn die allwöchentliche Umstellung in Deiner medikamentösen Therapie vorgenommen wird.

Im Heim sträubt man sich dagegen, Dir an den Anfallstagen den Sturzhelm aufzusetzen. Das ließe sich nicht mit Deiner Würde vereinbaren. In der Tat sieht der Helm mit seinem weißen Leder abschreckend aus. Ich will Lederfarbe kaufen und ihn färben, damit er sich nicht so auffallend von Deinem dunklen Haar abhebt. Die Verletzung, die Du Dir bei Deinen Stürzen zuziehst, empfinde ich aber beängstigender als den Verlust Deiner Würde. Ich kann mich aber nicht durchsetzen, und da es keinen besseren Platz für Dich gibt als dieses Heim, will ich es auch nicht auf eine ernsthafte Auseinandersetzung ankommen lassen. Ich frage mich, ob sie mit einem Paar dieser weichen, hohen Turnschuhe einverstanden wären, mit denen man wenigstens Deine Füße vor weiteren Verletzungen schützen könnte. Wenn man sie Dir von Donnerstag bis Samstag anzöge (vor allem nachts), so könnten die Wunden an Deinen Füßen endlich zuheilen. Tragen nicht auch die Torhüter einen Schienbeinschutz oder die Eishockeyspieler? In diesem ungleichen Kampf brauchen wir immer mehr Schliche, um Deine Krankheit zu überlisten.

Alles in unserem Garten erinnert mich an Dich. Seit einer Woche bist Du nun fort. Dein Vater hat den Stacheldraht am oberen Ende des Maschenzauns umgebogen, damit Du Dich nicht mehr verletzen kannst. In der Tat bist Du mehrmals im Anfall über den Zaun geflogen. In meiner Erinnerung trägt das ganze kleine Grundstück die Spuren Deiner heftigen Stürze.

Wie durch ein Wunder ist Dir nie etwas Ernsthaftes passiert, wenn man davon absieht, daß Du es vor vier Jahren beinahe fertigbrachtest, in einer Waschschüssel, die ich für die Enten aufgestellt hatte, zu ertrinken.

Noch liegt Dein Ball auf der Wiese, mit dem Dein Betreuer Dich zum Spielen animieren wollte (mit wenig Erfolg). Das Holz, das Du während der Ferien neben der Kellertür aufgeschichtet hast, trocknet in der stillen Sonne. Das Mikroleben der Insekten ist in gemächlichere Bahnen geraten. Sogar die Schnecken haben endlich die Raubzüge auf meine Beete eingestellt, so daß ich den letzten Salat einpflanzen kann.

Ich will Dir diesen sonntäglichen Gruß hinterherschicken, um Dir zu sagen, wie sehr Du uns fehlst.

Ich habe jetzt angefangen, Moritz' Geschichte aufzuschreiben – zumindest das, was ich noch weiß. Vieles ist in den letzten Jahren meinem Gedächtnis entschwunden, und ich muß mich beeilen, denn die Tage vergehen immer schneller und die Zeit sinkt nieder wie Herbstlaub, das die Vergangenheit in immer tieferen Schichten begräbt. Es kommt jetzt häufiger vor, daß mir ganze Epochen meines Lebens in der Erinnerung fehlen – graue Zonen, in denen entweder zu wenig oder zu viel passiert ist, ich weiß es nicht. Diese Ambivalenz meiner Einschätzung für das Gewesene reicht bis zum heutigen Tag. Ich wüßte nicht zu sagen, ob mein Leben nun gewichtig oder bedeutungslos war, und selbst jetzt bin ich mir nicht darüber im klaren, ob die Tage deshalb in so atemberaubender Schnelligkeit an mir vorüberziehen, weil sie so ausgefüllt oder so leer sind. Jedenfalls werde ich mich vieler kleiner Hilfsmittel bedienen müssen, um Moritz' Geschichte aufzuschreiben, z. B. des Fotoalbums, seiner alten Schulhefte oder der zahlreichen Arztberichte, die wir in zwei Ordnern gesammelt haben.

Nachts erscheint mir bisweilen sein Bild im Traum. Seltsamerweise ist das immer der kleine, weißblonde, noch nicht von Krankheit gezeichnete Moritz, der seine ersten Schritte tut. Zitternd vor Glück fange ich ihn auf, um sogleich nichts mehr zu spüren – eine goldene Schneeflocke, die in meinen Armen geschmolzen ist.

In diesen Nachtstunden kehren sich die Dinge um. Alles was tagsüber zur Stille verurteilt war, schafft sich jetzt Gehör. Vom Süden kommt Wind auf, trifft das Haus in seiner ganzen Breite und läßt es erzittern. Unter der nächtlichen Kühle gibt die Holzvertäfelung in den Zimmern kleine, ächzende Laute von sich. Zuweilen kommt es auch vor, daß die Mäuse eine meiner alten Schnupftabaksdosen umwerfen. Als die Katze tot war, nistete sich eine Maus in der Speisekammer ein. In ihrem grauen Pelz erinnerte sie mich an die Katze, und ich beschloß, sie überwintern zu lassen. Sie mißbrauchte diese Gastfreundschaft, indem sie andere nachholte oder sich rasch vermehrte, jedenfalls ist das Haus jetzt voll von ihnen. Nachts geben auch Clemens' elektronische Geräte ihre kleinen, piepsenden Laute von sich – die Taschenrechner in den Jackentaschen, die Schreibmaschine, die Computer, die Wecker. Ich bin unentwegt damit beschäftigt, sie aus dem ersten Stock zu verbannen, aber sie haben sich wie Kletten an mich gehängt und schleichen sich immer wieder in meinen Schlaf ein. Das sind die Stunden, in denen die Schneeflocke in meinen Armen schmilzt.

Um diese Jahreszeit ist es immer noch dämmrig, wenn ich aufstehe, nur im Osten breitet sich von den Bergspitzen rote Glut aus, die das Hochtal bald aus der Nacht befreit.

Ich kann diesen Tagesbeginn nur heil überstehen, indem ich mich irgendwelchen äußeren Ordnungen unterwerfe. Wenn ich um halb sieben aufstehe, Tee trinke, mich dusche und ankleide, so komme ich mir vor wie in einer Schleuse, die mir den richtigen Weg weist. Alles andere, was ich ausprobiert habe, versetzte mich in einen Zustand der Haltlosigkeit. Clemens meint, daß ich voller Lebensangst sei, und wenn wir uns streiten, dann sagt er Dinge, die ihm hinterher leid tun. Streicht man all die kleinen Bosheiten, die sich im Laufe einer dreißigjährigen Ehe angesammelt haben, davon ab, so bleibt übrig, daß ich »wenig belastbar« bin. Deshalb ist die Arbeit wie ein Korsett für mich, das mich vor allzu heftigen Berührungen des Lebens schützt. Zwischen dem Klingeln des Weckers um halb sieben und meinem Schritt aus der Haustür um halb acht kann nichts anderes passieren, als daß ich Tee trinke, mich dusche und anziehe. Selbst die Fahrt ins Krankenhaus vollzieht sich –

von extremen Witterungsbedingungen im Winter abgesehen – immer in der gleichen Weise. Ich bilde mir sogar ein, daß mein Wagen beim Zurückstoßen aus der Garage immer den gleichen Bogen beschreibt und auf der gleichen Spur über die Landstraße rollt, einem unsichtbaren Schienenweg folgend. Um diese Zeit tritt die Pfarrersköchin aus dem Dorfladen mit der Tüte Semmeln und der Zeitung unter dem Arm, und ich sage mir, daß sie das just zu diesem Moment tut, um meiner räumlichen und zeitlichen Orientierung Nachdruck zu verleihen, und ich begleite sie in Gedanken, wie sie das Pfarrhaus betritt und dem Pfarrer das Frühstück bereitet. Einen Moment lang gebe ich mich diesem Gefühl von Behaglichkeit hin, von dem ich weiß, daß es sich im weiteren Verlauf des Tages nicht mehr einstellen wird. Unten im Tal sagen sie, hier heroben sei die Welt noch in Ordnung. Ich wollte, sie hätten recht. Tatsächlich sind wir nur etwas altmodischer und brauchen nur etwas länger, um die letzten Feldwege zu asphaltieren und die letzten Streuwiesen zu drainieren. Ich fahre die Serpentinenstraße hinab, die sich wie in selbstmörderischer Absicht der Autobahn entgegenstürzt. Allmorgendlich fünfundzwanzig Kilometer auf diesem Asphaltband durch Dörfer, die keine mehr sind, gehorsam den Umgehungsstraßen folgend, vorbei an Kuhherden, die mit unnatürlich dicken Eutern unnatürlich grüne Wiesen mampfen. Nichts ist mehr wie früher, sogar in den siebzehn Jahren, in denen wir hier wohnen, hat sich das Aussehen mancher Ecken bis zur Unkenntlichkeit verändert.

Das Krankenhaus riecht immer leicht nach dem Mittel, mit dem sie die Böden zum Glänzen bringen. Mein Zimmer liegt so abseits vom Geschehen wie mein Dorf abseits von der Welt liegt. Täglich spanne ich mein Gehirn acht Stunden lang mit weißem Papier in eine Schreibmaschine und tippe Arztberichte. Da es nahezu immer die gleichen Texte sind, fühle ich mich wie ein lebender Schreibcomputer, der die Texte eines lebenden Diktaphons (meines Chefs) tippt, und da es sich auch immer um nahezu identische Operationen handelt, erscheinen mir auch die Ärzte wie lebende Automaten und folglich auch die Patienten wie lebendes Material, das einzig dazu da ist, den Betrieb aufrechtzuerhalten. Abends, wenn ich nach Hause gehe, habe ich nicht das Gefühl, daß außer meiner Fähigkeit, leidlich Maschine zu schreiben, etwas von mir in dieses Krankenhaus eingeflossen ist.

Soll das ewig so weitergehen? fragt Clemens mich manchmal. Ihm fällt zu einer Frau, die ihr Leben derart verplempert, nichts ein. Aber ich vermeide es geschickt, eine Antwort darauf zu geben. Ich weiß, daß ich mich auf einem Fluchtweg befinde, aber es ist der einzige Weg, der sich mir aufgetan hat. Ich erwähne das alles nur, um meine eigene Person etwas deutlicher werden zu lassen.

Manchmal rufe ich Moritz' Daten aus dem Krankenhaus-Computer auf. Wenn sein Name auf dem Bildschirm vor mir aufleuchtet, so genügt mir das für einen Augenblick. Es ist wie eine Garantie für ein ewiges Leben. Drei Patientennummern für drei stationäre Aufnahmen. Diagnose: Frühkindlicher Gehirnschaden mit Krampfanfällen. Ein Status epilepticus an einem glühendheißen Sommertag, an dem wir die Klinik wie eine rettende Insel gerade noch rechtzeitig erreichten. Die diensthabende Ärztin zog ihren weißen Kittel über den Bikini und legte die Infusion an, die den Patienten außer Gefahr brachte.

Zwei Zahnbehandlungen unter Vollnarkose. Wenn der Verfall seines Gebisses so fortschreitet, werden wir noch viele Patientennummern bekommen.

Die grünen Buchstaben auf dem Bildschirm zittern leicht, als wollten sie mir zu verstehen geben, wie sehr auch sie sich der Vergänglichkeit des menschlichen Lebens bewußt sind.

Von meinem Fenster aus kann ich die Krankenwagen sehen, wenn sie sich langsam der Klinikeinfahrt nähern. Bisweilen begleite ich die orangegekleideten Männer vom Roten Kreuz auf die Stationen. Unsere Klinik gleicht nämlich einem Labyrinth; wer sie zum ersten Mal betritt, findet sich meistens nicht zurecht. Angesichts des Leidens, das sie durch die Gänge schieben, bewegen sich die Männer mit besonderer Umsicht und einer gewissen Verlegenheit. Wie schmal die Liegen sind, auf denen die Kranken angeschnallt liegen! Das Leben ist reduziert auf Bewegungslosigkeit und ein völliges Sichausliefern. Wenn ich die Taschen sehe, in denen das Notwendigste – Nachthemd, Schlafrock, Pantoffeln – Platz gefunden hat, so kommt es mir vor, als seien die Kranken Flüchtlinge, die ihre Heimat Hals über Kopf verlassen mußten.

Manche Kinder sind nicht bei Bewußtsein und sehr blaß. Das Unglück hat viele Schattierungen. Beim Anblick mancher Kranker danke ich Gott, daß er es noch so verhältnismäßig gut mit uns gemeint hat, so wie es sicher auch Eltern gibt, die ihr behindertes Kind – verglichen mit Moritz – als Glücksfall betrachten.

Das kleine Mädchen, das damals an jenem heißen Sonntag auf einem Schaffell im schattigen Atrium der Klinik lag, ist inzwischen gestorben. Die Großmutter saß neben dem Kind, das wie eine große, wächserne Puppe aussah, und fächelte ihm Luft zu. »Mei Weibele, mei Weibele.« Aber das Mädchen zeigte keine Reaktionen mehr, hat nie mehr gelacht oder gesprochen, ist nie mehr erwacht. Nahrung wurde ihm mit Hilfe einer Nasensonde eingeflößt. Eines Tages sind auch Herz und Atmung zum Erliegen gekommen.

Wenn ich will, kann ich auch diesen Namen in den Computer eintippen. Die Akte selbst liegt im Archiv und verstaubt. Was bleibt, ist eine vage Erinnerung an einen flüchtigen Blick, den Moritz auf das leblose Kind geworfen hat. Da er praktisch keine Fragen stellt, sinken die Bilder unverdaut auf den Grund seiner Seele. Wie mag es auf dem Grund seiner Seele aussehen?

Zum ersten Mal hat Dr. L. die Möglichkeit einer Operation angesprochen. »Versuchen Sie, Kontakt mit der Uniklinik in B. aufzunehmen«, sagte er. Er selbst habe noch keine Erfahrungen mit diesen Operationen, aber die Neurochirurgie habe auf diesem Gebiet in den letzten Jahren große Fortschritte gemacht. Alle medikamentösen Therapien seien bei Moritz ausgeschöpft, mit bahnbrechenden neuen Medikamenten sei in nächster Zeit nicht zu rechnen. Vielleicht wäre das ein Weg.

Etwa zur gleichen Zeit fiel mir ein Artikel aus der *Süddeutschen Zeitung* in die Hände: »Operationen gegen die Gewitter im Kopf«, der diese Operationen etwas näher beschrieb. Es werden dabei zwei kleine zusammenhängende Strukturen unterhalb des Schläfenlappens des Großhirns entfernt. Diese sogenannte »selektive Amygdala-Hippokampektomie« kommt bei den fokalen Epilepsien angeblich mit gutem Erfolg zur Anwendung. 62% der Kranken seien seit dem Eingriff anfallsfrei, bei weiteren 30% hätten die Krämpfe deutlich abgenommen. Allerdings besitzt man erst die Daten von etwa 100 Patienten, die über einen Zeitraum von zwei Jahren beobachtet wurden.

Seitdem ich selbst im Medizinbetrieb arbeite, bin ich mißtrauisch gegen derartige Veröffentlichungen. Statistiken lassen sich nach jeder Richtung hin manipulieren. Trotzdem ist der Artikel für mich ermutigend, wie alles, was eine Beendigung des gegenwärtigen trostlosen Zustandes verspricht. Zugleich erfüllt er mich mit Skepsis, ob das Verfahren auch auf Moritz anwendbar wäre. Allein die Diagnostik, bei der Elektroden unter die Schädeldecke implantiert werden, um den Anfallsherd zu lokalisieren, ist mit der Gefahr von Blutungen und Infektionen verbunden. Was würde passieren, wenn Moritz aus einer solchen Behandlung noch schwerer geschädigt hervorginge? Abgesehen davon, daß wir alle unseres Lebens nicht mehr froh werden könnten, so würde wieder er der Hauptleidtragende sein. Er kann sich nicht dazu äußern und würde wie ein Lamm zur Schlachtbank mitgehen, voller Vertrauen auf seine Eltern.

Noch ist keine Entscheidung zu treffen. Wir können nur Informationen sammeln und die Zeit für uns arbeiten lassen. Jeder Tag wird neue Erkenntnisse über diese Operationen bringen.

Lieber Moritz,
an manchen Tagen denke ich an Dich wie an ein Kartenhaus, das beim geringsten Luftzug zusammenbrechen könnte. Ich gehe dann wie auf Zehenspitzen, vermeide allzu heftige Bewegungen, um nur ja keine Gefahr heraufzubeschwören. Das ist natürlich purer Unsinn, denn Du bist siebzig Kilometer von mir entfernt in Deinem Heim, ahnst nichts von meiner Fürsorge und bist im übrigen einem dunklen Schicksal ausgeliefert, das sich offenbar nicht aufhalten läßt.

Der Gedanke an diese Operation läßt mich schaudern. Sie müßten ein Loch in Deinen Schädel bohren, um an den erkrankten Bezirk heranzukommen. Nichts hat der Herrgott so gut in Knochen verpackt wie unser Gehirn. Er wußte sicher, was er tat, als er es mit mehreren Häuten überzog, in Liquor bettete, mit Knochen versiegelte und obendrauf noch Haare wachsen ließ, um es vor Kälte und Sonneneinstrahlung zu schützen.

Dein armes, krankes Gehirn im grellen Licht der OP-Lampen – wie gut, daß jetzt noch keine Entscheidung zu treffen ist.

Dieser Winter hält uns zum Narren. Ich kann mich an keinen Dezember erinnern, der so warm war wie dieser Dezember. Auf den Wiesen fand ich bereits Gänseblümchen, und im windgeschützten Atrium der Klinik blüht ein Bäumchen. Nachts schleicht ein übergroßer weißer Mond über den Himmel, nicht mehr der stille, vertraute Geselle aus den Kindertagen, sondern ein überdimensionaler Scheinwerfer, der auch das letzte Geheimnis der Nacht ergründen möchte. Wir können nur noch bei geschlossenen Fensterläden schlafen. Dein Vater sagt, das Wetter sei ihm unheimlich und gemahne ihn an das Ende aller Zeiten.

Bald kommt Dein Geburtstag.

»Kinder im Fisch geboren, werden freundliche, geschickte Leute. Sie lieben die Armen, dienen jedermann gern, werden reich, doch unbeständig in ihrem Vornehmen.« Das habe ich in einem alten Kalenderblatt gelesen. Auch für Deine Geschwister fanden sich solche Sprüche, und der eine oder andere Satz traf zu. Deine Schwester Ndunge »hat Anlage zum Studieren, ist im Handel listig und verschlagen, hält ihre Sachen heimlich«. Dein Bruder Leon »ist ein guter Einnehmer und ein böser Bezahler, dreht den Mantel nach dem Wind«. Aber während es uns bei Ndunge und Leon nicht schwerfällt, sie mit diesen Eigenschaften in Verbindung zu bringen, scheinen die Sprüche auf Dich nicht anwendbar zu sein. Es ist, als wärst Du an der Schwelle zu unserer Welt stehengeblieben und beobachtest uns aus weiter Ferne, unerreichbar für unsere Maßstäbe. Vielleicht ist das der Grund, weshalb ich Dich manchmal anschreie, wenn Du nicht antwortest, und hinterher am liebsten in Tränen ausbrechen möchte, wenn ich Dein fassungsloses Gesicht sehe. Oder Dir diese Briefe schreibe, die ich nie abschicke und von denen ich nur hoffe, daß sie auf verschlungenen Wegen Deine Seele erreichen.

Der 3. März war – wenn ich mich recht entsinne – ein ganz gewöhnlicher Werktag, nicht einmal ein solcher, den man ein Leben lang als Besonderheit empfindet, wie jenen Freitag, den 13. Februar, wo um dreizehn Uhr Ndunge geboren wurde (die im Leben vom Glück geradezu verfolgt wird), oder jener Sonntag, an dem Leon just in dem Moment das Licht der Welt erblickte, als alle Kirchenglocken von München zu läuten begannen, ein Sonntagskind (dessen Leben jedoch von Irrläufen und Umwegen gezeichnet ist). Bei Gelegenheit werde ich einmal ausrechnen, was dieser naßkalte 3. März, an dem Clemens mich in die Klinik brachte, für ein Wochentag war, nicht aus einem sonderlichen Interesse, sondern weil ich etwas Ordnung in diesen allerersten Beginn bringen möchte.

Tags zuvor hatte mich die Frauenärztin angerufen und mit strenger Stimme gesagt: Vierzehn Tage übertragen – morgen müssen wir eine Einleitung machen. Das ungeborene Kind bewegte sich zwar heftig in meinem Bauch, aber es zeigte sich offenbar wenig entschlossen, sein dunkles Versteck zu verlassen. Nachts kamen dann doch die Wehen, ziemlich rasch sogar. Ich hörte die nahe Kirchenuhr alle Viertelstunden schlagen. Drei Wehen paßten jeweils in diesen Rhythmus. Da wußte ich, daß es Zeit war.

»Das Kinderkriegen steht dir gut zu Gesicht«, sagte Clemens, als ich von Schmerz überwältigt im Klinikaufgang das Treppengeländer umkrallte. Von all den Begebenheiten dieser Nacht ist mir nur dieser Satz in Erinnerung geblieben. Nach einer Reihe trostloser Monate des Nichtverstehens und gegenseitiger Schuldzuweisungen, in denen wir uns immer mehr voneinander entfernt hatten, hätte ich ihn wohl als Zuspruch auffassen können, wenn er nicht gleichzeitig alles beinhaltet hätte, was das Drama unserer Ehe ausmachte: daß ich nämlich in Clemens' Augen zu nichts anderem als zum Kinderkriegen taugte. Wenn ich damals die Lage etwas realistischer eingeschätzt hätte, so hätte ich zu dem Schluß kommen müssen, daß unsere Beziehung in einer tiefen Krise steckte und daß das Kind, welches in den frühen Morgenstunden etwas verknittert, aber wohlgestaltet und mit einem kräftigen Schrei zur Welt kam, einen Glückszustand in unserer Ehe nicht mehr herstellen konnte, zumindest nicht in jener Zeit. Moritz fiel mir in den Schoß – oder besser aus dem Schoß – als späte Frucht einer unbesonnenen Stunde, die einem anderen Leben anzugehören schien.

Das Abenteuer, einen Sohn zu gebären, hatte ich knapp zwei Jahre vorher schon ausgekostet, als Leon zur Welt kam. Dieser zweite Sohn war keine Überraschung mehr, eher eine Bestätigung dafür, daß ich – aus einer Familie mit vorwiegend weiblichen Nachkommen stammend – überhaupt dazu in der Lage war, Söhne zu bekommen. Clemens ließ auf die Geburtsanzeige drucken: *Ich* bin hocherfreut. Unterschrift: Moritz Walther D.

Darunter die Andeutung eines kleinen Stammbaumes, auf dem noch Platz für zwei weitere Kinder war. Clemens sorgte zu jeder Zeit für Überraschungen.

Aber weshalb *Ich* bin hocherfreut? Hat sich denn sonst niemand gefreut? Die Großfamilie, der die Zerwürfnisse zwischen dem jungen Paar nicht entgangen waren, empfand ein drittes Kind als »Wahnsinn«. Die Geschwister, vornehmlich Ndunge, stritten sich um die Zuwendung ihrer Mutter und sahen dem neuen Geschwisterchen mit Mißtrauen entgegen. Der Kuchen würde in Zukunft durch drei geteilt werden müssen.

Wie stand es mit mir? Mit welchen Gefühlen hielt ich den 3800 g schweren und 53 cm langen Jungen im Arm, dessen Kopfumfang stattliche 38 cm maß? Merkwürdigerweise glaubte ich schon damals, daß es sich bei Moritz – anders als bei den anderen – so sehr um einen Teil meiner selbst handelt, daß mein zukünftiges Leben nur in einer Art Symbiose mit ihm denkbar war. Alles, was hinter mir lag, verblaßte von Stunde zu Stunde mehr, und vor mir erstreckte sich – zwar noch nicht deutlich erkennbar – ein anderes, ein zweites Leben. Manchmal, wenn ich aus dem Fenster in den trüben Tag schaute, vermeinte ich einen Hauch von Morgenröte zu erblicken. Dabei war mein Zustand alles andere als ausgeglichen. Clemens fand mich oft weinend vor. Zwischen den Stillzeiten bemächtigte sich meiner ein grenzenloses Gefühl der Verlassenheit. In den sechziger Jahren wurden die Säuglinge fünfmal am Tag in vierständigem Abstand ins Zimmer gebracht. Wir teilten uns die Kinder mit den Schwestern, die sie badeten und wickelten. Den größten Teil des Tages verbrachten die Neugeborenen außerhalb des mütterlichen Gesichtskreises, und wenn sie dann zu den Mahlzeiten erschienen, rief diese Art von Doppelleben bei mir immer erst ein Gefühl der Entfremdung hervor.

Das Krankenhaus achtete auf peinliche Sauberkeit. Besucher mußten während der Anwesenheit der Kinder verschwinden, wenn ich mich recht erinnere, auch die Väter. Wir wuschen uns die Hände in einer Sagrotanlösung, bevor wir die weißen Bündel in Empfang nahmen. Fünfmal am Tag wartete ich mit Ungeduld auf dieses Waschzeremoniell, welches immer das Ende der »moritzlosen« Zeit ankündigte. Ich war geradezu süchtig nach meinem Sohn, der für mich bei den ersten Malen seines Besuchs nur anhand des Pflasters am Handgelenk, auf dem sein Name stand, identifizierbar war.

Sehr bald konnte ich ihn jedoch von den anderen unterscheiden. Unter den Kindern der Station war er ein Riese mit langen Gliedern, einer wunderschönen hohen Stirn, mandelförmigen Augen, einer damals schon vollendet geraden Nase und den wohlgeformtesten Ohren, die man sich vorstellen kann. Er schrie gerade so viel, wie nötig war, um sich in Erinnerung zu bringen. Nicht so ungehemmt wie Leon, der diesem löwenähnlichen Brüllen seinen Namen verdankt, oder so herzzerreißend wie Ndunge, die sich auf diese Weise schnell zum Liebling der Schwestern hochschrie. Alles an Moritz schien von Rücksichtnahme bestimmt. Seine Manieren, wenn ich so sagen darf, waren wundersam beherrscht, als wollte er uns von Anfang an zu verstehen geben, daß er nicht viel Platz für sich beanspruche und sich seiner überzähligen Rolle durchaus bewußt sei. Wenn er vor mir auf dem Bett lag, ging ein seltsamer Schimmer von ihm aus, an dem sich mein Herz entzündete. Später hat meine Schwiegermutter einmal behauptet, daß die Nabelschnur zwischen Moritz und mir in Wirklichkeit nie durchtrennt worden wäre.

Als einziges Erinnerungsstück aus dieser Zeit finde ich eine Wiegekarte der Firma NESTLE mit einem Prachtkind, das sein Händchen nach einem Vogelnestchen ausstreckt. Die Farben (ein mageres Blau, ein fades Gelb und ein rosagetöntes Beige) lassen auf einen Schlag die Stimmung jener frühen sechziger Jahre in mir entstehen. Ich lag zehn Tage lang in einem blau-beige-gelben Krankenzimmer und bereitete mich auf das Leben in einer blau-beige-gelben Wohnung vor. Man wußte damals vor Ratlosigkeit, wie man der Spießigkeit der fünfziger Jahre entfliehen könnte, nicht aus noch ein und verfiel hoffnungslos diesen Farben. Blaue Pegulanböden waren hoch in Mode, man trennte sich von weißer Bettwäsche und verbannte grüne Pflanzen als Gipfel des schlechten Geschmacks aus den Wohnungen.

Man wollte durchaus etwas anderes, aber wußte noch nicht so recht was. Das Leben hielt noch viele Überraschungen bereit. Kiwi, Mango und Avocado hatten noch nicht Einzug in die deutschen Supermärkte gehalten. Wenn man nach Italien fuhr, so schmuggelte man Schuhe, Zucchinis und Rotwein über die Grenze. Jenseits der Meere barg die Welt noch unendliche Geheimnisse, die es zu ergründen galt. Die Lust nach Abenteuern machte einen guten Teil der Dynamik jener Zeit aus.

Auch ich war von dem Gedanken erfüllt, daß sich das wirkliche Leben anderswo abspielt, und wenn schon nicht anderswo, so doch in einer anderen Zeit. Auf keinen Fall aber in der Parterre-Wohnung des Hochhauses, in welche ich mit Moritz nach zehn Tagen zurückkehrte. Das war am 13. 3. 64. Die Schwester hat auf der Wiegekarte 3990 Gramm eingetragen. Dazu stand auf der Rückseite die Empfehlung: »Mit Pelargon gedeiht Ihr Kind störungsfrei.« Noch heute bewirkt der Anblick dieser Karte einen faden Geschmack in meinem Mund. Man war fortschrittsgläubig, und Milchpulver, das man einfach mit heißem Wasser übergoß, war ein Fortschritt. Man glaubte auch an den Vierstunden-Rhythmus (beginnend um 5 Uhr morgens), der sorgfältig auf der Karte vermerkt war. Diesen Rhythmus gewissenhaft einzuhalten, erschien mir als erstrebenswert, und ich redete mir ein, daß Mutterliebe und Erziehung darin bestanden, ein Kind notfalls vier Stunden lang brüllen zu lassen, um es dann, wenn es vor Erschöpfung eingeschlafen war, zum Trinken zu wecken.

So geschehen, war es eine böse Zeit. Die Frauen haben ihre gesunden Instinkte einer Flut wissenschaftlicher Theorien untergeordnet, welche bereits wenige Jahre später durch die antiautoritäre Erziehung wieder über den Haufen geworfen wurden.

Zwei Tage nach der Entlassung bemerkte ich an Moritz' Körper eine fünfmarkstückgroße Blase, die mit einer gelblichen Flüssigkeit gefüllt war. Über Nacht platzte sie auf, und an anderen Stellen entstanden neue Blasen. Jedesmal wenn ich das Windelpaket öffnete, zeigte sich ein besorgniserregendes Bild. Es war, als befände sich seine Körperoberfläche in Auflösung. Die Blasen wurden zum Teil handtellergroß: Der Arzt sprach von einem Pemphigus, den Moritz aus der Klinik mitgebracht habe. Die Sagrotan-Handwaschungen, das tägliche Baden des Säuglings, die übertriebene Sauberkeit überhaupt, hatten offenbar nicht verhindern können, daß Moritz auf der Entbindungsstation von einer sehr langwierigen Schmierinfektion befallen wurde. Trotz des Stillens muß seine Abwehr erheblich reduziert gewesen sein. Ich konnte mir das alles nicht erklären. Auch litt er – länger als alle anderen Kinder – unter einer starken Gelbsucht, so daß der Kinderarzt mir empfahl, ihn besonders warm zu halten. Unter Kalium-Permanganat-Bädern ging die Infektion langsam zurück.

Die schlaflosen Nächte und die Überlastung mit der Hausarbeit und den drei Kindern führten dazu, daß ich nicht mehr stillen konnte und wohl oder übel zur Flaschennahrung greifen mußte, und das zu einem Zeitpunkt, wo das Baby die Muttermilch besonders dringend gebraucht hätte. So steht denn auch im Pelargon-Kalender der kurze Vermerk: Gestillt bis 4. April, also genau einen Monat lang.

Waren wir das, was man »gute Eltern« nennt?

Ich fürchte, daß unsere Ansprüche weit hinter dem Alltag zurückblieben. Zwar hatten Clemens und ich uns zum Ziel gesetzt, nicht die Fehler unserer Eltern zu wiederholen. Tatsächlich aber konnte Clemens die Verantwortung für eine Familie überhaupt nicht tragen und unternahm immer ausgedehntere Reisen. Seine freiberufliche Tätigkeit gestattete es ihm, diese Reisen als geschäftlich notwendig zu titulieren. Ich erhielt

Briefe aus Mailand und Rom »Meine geliebte Frau, wie kommt es, daß mir eine Auster in den Sinn kommt, die zuckt, wenn ich an Dich denke?« oder aus Paris »Mein Schatz, dieser plötzliche Regen schränkt meine Bewegungsfähigkeit radikal ein«.

Von Zeit zu Zeit kam er heim, staubbedeckt und ausgehungert nach Heimat, ein fremder und doch vertrauter Zugvogel, der aus Gewohnheit sich immer wieder auf demselben Baum niederläßt. Darin ähnelte er seinem Vater, der im Herbst immer von einer unstillbaren Reiselust gepackt wurde, und in gewisser Weise auch seiner Mutter, die neben ihrem Haus seit jeher mehrere Wohnungen und Hotelzimmer gleichzeitig bewohnt. Clemens' Eigentum war über mehrere Kontinente verteilt. (Als wir heirateten und auf der Hochzeitsanzeige endlich eine feste Adresse zu lesen war, kamen aus aller Welt Pakete mit Clemens' Klamotten an.) Daß sich den Kindern diese Unruhe, in der ihr Vater sich befand, schon früh mitteilte, zeigt ein Satz von Leon, als er drei Jahre alt war: »Papi, wo ist dein Zuhause?«

In dem Maße, in dem Clemens zum Vagabunden wurde, wuchs meine Seßhaftigkeit. Als Moritz vierzehn Tage alt war, äußerte Clemens den Wunsch, den restlichen Winter mit der Familie in Kairo zu verbringen. Ich muß dazu sagen, daß wir nicht viel Geld hatten und ein Aufenthalt in einem Land wie Ägypten sich keineswegs in nur annähernd »geordneten Verhältnissen« abgespielt hätte. Ein solcher Vorschlag mußte mich damals zwangsläufig in Panik versetzen. Für Clemens war meine Weigerung wieder einmal der Beweis meiner Phantasielosigkeit und Unflexibilität. Da ich Clemens für verantwortungslos hielt, glaubte ich die Verantwortung für zwei übernehmen zu müssen.

Damit überforderte ich mich hoffnungslos. Eigentlich lebte ich nicht *mit* den Kindern, sondern gegen die Kinder, so wie eine Arbeiterin gegen ihre Arbeit ankämpft und erst zu leben beginnt, wenn sie am Abend die Fabrik verläßt. Mein Tag begann um sechs Uhr morgens und endete um zehn Uhr abends. Dazwischen lagen Verrichtungen, Verwaltungsarbeit, einstudierte Handgriffe. Ich verstand es nicht, für einen kinderfreundlichen Ablauf zu sorgen. Man kann sagen, daß ich diesen Kinderschatz »verwaltete«, sehr gewissenhaft übrigens, aber ohne viel Gespür für die Unwiederbringlichkeit des Augenblicks. Auch hier hatte ich ganz stark das Gefühl, daß das wirkliche Leben noch auf mich wartete. Die Gegenwart nahm ich nur als Belastung wahr. Und damit hatte ich eine erschrekkende Ähnlichkeit mit meiner Mutter.

Liebster Moritz,
wenn die Menge der Fotos, die von einem Baby existieren, Maßstab ist für die Aufmerksamkeit, die ihm zuteil geworden ist, so dürftest Du, mein armer Schatz, zu kurz gekommen sein. Die Bilder, die von Ndunge und Leon im ersten Lebensjahr gemacht wurden, füllen ein ganzes Album, von Dir gibt es aus dieser allerersten Zeit nur ein einziges Foto, wie Du ernst und schön in meinem Arm liegst und mit Gemüsebrei gefüttert wirst. Es dürfte später Vormittag gewesen sein. Deine Mutter – wie immer um diese Zeit – noch im roten Morgenmantel, unfrisiert, vor einem Berg Kartoffeln, von denen die Hälfte geschält ist. Im Hintergrund ungespültes Geschirr und ein überquellender Abfalleimer. Ich wette, Dein Vater, der ausnahmsweise einmal da war, hat – bevor er zum Fotoapparat griff – Adorno vorgelesen. Er hatte die Angewohnheit, mir, wenn das Chaos am größten war, philosophische Texte vorzulesen. Es war dies seine einzige Möglichkeit, dem Kindergeschrei, dem Küchendunst, dem ganzen Mief dieser Vierzimmerwohnung zu entfliehen. So bist Du, mein Sohn, schon früh mit der Minima Moralia *vertraut gemacht worden. Mit Deinen eigenartigen mandelförmigen Augen schaust Du den Fotografen aufmerksam an, als wäre Dir damals schon bewußt gewesen, daß dieses Bild später einmal Zeugnis von Deiner Makellosigkeit ablegen wird.*

Jahre meines Lebens würde ich hingeben, wenn ich das Rad noch einmal zurückdrehen könnte bis zu diesem Vormittag, an dem ich die Kartoffeln beiseite schob, um Dich zu füttern. Als es noch keine Krankenakte gab und das Leben noch vor Dir lag wie eine wunderbare, geheimnisvolle Reise. Seitdem ich angefangen habe, über Dich zu schreiben, lebe ich in der Vergan-

genheit. Überhaupt habe ich in der Mitte meines Lebens angefangen, statt vorwärts, rückwärts zu blicken. Dein Vater sagt, ich sei eine Vergangenheitsfetischistin. Altes Porzellan, alte Bücher, alte Erinnerungen.

Seit drei Wochen ist unser Schaf wieder da. Es hat ein Lamm mitgebracht, das vom eigenen Bruder stammt (der inzwischen geschlachtet wurde). Es war ein Irrtum zu glauben, die Schafe würden einen Rasenmäher ersetzen. Sie grasen schlampig mal hier und mal da. Manche Grasbüschel lassen sie einfach stehen, so daß die Wiese jetzt wie eine Buckelwiese aussieht. Sie lehren mich, meine Vorstellungen von ungebrochener Mutter-Kind-Beziehung im Tierreich zu überdenken. Wenn das Kleine trinken will, stößt die Alte es oft weg oder zieht einfach weiter. Auch schämte sie sich nicht, ihrem eigenen Kind blitzschnell Brot wegzufressen. Andererseits kümmerte sich das Kleine herzlich wenig um die Mutter, als diese heute beim Scheren unbeholfen auf dem Rücken lag und jämmerlich blökte.

Ein Windhauch von verbrennendem Holz läßt mich plötzlich an Afrika denken, wo es um die Mittagszeit ähnlich roch. Der ferne Ruf eines Kuckucks. Auf den Bergen noch alter grauer Schnee, während hier im Tal die Obstbäume wie weißgekleidete Balletteusen in den Gärten stehen. Der alte Apfelbaum am unteren Ende unseres Angers berührt mit seinen blühenden Ästen fast den Boden. Die Ernte verspricht gut zu werden. Die beiden Hybrid-Hühner, die noch nie in ihrem Leben einen Misthaufen gesehen haben, fingen instinktiv zu kratzen an, als ich den Schafsmist unter den Apfelbaum warf.

Ich versuche mir den Moment in Erinnerung zu rufen, als ich Deinen süßen Körper im Arm hielt und Dein Vater seinen Adorno beiseite legte, um seine etwas puppenhaft aussehende junge Frau mit ihrem dritten Kind zu verewigen. Du trugst ein third-hand-Jäckchen, third-hand-Windeln in den Farben hellblau, rosa, lila und gelb (je nachdem, was Deine zerstreute Mutter in der Waschmaschine mitgewaschen hatte) und erfuhrst third-hand-Aufmerksamkeit, die so aussah, daß ich die Kartoffelschalen wegschob und Dich rasch fütterte.

Ndunge – so habe ich ausgerechnet – ging damals noch nicht in die Schule und Leon noch nicht in den Kindergarten. Ich wurde nie mit der Arbeit fertig. Die Erwartungen Deines Vaters, mich mehr mit geistigen Dingen zu beschäftigen, führten dazu, daß ich die Hausarbeit mit schlechtem Gewissen verrichtete. In jenen Jahren kam eine neue Generation von Müttern auf, die Haushalt und Kinder als eine Art Nebenjob betrachteten und daneben voll im Beruf steckten. Solche Frauen erregten die Bewunderung Deines Vaters, der im übrigen auch die Ansicht vertrat, die Kinder hätten mit den Eltern aufzuwachsen und nicht die Eltern mit den Kindern.

So verrichtete ich die tägliche Arbeit nicht nur mit schlechtem Gewissen, sondern auch noch höchst mangelhaft. Es ist nicht übertrieben zu behaupten, daß ich in dem Hochhaus mit seinen achtundvierzig Wohnungen so ungefähr die schlechteste Hausfrau war, mit den lautesten Kindern, den schmutzigsten Fensterscheiben und der unaufgeräumtesten Wohnung. Dein Vater trug das Seine dazu bei. Es gelang mir einfach nicht, Ordnung in den Tagesablauf zu bringen, obwohl ich mich mit nichts anderem beschäftigte.

Über unserem Wohnzimmer türmten sich acht Stockwerke hoch die blitzblanken Wohnzimmer der anderen, und wenn ich abends die erleuchteten Fenster sah mit ihren nahezu identischen Stores und Kronleuchtern, dazu das Flackerlicht der Fernseher, so überkam mich manchmal die Sehnsucht nach dieser Art Leben, bei der alles anscheinend wie von selbst lief.

Am Fuße dieser achtstöckigen Burg lagst Du in Deinem weißen Kinderwagen. Ich hatte neben der Terrasse ein Bäumchen gepflanzt, damit Du den Wind in den Blättern sehen konntest. Über den Wagen legte ich einen Schleier, denn die Männer warfen von oben ihre Zigarettenstummel runter und die Hausfrauen schüttelten ihre Tisch- und Bettücher aus. Einmal schlug direkt neben Dir eine Bierflasche auf. Die Leute fühlten sich nur in ihren eigenen vier Wänden zur Sauberkeit verpflichtet.

Im Mai fuhr an einem grau verhangenen Tag ohne Vorzeichen ein Kugelblitz vom Himmel ins Haus. Aus den Steckdosen schlugen Feuerzungen (war es etwa Pfingsten?) und in der Nachbarwohnung riß es ein Loch in die Außenwand. Der Knall war so gewaltig, daß man den nachfolgenden Donner nur noch wie ein fernes Nachgrollen vernahm. Die Terrasse, auf der Dein Wagen stand, war sekundenlang von grellem Licht erhellt. Es ist Dir wie durch ein Wunder nichts passiert. Später erzählten die Hausbewohner, sie hätten im ersten Moment geglaubt, ein Atomkrieg sei ausgebrochen.

Merkwürdigerweise hören meine Erinnerungen ab diesem Tag für eine Weile auf und setzen erst wieder ein, als Dein Vater uns verließ und Du von jener Serie von Krankheiten heimgesucht wurdest, die Dich fast Dein ganzes erstes Lebensjahr im Griff hielten.

Dieser Blitz, der zwar nicht aus heiterem Himmel, aber doch völlig unerwartet kam, weder in einer für Gewitter typischen Jahreszeit noch an einem Tag, an dem es sonderlich warm war, dieser Blitz wirkt nach all den Jahren auf mich wie ein Paukenschlag, der den Beginn Deiner Leidenszeit signalisiert.

Wie nachlässig mein Gedächtnis doch arbeitet! Ich könnte noch genau das Strickmuster Deines blauen Wolljäckchens beschreiben, aber ich wüßte nicht zu sagen, ob Deine Entwicklung bis dahin der Norm entsprochen hatte oder ob schon damals etwas mit Dir »nicht stimmte«. Dein erstes Lächeln, Dein erstes Greifen sind in der Hektik der Tage untergegangen. Mit Sicherheit weiß ich, daß Du ein ruhiges Baby warst, das sehr bald schon auf die Nachtmahlzeit verzichtete und durchschlief. Gemessen an Deinem unruhigen Bruder, warst Du eine Labsal für meine Nerven. Deine Fläschchen trankst Du mit einer gewissen Inbrunst – ich kann es nicht anders nennen. Wir standen mit Entzücken um Dein Bett und nannten Dich Möhrchen.

Morgen wird das Päckchen bei Dir ankommen. Seitdem es unterwegs ist, fühle ich mich besser. Mutterliebe im 2-Kilo-Paket. Studentenfutter, Apfelsinen, Vollkornkekse. Du wolltest wie immer süße Bananen, Käsekuchen, Marmeladekrapfen, Nutella. Auf jeden Fall etwas Süßes. Aber ich will Rücksicht auf die Gepflogenheiten im Heim nehmen.

Deine Stimme am Telefon klingt wie die eines Kindes, welches die Erwachsenen nachmacht. Es ist mir noch nie gelungen, eine Verbindung zwischen dieser tiefen Stimme und Deiner Kinderseele herzustellen.

Immer die gleichen Dialoge.

Wie geht es Dir? – Sehr gut(!)
Weißt Du, wer hier spricht? – Die Mami.
Ich hab Dir ein Päckchen geschickt. – Was ist da drin?
Was möchtest Du denn? – Süße Banane und Marmeladekrapfen.
Was noch? – Käsekuchen.
Und? – Nutella.

Dein Atmen durchs Telefon hört sich an wie das Schnauben eines Kälbchens. Fast meine ich, durch den Hörer den warmen Dunst zu verspüren.

Pausen, in denen keine Antwort kommt und ich fürchten muß, daß Du weggegangen bist. Aber dann der Hauch eines Küßchens durchs Telefon.

Ich hol Dich bald. – Wann?
Wenn Sommer ist, wenn Ferien sind.

Irgendwann im Sommer des Jahres 64 fand ich Moritz schweißgebadet in seiner Tragetasche liegen. Wir waren zu Besuch bei Freunden, und die graue Baby-Tragetasche stand in der kühlen, etwas muffig riechenden Bibliothek des Hauses, als ich mich über ihn beugte. Ich erinnere mich deshalb so genau daran, weil ich völlig ratlos war und dachte: In keinem dieser Bücher wirst du eine Antwort darauf finden, warum der Junge einen so kranken Eindruck macht. Das blonde Haar klebte an der Kopfhaut, das Gesicht war blaß und die Kleidung patschnaß. Erstaunlicherweise war die Temperatur nicht erhöht, ich hatte auch nicht den Eindruck, daß das Schwitzen Folge der sommerlichen Wärme war. Nein, es war kalter Schweiß, der ihm aus allen Poren brach. Bei einem Erwachsenen hätte man gesagt: Angstschweiß.

Ich nahm ihn hoch und drückte ihn an mich. Sein kleiner Körper wirkte schlaff, die Ärmchen hingen herunter. Wie eine welke Blume, dachte ich und geriet in Panik. Ich hatte bei Kindern schon allerlei Zustände erlebt, die den Beginn einer Erkrankung anzeigten, zugleich aber immer begleitend ein Aufbäumen des Körpers gegen die Krankheit in Form von Weinen, Schüttelfrost oder Fieber. Dies hier war etwas anderes, das spürte ich sofort. Das war kein Aufbäumen, sondern eine Kapitulation.

Ich könnte heute nicht mehr sagen, wie lange dieser Zustand anhielt, auch nicht, ob er sich unmittelbar vor oder nach den Masern ereignete, die Moritz im Alter von vier Monaten von seiner Schwester auffing.

Ndunge brachte sie vom Spielplatz mit. Sie war fünf Jahre alt und einigermaßen robust, so daß ich der Erkrankung mit Gelassenheit entgegensah. Zu Kindern gehören eben auch Kinderkrankheiten, dachte ich, und je eher sie sie bekommen, desto besser. Daß die Masern noch vier andere Krankheiten nach sich ziehen würden, ahnte ich damals nicht.

Ndunge lag im verdunkelten Zimmer, bekam Wadenwickel und Weleda-Hustensaft. Der Arzt, der im übrigen von Impfungen abgeraten hatte, behandelte mit homöopathischen Mitteln. Wenn eins der Kinder krank war, so kam das bei mir zum Durchbruch, was Leon später einmal »Gluckenmechanismus« nannte. Ndunge wurde mit frischgepreßten Fruchtsäften aus biologischem Obst, das man damals nur in einigen wenigen Geschäften Münchens erhielt, versorgt. Ich wich kaum von ihrem Bett und wusch mir hundertmal am Tag die Hände. Es war natürlich einfältig zu glauben, ich könne dadurch die beiden Kleinen vor Ansteckung schützen.

Einige Wochen danach folgte der zweijährige Leon, der die Krankheit hochfiebernd und verquollen, aber mit einer gewissen Dickfelligkeit über sich ergehen ließ. Wieder einige Wochen später erkrankte Moritz.

Er wog jetzt 6875 g (letzte Eintragung auf dem Pelargon-Kalender – dann fehlte mir offenbar die Zeit dazu), hatte sich gut entwickelt und war schön wie ein Engel. Es war schwer, einen Engel leiden zu sehen.

Die Gesichtshaut quoll auf, das Fieber stieg auf beängstigende Höhen, Augenschleimhaut und Rachen waren entzündet, und über den kleinen Körper breitete sich ein großfleckiger, roter Ausschlag aus. Es war wie bei seinen Geschwistern, nur war alles noch so klein bei ihm. Winzig die Nase, die unentwegt lief, winzig der kleine, weinende Mund und die heißen Wangen. Auch konnte ich ihn nicht mit Worten trösten, weil er noch nichts verstand.

Ein paar Tage, nachdem er einigermaßen wiederhergestellt war, erkrankte Ndunge an Mumps, wiederum einen Monat später Leon und dann Moritz. Unsere Wohnung glich inzwischen einem Lazarett. Ich glaube, ich habe monatelang keine Nacht durchgeschlafen. Leon sorgte einmal für Heiterkeit, als er – eine Stunde nachdem der Kinderarzt das Haus verlassen hatte – fragte, ob er den Mund wieder zumachen dürfe. Aber sonst war es eine Folge trostloser Tage, in denen wir mehr oder minder ans Haus gebunden waren.

Zwischen dem Mumps und dem Keuchhusten, der darauf folgte, fand Moritz' und Leons Taufe statt. Es war inzwischen Herbst geworden.

Von diesem Fest gibt es eine kleine Reihe schlechtbelichteter Fotos aus der Kirche. Moritz mit weißer Angora-Zipfelmütze und Familien-Taufkleid bekleidet, umgeben von einer schwarzgekleideten Gesellschaft. Schwarz die Mutter mit dunklen Ringen unter den Augen, schwarz der Vater, im schwarzen Talar der Pfarrer, schwarz auch der afrikanische Patenonkel Robert Elangué und alle anderen Gäste.

> Ich bin das Licht der Welt. Wer mir nachfolgt,
> der wird nicht wandeln in der Finsternis,
> sondern wird das Licht des Lebens haben.

Die Stimme des Pfarrers hallte durch die kleine, schmucklose Kirche, die so kalt war, daß ich Moritz Wollfäustlinge anzog. Leon redete dem Pfarrer dazwischen und versuchte, das Taufbecken zu erklimmen. Hatte Tante Lilo recht, als sie sagte, das Möhrchen sähe traurig aus? Ich habe noch den Satz im Ohr und spüre heute noch die Betroffenheit, die er damals in mir auslöste. Kaum je habe ich Bilder einer so langen und aufmerksamen Betrachtung unterzogen wie diese fünf Fotos, die – mit Ausnahme des Fotos aus der Küche – die einzigen sind, die seinen körperlichen Zustand vor Ausbruch der Krankheit dokumentieren. Es gibt keinen Zweifel, daß der Junge kräftig war, mit hoher Stirn und klaren, wachen Augen. Halb sitzt er, halb liegt er auf meinem Schoß, während seine Hand auf dem Gesangbuch ruht. Sein Gesichtsausdruck ist allerdings – da muß ich Tante Lilo nachträglich recht geben – sehr ernst und in sich gekehrt. Wenn ich *mich* auf den Bildern anschaue, so entdecke ich einen ähnlichen Ausdruck der Ratlosigkeit und stillen Resignation – die Ähnlichkeit ist wirklich auffallend.

Es gab keinen Zweifel mehr, daß Clemens' und meine Beziehung unaufhaltsam auseinanderdriftete. Zwar bemühten wir uns der Kinder wegen, es nicht auf offene Auseinandersetzungen ankommen zu lassen. Im Grunde redeten wir überhaupt nicht miteinander, zumindest nicht über die uns bedrückenden Probleme. Ein Spiel beherrschten wir allerdings bis zur Perfektion: Clemens in der Rolle des genialen Exzentrikers, der zur Verwirklichung seiner Träume die Familie nicht brauchte und nur noch aus Koffern lebte, und ich, das angebundene Haustier, das ohnehin außerhalb der Familie verloren gewesen wäre. Somit konnten wir uns gegenseitig erpressen. Das Spiel war so festgefahren, daß wir gar nichts anderes mehr voneinander erwarteten. Es gab durchaus Versuche, die Rollen zu tauschen. Wenn Clemens die Kinder beaufsichtigte, damit ich z. B. ins Theater gehen konnte, so kehrten meine Gedanken immer wieder in die Familie zurück, und ich malte mir genau die Katastrophen aus, die mich dann tatsächlich erwarteten.

(Ich schreibe das heute aus der Distanz der Jahre ohne die Dramatik nieder, von der die Tage damals erfüllt waren. Natürlich kamen noch traurige und verletzende Dinge hinzu.)

Ein paar Tage vor unserer Trennung setzte ich mich in den Kleiderschrank, zog die Tür von innen zu und sagte mir: Wenn sie dich jetzt abholen und in eine Anstalt stecken, so soll's dir auch recht sein. Du verfügst ohnehin über keine Möglichkeiten mehr, dieses Leben zu steuern. Was geschieht nicht alles mit dir, was du nicht im entferntesten willst. Inmitten der nach Mottenkugeln riechenden Kleider kam ich zu der Erkenntnis, daß mich dieses Kind in meiner Rolle als Clemens' Frau so geschwächt hatte, daß ich nur noch stillhalten konnte, um das Schicksal nicht noch mehr herauszufordern. Jede Verletzung saß tief im Fleisch und blutete tagelang vor sich hin. Obwohl ich wußte, daß Clemens die Kinder liebte, sah ich sie dauernd durch sein demonstratives Außerachtlassen ihrer kindlichen Bedürfnisse bedroht, und bisweilen hatte ich Furcht, er könnte sie – wie das im Tierreich vorkommt –, einem dunklen Trieb folgend, einfach vernichten.

In dieser Zeit schlug meine Liebe zu Moritz tiefe Wurzeln. Da er äußerlich seinem Vater glich, erschien mir unsere Beziehung wie eine Wiedergeburt unserer totgeglaubten Liebe. Gleichzeitig wurde er mir Vergangenheit und Zukunft in einem. Wenn es je weiterging, so nur mit seiner Hilfe.

Clemens beschaffte mir ein französisches Au-pair-Mädchen namens France und einen kornblauen VW-Käfer und zog aus, als die ersten kalten Wintertage kamen.

Es war jetzt noch dunkel, wenn ich morgens aufwachte und ins Kinderzimmer trat, in dem ein warmer, animalischer Dunst aus Fieber, Schweiß und Pipi hing. Die Dunkelheit vor meinen Augen wich den ganzen Tag nicht, so daß ich fürchtete zu erblinden. Das war auch die Zeit, in der ich das Radio anschalten wollte, um der Stille zu entfliehen, und feststellen mußte, daß es bereits laut spielte. Mit meinem neuen Auto hielt ich bei Grün an und fuhr bei Rot los, was mir mehrere Anzeigen einbrachte. Ich war völlig durcheinander.

Nicht nur, daß ich mich als verlassene Frau mit drei Kindern wie stigmatisiert fühlte – ich mußte mich mit dem Gedanken vertraut machen, daß meine sorgfältig gehütete Zukunft mit Clemens für immer entschwand, während ich mich in einer höchst ernüchternden Gegenwart befand. Daß ich wochenlang selbst den engsten Freunden nichts von der Trennung erzählte, verdeutlicht, wie sehr ich an dem alten Zustand – so schmerzhaft und entwürdigend er auch gewesen sein mag – festhielt.

Das Hochhaus mit seinem überschaubaren Sozialgefüge, wo Väter am Morgen mit ihren Aktentaschen in die Autos stiegen und am Abend wiederkehrten, wo die Familien an den Samstagen vor unseren Fenstern ihr kurzes Wochenendglück demonstrierten, erinnerte mich täglich von neuem an meinen eigenen amputierten Zustand. Wie habe ich sie damals gehaßt, die Autos mit ihren vollgepackten Dachträgern, die in den Süden aufbrachen und am Sonntagabend müde und schwer von Geschichten wieder auf dem Parkplatz landeten. Mit Clemens war auch der Duft der großen weiten Welt, von dem ich mich immer umgeben glaubte, weggegangen und hatte einem unbeschreiblichen Gefühl von Leere und Belanglosigkeit Platz gemacht. Nicht nur, daß ich mich selbst als leer empfand. Leere setzt ja immer eine Hülle voraus. Mir fehlte sogar diese Hülle. Alle meine Gefühle stießen ins Leere, die Welt schien echolos geworden zu sein.

Nach außen hin verlief mein Leben nicht anders als sonst. Da Clemens ohnehin selten zu Hause gewesen war, fiel seine Abwesenheit zunächst nicht auf. Nur der kleine dicke Leon stellte eines Tages seinem zu Besuch weilenden Vater zwischen zwei Keuchhustenanfällen die Frage, die inzwischen in die Familiengeschichte eingegangen ist: Papi, wo ist dein Zuhause?

Die Krankheit hatte sich wie ein düsteres Verhängnis der geschwächten Körper der Kinder bemächtigt. Diesmal erwischte es Leon am schlimmsten, dem die Panik, die seine schweren Anfälle bei Zuschauern hervorriefen, sehr bald schon bewußt wurde, so daß er noch Jahre später, wenn er Leute vertreiben wollte, einen dramatischen Hustenanfall inszenierte, den er mit der nüchternen Feststellung »Keuchhusten« beendete.

France und ich waren mit nichts anderem beschäftigt, als Windeln zu waschen, Fläschchen zu kochen und die Kinder bei Laune zu halten. Es war wie eine von höchster Stelle verordnete Beschäftigungstherapie, um nur ja nicht zum Nachdenken zu kommen.

Moritz war 11 Monate alt, als wir die Krankheit überwunden glaubten. Es war Februar. Ein naßkalter, aschig-grauer Stadtwinter neigte sich seinem Ende zu.

Vier Monate zuvor hatte ich den Kinderarzt darauf aufmerksam gemacht, daß der Junge sich schwer mit dem Sitzen tat. Irgendwie schien sein Körper, der im übrigen kräftig und wohlgestaltet war, von Erdenschwere geprägt, die ihn daran hinderte, von der waagrechten in die senkrechte Position zu wechseln. »Kein Wunder«, hatte der Arzt gesagt, »bei all den Krankheiten.« Im übrigen könne sein gleichaltriger Sohn auch noch nicht sitzen. Das war beruhigend für mich. Es war durchaus nicht so, daß ich mir damals viel Gedanken über die Entwicklung von Moritz machte. Solange ein Kind an Gewicht zunahm und sich in seinem Verhalten nicht auffällig von Gleichaltrigen unterschied, schien es mir »normal« zu sein. Meine Sorge wurde damals von anderen Dingen in Anspruch genommen. Kaum war Moritz vom Keuchhusten genesen, erkrankte Ndunge an Windpocken. Ich wußte, was das bedeutet. Wiederum würde sie ihre Brüder anstecken, die keine Abwehrkräfte mehr besaßen, in gebührendem Abstand natürlich. Obwohl ich damals noch nicht ahnte, daß auf die Windpocken die Röteln folgen würden, beschlich mich manchmal das Gefühl, daß das Schicksal sich etwas für mich ausgedacht hatte, was mich zermürben sollte.

Ich war jetzt dreißig Jahre alt, sah wie zwanzig aus und hatte den Erfahrungsschatz einer frisch aufgeklärten Fünfzehnjährigen. Wenn ich im Münzwaschsalon die Zeitschrift ELTERN las, die damals die ersten freizügigen Berichte über das Sexualleben – in der Ehe wohlgemerkt – druckte, so wurde ich die Angst nicht los, meine Mutter könnte mich dabei ertappen. Meine Heirat war eine Liebesheirat gewesen, aber noch ehe ich mich in Liebe üben konnte, war sie zerbrochen. Ich fand, daß ich keine faire Chance gehabt hatte. Deshalb stand das Ausmaß dieser Prüfungen in keinem Verhältnis zu meiner Schuld, wenn es überhaupt eine gab.

Es kam der Morgen, an dem ich vor Moritz' Bettchen stand und ihn herausnehmen wollte. Es war in der kurzen Zeit der Windstille vor Ausbruch der Windpocken. Er streckte mir seine Ärmchen entgegen und strahlte mich an. Plötzlich brach sein Blickkontakt, fiel gleichsam nach innen, und seine Augen nahmen einen erschreckten Ausdruck an. Obwohl er mich immer noch fixierte, schien er sich zurückzuziehen und auf ein Geschehen zu lauschen, welches ihn in eine andere Welt entführte. Allem Anschein nach war es eine Schreckenswelt. So mag es einem Menschen zumute sein, der aus dem Hinterhalt von einem wilden Tier bedroht wird, dessen Anblick, Stimme und Geruch ihn für ein paar Sekunden lang in eine Verwirrung der Sinne stürzt, in denen er nicht fähig ist zu reagieren. Nach wenigen Sekunden war alles vorbei. Moritz schluckte ein paarmal heftig, als wollte er die Vision wegschlucken. Sein Gesicht war jetzt sehr blaß, und seine Augen fielen vor Müdigkeit zu. Er schaukelte mit dem Köpfchen hin und her und schlief schließlich ein.

Moritz, Liebster,
täglich mein stummer Gang um dieses Manuskript. Ich komme nur langsam voran, werde wahrscheinlich noch Jahre brauchen.

Ereignisse – aus der Distanz der Jahre betrachtet – gewinnen oft eine eigenartige Klarheit. Die Nebel heben sich und geben den Blick frei auf die Zeit vorher und die Zeit nachher. Heute erst weiß ich, daß Du damals den ersten Schritt getan hast, der Dich weg von einer gesunden Entwicklung und einem normalen Leben führte. Du bist einfach weggegangen und hast uns mit unseren Erwartungen und Hoffnungen zurückgelassen. (Dein ausgeprägter schöner Hinterkopf wies auf eine musikalische Begabung hin, die hohe Stirn zumindest auf große geistige Fähigkeiten. Eltern sind durch nichts davon abzuhalten, aus besonderen Merkmalen ihrer Kinder Erwartungen an die Zukunft zu stellen. Auch wir waren nicht frei davon.)

Statt dessen wurde das wilde Tier, das sich in Deinem Gehirn eingenistet hatte, Dein ständiger Begleiter. Damals war ich noch ahnungslos. Als es zum zweiten Mal passierte, daß Du nach innen »wegrutschtest«, stand Deine Großmutter vor Deinem Bettchen. Sie machte mich auf das »entzückende Mienenspiel« aufmerksam. Es gab also auch noch andere Möglichkeiten der Interpretation.

Ich sitze und webe an Deiner Geschichte und habe Sorge, daß Dein Bild in seiner Vielschichtigkeit an Verzauberung einbüßen könnte. Deine Betreuerin sagte mir am Telefon, man müsse höllisch auf Dich aufpassen. In manchen unbeobachteten Augenblicken würdest Du Gras essen. Du hast sie gefragt, ob man auch Tulpen essen könne.

Nur nicht daran denken! Das Bild aus dem letzten Urlaub, wo Du mit uns im Restaurant warst und in vollendeter Manier zu Abend gegessen hast, lebt noch in mir. Mit Deinem neuen Trachtenanzug sahst Du wie ein verzauberter Prinz aus. Die übrigen Gäste musterten Dich verstohlen, und die Kellnerin behandelte Dich mit großer Liebenswürdigkeit, auch als Du bei Deiner Bestellung in einem Atemzug Spaghetti, Spiegelei, Pommes frites und Kaiserschmarren nanntest. Gott sei Dank, daß es immer wieder solche Momente gibt.

Laß mich Dich bei der Hand nehmen und zurückführen in die Zeit, wo Du bei einer Kerze Deinen ersten Geburtstag gefeiert hast. Die Windpocken hatten von Deinem ganzen Körper Besitz ergriffen. Unter den Windeln heilten die Pusteln lange nicht ab – eine Narbe findet sich noch heute. Ndunge überschüttete Dich mit schwesterlicher Liebe und gab Dir den Namen Käuzlein, aus dem später Käuzi wurde. Sie hatte mit der Intelligenz ihrer sechs Jahre erkannt, daß Du ihr den Rang der Anführerin nicht streitig machen würdest. Wahrscheinlich wollte sie Leon auch beweisen, daß sie durchaus in der Lage war, einen Bruder liebevoll zu behandeln, sofern sie von ihm in Ruhe gelassen wurde. Denn sie litt darunter, daß Leon ihr Spielzeug, welches sie ihre »Ottosilien« nannte und in einem roten Koffer mit sich herumschleppte, kaputtzumachen drohte.

Vor dem Einschlafen unterhielten sich die Geschwister mit Dir.

aaa, eee, ooo, iii, uuu sagte Ndunge vor, und Leon wiederholte die Töne wie ein Echo. Von ihrer Kleinkindersprache wurdest Du in den Schlaf gewiegt. Durch die heruntergelassenen Jalousien fiel der Schein der Straßenlampen ins Kinderzimmer. Wenn ein Auto vorbeifuhr, so wanderten die Lichtstreifen langsam die Wand entlang und fielen dann blitzschnell in der Ecke ab. Eines Morgens fand ich im Schnee vor Eurem Fenster Spuren von großen Männerschuhen und fragte mich, ob es wohl Euer Vater gewesen sein könnte, den die Sehnsucht zu uns getrieben hat.

Als die Pusteln endlich abgeheilt waren, hast Du mit am Frühstückstisch gesessen, wo wir Dich mit kleingeschnittenem Schwarzbrot und dem Fläschchen fütterten. Essen und Trinken waren von Anfang an eine fast heilige Handlung für Dich. Ich glaube, nicht »Mama«, sondern »Mimi« (=Milch) war Dein erstes Wort.

Die kleinen »Wegrutscher« kamen, manchmal zwei an einem Tag, und blieben dann wieder drei Tage lang weg. Es war immer das gleiche Bild: Innehalten in einer Beschäftigung, abwesender, erschreckter Blick, Blässe, Schlucken, Müdigkeit, Schaukelbewegungen, Schlaf. Der Kinderarzt verschrieb ein Medikament, dessen Name mir entfallen ist. Mit Sicherheit weiß ich aber, daß es kein homöopathisches Mittel war. Daraufhin verschwanden die Absencen. Ich gebrauche diesen Begriff heute mit einer gewissen Selbstverständlichkeit. Damals wußte ich noch nicht, daß es der medizinische Ausdruck für diese seltsamen Zustände war.

Der Frühling zog ins Land. Auf dem Rasen um das Hochhaus herum zeigten sich Gänseblümchen, Männertreu und Löwenzahn, die – kaum daß sie aufgeblüht waren – mit dem Rasenmäher abgeschnitten wurden. Vor unserer Terrasse stellte die Hausverwaltung ein Schild auf: Betreten des Rasens verboten, welches der kleine Leon vor den Augen einiger Hausbewohner im Stehen anpinkelte. Längst war es durchgesickert, daß Clemens nicht mehr bei uns wohnte. Meine Stellung als alleinstehende Frau in Verbindung mit einem ungeputzten Auto und Kindern, die lieber auf dem Garagendach als auf dem öden Spielplatz spielten, rückte uns im Bewußtsein mancher Mieter in die Nähe von Asozialen. Ich hatte es sehr schwer damals, besaß auch nicht das Gespür, wie man mit solchen Leuten umgeht, und verstrickte mich immer mehr in Konfrontationen. Das führte zu unsinnigen Maßnahmen der Hausverwaltung, die uns das Leben schwermachten. Abgesehen von dem Verbot, den Rasen vor der Terrasse zu betreten, mußten wir den Sichtschutz aus Rohrgeflecht, der uns zu ein wenig Intimität verholfen hatte, entfernen, und eines Tages kam auch die Aufforderung, daß unser Chinchillahäschen, das in einem kleinen Ställchen auf der Terrasse wohnte, zu verschwinden habe.

So zeigt denn auch die Reihe von Fotos, die ich aus dieser Zeit habe (erste Versuche, die France mit meiner neuen Rollei machte), Moritz vor einer kahlen, aufgeräumten Terrasse. Rechts von ihm eine braungetünchte Wand, die fensterlos bis zum achten Stock emporsteigt und mich in ihrer Phantasielosigkeit heute noch bedrückt.

Nichts deutet darauf hin, daß er krank sein könnte. In seiner Cordbundhose mit den weißen, wollenen Kniestrümpfen sieht er sogar besonders stämmig aus, hält sich sehr gerade und wirkt auf mich ausgesprochen aktiv, weil er unverkennbar Tendenzen zeigt, von meinem Arm auf den Boden zu gleiten, wo er allerdings (das zeigt ein anderes Foto) mit dem Krabbeln seine Schwierigkeiten hat. Ein Ärmchen ist aufgestützt, das andere eingeknickt. Der kleine Po wird von einer lachenden Mutter in die Höhe gehalten, damit die Knie Kontakt mit dem Boden bekommen. Das Gesicht des kleinen, weißblonden Jungen ist weinerlich verzogen. Irgend etwas scheint ihn bei dieser Haltung zu stören. Das Ganze wirkt wie ein Gespann, welches von einem energischen Kutscher angetrieben wird und trotzdem nicht vorwärts kommt.

Moritz ist nun vierzehn Monate alt, steht aufrecht, läuft allerdings noch nicht. Manche Kinder krabbeln nicht, sondern laufen sofort, sagt man. Ndunge lief mit fünfzehn Monaten. Auch sie hatte mit dem Krabbeln nicht viel im Sinn, anders als Leon, der – um seinem Namen Ehre zu machen – mit seinen kleinen Tatzen auf den Boden klatschte und wie ein richtiger kleiner Löwe die Wohnung durchstreifte. Dafür war er ausgesprochen wortkarg und hielt auch nicht die berühmte Reihenfolge: Mama, Papa, Auto ein. Ich glaube, seine ersten Worte waren »Auto« und »heiß«. Eines Tages, als wir uns in der Terrassentür gegenseitig im Weg standen (er hielt einen Riesenlaster im Arm), überraschte er mich mit seinem ersten Zweiwortsatz: Mensch weg.

Moritz sagte »Mimi« und »Mama«. Beides war austauschbar und bedeutete: Ich habe Hunger. Aber er schien viel zu verstehen. Wenn wir beim Abendbrot saßen, spielten Ndunge und Leon ihr Lieblingsspiel. Sie sagten: Jetzt bringen wir das Käuzi ins Bett und gehen ins Restaurant auf dem Fernsehturm. Da essen wir Brot und Mimi und Pizza. Und das Käuzi schläft zu Hause, weil es keinen Hunger mehr hat.

Erst wenn Moritz, der den Sätzen mit atemloser Spannung gefolgt war, das Gesicht zum Weinen verzog, fügte Ndunge hinzu: Alles nur Spaß.

In ihrer Kindheit gab es kein schöneres Spiel für die drei.

Moritz, der bald begriffen haben muß, daß die Drohung nie wahrgemacht würde, spielte seinen Part mit unverminderter Bestürzung in den Augen jahrelang mit. Selbst heute noch können wir ihn mit dem »Essen auf dem Fernsehturm« in höchste Alarmbereitschaft versetzen.

In jenen Tagen bekam ich von einer Freundin einen alten Plattenspieler geschenkt. Da wir nicht viele Platten besaßen, erklangen immer die gleichen Melodien. Die beiden Älteren waren fasziniert von *Peter und der Wolf* und der *Peer Gynt-Suite*. Es gab Tage, da liefen diese Platten zehn- bis fünfzehnmal hintereinander. Moritz in seinem Laufställchen schien diese musikalischen Orgien nur am Rande mitzubekommen. Eines Vormittags aber, als er auf dem Wickeltisch lag, erklang aus seinem Mund in abgehackten Tönen, aber völlig rein und rhythmisch, das Orgel-Präludium zu Bachs Choral »Wachet auf, ruft uns die Stimme«. Während er sang, fixierte er mich mit seinen dunkelblauen Augen, als brauche er meine Hilfe, um diese komplizierte Tonfolge glücklich zu Ende zu führen. Wir konnten es alle nicht glauben. France rief ein ums andere mal: »Tu vas voir, il sera un grand musicien, tu vas voir«.

Moritz schien unsere Begeisterung über seine Darbietung zu teilen. Er klatschte in seine kleinen Händchen und wurde fortan Experte für komplizierte Melodien. Man brauchte gewöhnlich nur die ersten beiden Takte unserer Schallplatten-Aufnahmen zu singen, damit er mit seinem feinen Stimmchen fortfuhr. Wir liebten es, diese kleine lebende Spieluhr immer wieder von neuem in Gang zu setzen. Am Ende riefen Ndunge und Leon wie aus einem Mund: Kluges Käuzi und spendeten Applaus.

Käuzi, wie vertraut und fern zugleich das klingt!

Ich brauche nur die Augen zu schließen, um den Geruch von Penatencreme, feuchten Windeln und süßer Milch wahrzunehmen, der seinem kleinen Körper entströmte. Ein Mund voll weißer Zähnchen, Pölsterchen auf Fingern und Zehen, weißblondes Haar und ein dunkelblauer Blick aus Augen, denen nichts entging, das alles taucht auf, wenn ich mir das Wort vorsage. Die Käuzi-Ära war auf die Zeit im Laufställchen beschränkt und verhältnismäßig kurz. Später, als er mobiler wurde und sich auf der nachbarlichen Terrasse regelmäßig des Hundefutters bediente, gaben wir ihm den Namen Wutzi, der ihn bis ins Erwachsenenalter begleitete.

Käuzi, das war der kleine Junge, der mit dem Ställchen bis zum Plattenspieler rutschte und die Platten auflegte, die er dem Etikett nach zu unterscheiden wußte, und abrupt wechselte, wenn ihm nach anderen Melodien zumute war. Meist waren ein abgelutschter Kanten Brot oder eine Banane mit im Spiel. Kein Wunder, daß *Lieder aus einem Hamburger Kindergarten* und Leopold Mozarts *Kindersynfonie* rasch ihren Geist aufgaben. Eines Tages hielt Käuzi auch weinend den Arm des Plattenspielers in der Hand.

Im Frühsommer kamen die Absencen wieder. Als ich den ersten Schrecken überwunden hatte, gestand ich mir ein, daß ich naiv gewesen war zu glauben, die Krankheit (oder was immer es war) sei überwunden. Es gab keine Ausrede mehr. Im Grunde hatte ich darauf gewartet, so wie man während einer Schönwetterperiode mit einem Hauch von Traurigkeit darauf wartet, daß sie zu Ende geht.

Der Kinderarzt war in Urlaub. Auf Anraten einer Freundin suchte ich Professor H. auf, der sich angeblich auf bestimmte Störungen im Kindesalter spezialisiert hatte. Ich war wirklich ahnungslos, und man hätte mich ebensogut zu einem Orthopäden oder Zahnarzt schicken können.

Die Praxis befand sich in einer großen, dunklen Altbauwohnung. Moritz wurde von einer Assistentin fotografiert. Dabei fiel mir auf, daß die Wände voller Fotos von mongoloiden Kindern hingen. Zum ersten Mal stieß ich auf das Wort *Down-Syndrom*, welches mich ängstigte, weil es aus einer fremden Welt zu stammen schien. Mein Begriff von Krankheit ging über Masern, Keuchhusten, Mumps und Windpocken nicht hinaus. Irgendwo gab es sicher auch behinderte Menschen (ich glaube, nicht einmal dieser Ausdruck war mir damals geläufig), aber weit weg und in geringer Anzahl. Ich erinnerte mich plötzlich der schrillen Töne, die ich als junges Mädchen in Paris in regelmäßigen Abständen aus einer der Wohnungen vernommen hatte, deren Fenster in den Hinterhof mündeten. Auf die Frage, was das sei, wurde mir geantwortet: C'est une imbécile.

Ja, das war's. Krankheit und »Idiotie« waren für mich zwei völlig verschiedene Sachen. Das eine gehörte zum menschlichen Leben, als ein Preis fürs Da-Sein sozusagen, und das andere war ein Irrtum der Natur, eine falsche Programmierung, ein Leben neben dem Leben, das uns – die Gesunden – nicht berührte.

Ich verspürte den Wunsch, mein Kind zu packen und wegzugehen. Aber Moritz saß bereits in einem Stuhl, wo man ihm, gegen seinen heftigen Widerstand, mit Gummibändern Elektroden am Kopf befestigte. Er sah mich mit Tränen in den Augen vorwurfsvoll an. Ich hatte ihm das eingebrockt. Nicht, daß er Schmerzen litt. Es war ihm aber schon von jeher unangenehm gewesen, wenn man sich an seinem Kopf zu schaffen machte. Jede Kopfwäsche, jedes Kämmen oder Bürsten artete in einen Kampf aus. Jetzt saß er angebunden in einem viel zu großen Stuhl, der einem mittelalterlichen Folterinstrument glich, mit einer Art Dornenkrone auf dem Kopf, von der aus lange Drähte zu einem Apparat führten, der in mehreren Linien geheimnisvolle Kurven zeichnete. Dies sei ein EEG, ein Elektroenzephalogramm, sagte die Assistentin, welches die Gehirnströme aufzeichne. Wieder überkam mich das beklemmende Gefühl, mit einer Welt in Berührung zu kommen, wo nichts mehr begreifbar war und die Dinge sich in beängstigenden Dimensionen bewegten. Was konnte man aus diesen Kurven ersehen? Wurden die Abgründe deutlich, in die mein Kind rutschte, wenn sein Blick starr wurde? Die Bilder hinter den Bildern, wie sahen sie aus? Was konnte ihn, der in seinem Leben noch nichts Böses gesehen hatte, so erschrecken?

Der Professor legte das Papier beiseite. »Außer einer minimalen kontrollbedürftigen Unregelmäßigkeit kann ich nichts finden«, sagte er. Er verschrieb einen hochdosierten Vitamincocktail, den er – wie sich nachträglich herausstellte – auch seinen mongoloiden Patienten verordnete, und entließ uns mit dem Rat wiederzukommen, falls Moritz' Zustand sich nicht bessere.

Tatsächlich – und für mich noch immer unbegreiflich – hörten die Absencen für lange Zeit auf. Mit sechzehn Monaten tat Moritz an der Hand seine ersten Schritte. Wenn France und ich uns in kurzer Entfernung gegenübersaßen, so torkelte er frei zwischen uns hin und her.

Als die Ferien kamen, beschlossen wir, die Stadt zu verlassen und für sechs Wochen ins Gebirge zu gehen.

Wenn es nicht die alten Fotos gäbe, so würde ich glauben, daß es nur ein Traum war, das Dorf Granstein, mit dem 350 Jahre alten Hof Trempler, in dem wir von jenem Sommer an zehn Jahre lang alle Pfingst- und Sommerferien verbrachten.

Dreizehn Jahre lang hatte das Haus als Schafstall gedient, als Dein Vater und ich es im Jahr '61 bei einer Wanderung abseits der Fahrstraße entdeckten. In der gleichen Reihenfolge, in der das Ötztal besiedelt wurde, nämlich von oben nach unten, zogen die Menschen wieder fort. Das verhältnismäßig leichte Leben im Tal mit all seinen Zerstreuungen lockte die jungen Leute an. Damals war es in der Gegend noch nicht üblich, daß leerstehende Höfe von Städtern bezogen wurden.

Zuerst sträubte ich mich heftig dagegen, den Trempler auch nur halbwegs wohnlich zu finden. Seine abgelegene Lage an einer tiefen Schlucht und der verwahrloste Zustand entmutigten mich von vornherein, und ich glaubte, dort nie heimisch werden zu können – sei es auch nur für die Ferien. Auch der alte Bauer wunderte sich etwas über Deine Eltern, dann wurde der Pachtvertrag per Handschlag besiegelt. Ich säuberte die Lärchenholz-Wohnstube vom Schafsdreck und trug die eingeschlagenen winzigen Fenster zum alten Gstrein, der sie mit gestückeltem Glas ausbesserte. Die Menschen waren noch unvorstellbar arm, aber es fiel uns nicht schwer, uns ihnen anzupassen. Nachdem ich drei Tage geputzt hatte – ich habe mir buchstäblich die Seele des Hauses »erputzt« –, liebte ich es.

Als France und ich Ende Juli '65 mit Euch einzogen, gab es nichts außer einem alten Gaskocher, etwas Geschirr und den Matratzen, die Dein Vater und ich auf dem Rücken hochgetragen hatten, lange bevor die Straße angelegt wurde.

Wir lebten hauptsächlich von dem, was die Bauern zu verkaufen hatten, von der frischgemolkenen Milch, der Butter, die dort oben zur Marende (Vesper) mit dem Löffel gegessen wird, den Eiern und den großen, mehligen Kartoffeln, die auf winzi-

gen Feldern inmitten der Wiesen wuchsen. Ab und zu schenkte mir Zenzi einen Kopf Salat. Sehr viel wuchs nicht in ihrem Gärtchen. War der Salat erntereif, dann war der Bergsommer schon fast wieder vorbei. Anspruchsvolles Gemüse gedieh in dieser Höhe nicht mehr. Dafür fand ich auf einem Felsen zwischen Lärchensprößlingen und Hauswurz den Bergschnittlauch, einen faserigen, harten Verwandten unseres Schnittlauchs. Mit diesem Bergschnittlauch garnierten wir unsere Kartoffelgerichte.

Aus dem Dorf kamen die Kinder zum Spielen. Sie blieben erst neugierig in einiger Entfernung stehen, aber dann konnten sie der Verlockung nicht widerstehen. Obgleich Deine Schwester Ndunge streitsüchtig war und ihr Erscheinen selbst die friedlichste Kinderschar durcheinanderbrachte, war sie eine begehrte Kameradin, denn sie hatte aus der Stadt ihre »Ottosilien« mitgebracht und sprühte vor Ideen. Die Dorfkinder bemühten sich, hochdeutsch zu sprechen, aber noch ehe ihnen das gelang, hatte Ndunge den rauhen, kehligen Ötztaler Dialekt erfaßt. Puppen wurden an- und ausgekleidet, gebadet, gefüttert und in den Schlaf gewiegt. Um Leon, der wegen seiner mitgebrachten Plastikautos im Mittelpunkt des Interesses stand, scharten sich die kleinen Buben. Dazwischen hast Du gesessen, nackt in einem Helm von weißblondem Haar, und hast die braune Walderde durch Deine Finger rieseln lassen. Die Kinder glaubten, Du würdest sie besser verstehen, wenn sie Dich siezen. Sie sagten: »Wutzi, wollen Sie Erdbeeren haben?« Dann liefen sie in den Wald gleich neben dem Haus, wo auf einer Lichtung neben Baumstümpfen so viele wuchsen, daß sie kaum fünf Minuten brauchten, um ihre kleinen Becher zu füllen. Sie stopften sie Dir in den Mund, und wenn der köstliche, fremdartige Geschmack sich Deinen Sinnen mitteilte, so blähten sich leicht Deine Nasenflügel.

Die Tage vergingen in einem Rausch von Bläue und Gold, und wenn die Sonne hinter dem Berg verschwand und alles um einen Ton leiser und kühler wurde, blieb immer noch diese prickelnde Luft, die uns trunken machte. Wenn sich die Schatten langsam, sachte, der Wälder und Wiesen bemächtigten, zogen wir uns wärmere Sachen an und gingen ins Haus zurück.

Wir besaßen keine Uhren. Die auf- und untergehende Sonne bestimmte unseren Tagesrhythmus. Lange noch, nachdem das Tal in Finsternis gehüllt war, sah man im Süden den letzten Schimmer der untergegangenen Sonne auf dem Schneeberg liegen, der jenseits unserer Vorstellungen seit Jahrmillionen in Erstarrung lag. Erst wenn das sanft glimmende Dreieck erloschen war, wußten wir, daß es Zeit war, Euch ins Bett zu bringen.

Manchmal saßen wir um vier Uhr zur Marende bei Mena, Du auf meinem Schoß, und aßen kleingeschnittenen Speck, harte, zwiebackähnliche Fladen und tranken Tee mit Rum dazu. Die Mena erzählte, daß Raimund, das sechste ihrer zwölf Kinder, immer Krämpfe gehabt habe, früher, als er noch klein war. Angst und bang sei ihr geworden, und der Doktor in Sölden habe auch nicht weitergewußt. Dann habe sich aber alles »ausgewachsen«.

Raimund, ein großer, stiller Junge, saß am Tisch und hörte zu. Du versuchtest, das Tischtuch an Dich zu ziehen, um ans Essen zu kommen. Ich dachte: Eigentlich sollte Dich die Geschichte mit Raimund nicht berühren. Moritz geht es gut.

Fotos aus dieser Zeit zeigen Dich wie ein eben aus dem Ei gekrochenes Küken nackt vor der dunklen Stallwand stehen. Der Boden vor dem Trempler war uneben, voller Tannennadeln, kleiner Steinchen und Grasbüschel. Du hattest Mühe, zu gehen und zu stehen. Deine Haltung drückt eine gewisse Unbeholfenheit aus, aber auch eine feste Entschlossenheit, diese aufrechte Haltung nicht wieder aufzugeben. Dein Bauch ist sehr dick – wenn Du ein Negerkind wärst, so würde man sagen: krankhaft aufgebläht. Dadurch ergibt sich ein sehr starkes Hohlkreuz. Im Sonnenlicht lodert Dein Haar wie eine weiße Flamme.

Hätte ich etwas merken müssen? Damals schon?

Zum Schulbeginn kehrten wir in die Stadt zurück. Ndunges »Ottosilien« wanderten von einem roten Koffer in einen roten Schulranzen. Angetan mit einem gelben Cord-Hängekleidchen und blauen Kniestrümpfen, absolvierte sie ihren ersten Schultag. Da sie eine hohe soziale Intelligenz besaß, schuf sie sich rasch den Ruf, zu den Besten der Klasse zu zählen, was in Wirklichkeit ihren Leistungen nicht entsprach. Sie brachte einen Hofstaat von Freundinnen nach Hause, die ihr treu ergeben waren.

So sehr sie Leon unterdrückte und mit ihrer Eifersucht verfolgte, so sehr liebte sie ihren jüngsten Bruder, der diese Liebe durch ein strahlendes Lächeln erwiderte, sobald sie sich ihm näherte. Wenn sie ihn abends in den Schlaf sang:

Da draußen stehn zwei Schaf
ein schwarzes und ein weißes,
und wenn mein Kind nicht schlafen will,
dann kommt das schwarze und beißt es.

fügte er schnell: »nicht« hinzu, und beide lachten aus vollem Halse. Alles nur Spaß.

Obwohl sie viel zu egoistisch war, um seinetwegen auf irgendein Vergnügen zu verzichten und ihm nur sporadisch ihre Aufmerksamkeit zuteil werden ließ, muß er wohl in ihr eine seinem Format angepaßte Minimutter gesehen haben, die – anders als ich – immer ausgeruht und guter Laune war.

Auf meine Anregung hin schrieb sie in haarsträubend unordentlichen Druckbuchstaben ab ihrem siebten Lebensjahr Tagebuch, und einige ihrer Bemerkungen über Moritz, auf die ich später zurückkommen werde, sind das einzige Dokument aus dieser Zeit.

Im September '65 kam auch Leon in den Kindergarten. Ich hoffte, daß die Trennung von seinen Geschwistern sich positiv auf ihn auswirken würde, denn er war auf dem Weg, sich zu einem schwer erziehbaren Kind zu entwickeln. Eingekeilt zwischen einer lebenstüchtigen, vernunftbegabten Schwester und einem jüngeren Bruder, dem alle Aufmerksamkeit zuteil wurde, konnte er sich seinen Platz nur schaffen, indem er sich »schwierig« gebärdete. Da er über eine gute Vitalität verfügte, waren diese Schwierigkeiten von elementarer Kraft. Es gelang ihm, daß ich mich fast unentwegt mit ihm beschäftigen mußte. Praktisch sah das so aus, daß er grundsätzlich nicht folgte und weder durch gutes Zureden noch durch Strafen davon abzubringen war, seinen Kopf durchzusetzen. Sehr bald schon nach

Clemens' Auszug hatte er angefangen, über den Zaun zu klettern, der das Grundstück umgab, um spurlos zu verschwinden. Es verging kaum ein Tag, an dem nicht Kinder an unserer Tür klingelten und meldeten: Der Löwe ist wieder abgehauen. Wir suchten oft stundenlang nach ihm und fanden ihn schließlich scheinbar ziellos in der Gegend herumirren. Einmal fuhr er – ohne daß ihn jemand beachtete – mit dem Bus zur Endhaltestelle und wieder zurück. Er war zweieinhalb Jahre alt, als ihn die Polizei, die wir schließlich alarmiert hatten, auf den in einiger Entfernung liegenden Bahngleisen fand, wo er auf den Schienen mit seinen Autos spielte. Zum Glück besaß er einen ausgeprägten Orientierungssinn. Das Herumirren dieses knapp dreijährigen Kindes erfüllte mich mit großer Sorge. Es konnte doch nur so sein, daß er sich zu Hause nicht wohl fühlte und auch auf dem kleinen Spielplatz keine Freunde fand. Oder war er auf der Suche nach seinem Vater?

Als Leon im Herbst '65 in den Kindergarten kam, hatte er einen beigen Teddymantel und braune Stiefelchen an und wirkte wie ein kleines Bärchen. Er überraschte die Kindergärtnerinnen mit phantasievollen Spielen und einer hohen Musikalität, aber auch damit, daß er sich jeden Morgen mit Teddymantel und Stiefelchen einfach auf den Boden legte und anscheinend nicht die Energie aufbrachte, sich auszuziehen.

Er war es, der uns mit einem ersten Begriff aus der Anthroposophie vertraut machte, indem er uns eines Tages kundtat, er habe im Kindergarten ein Spiel gelernt, welches »Unser Knie« heiße. Am nächsten Tag berichtigte er: es heiße nicht »Unser Knie«, sondern »Euer Knie«. Die Kindergärtnerin korrigierte lächelnd: Eurhythmie.

In unserem Kinderzimmer hielten Zwerglein, Prinzessinnen, Tannenbäume und Tiere aus Holz Einzug. Die Häuser und Kirchen hatten keine rechtwinkeligen Ecken und Kanten, was uns zuerst seltsam anmutete. Es ging jedoch eine große Zärtlichkeit von den Figuren aus. Die Dörfer, die Leon aufbaute, um darin mit seinen Spielzeugautos herumzufahren (was sicher nicht im Sinne des anthroposophischen Erfinders war), waren von beglückender Einfachheit und ließen viel Raum für kindliche Phantasien.

Moritz saß jetzt vormittags, wenn seine Geschwister weg waren, vor der Spielzeugtruhe und holte die Klötzchen und Autos heraus, drehte sie etwas mit einer für ihn typischen Bewegung zwischen den Fingern und ließ sie fallen. Sein Spiel bestand im wesentlichen darin, die Truhe leerzuräumen. Sein Interesse an den einzelnen Gegenständen war flüchtig, aber auch er beschäftigte sich gerne mit den kleinen Autos, die er mit Gebrumm über den Boden gleiten ließ. Sehr gerne schaute er mit mir Bilderbücher an, wobei er mit dem Zeigefinger auf die Gegenstände wies, die ich ihm vorsagte: Wauwau, Katze, Bär. Er schien ein gutes visuelles Gedächtnis zu besitzen, erkannte alles sofort wieder, aber tat sich mit dem Sprechen schwer. Am ehesten war das Sprechen in Verbindung mit einer Melodie möglich.

Saja sake – halt die Klappe
doimi vu – blöde Kuh
sonne le matine – alte Waschmaschine
ding dang dong – Lutschbongbong

Leon hatte diese abgewandelte Form des »Frère Jacques« im Kindergarten aufgeschnappt, wo das Lied verpönt war. Es bereitete ihm großes Vergnügen, den in seinen Augen höchst anstößigen Vers seinem kleinen Bruder beizubringen, der – natürlich ohne den Sinn zu verstehen – fröhlich mitsang.

Wann fingen die Absencen wieder an? Nicht einmal das erinnere ich.

Am 14. Mai schrieb Ndunge in ihr Tagebuch:

»Alls Ich in der Schule war hatte Ich nicht Lange Schule und alls Ich wider zurück kam Da haten wir in wald gegesen und nach den Esen fertig gewesen Dan hat die Mami sich hin gesezt und hat uns forgelesen und Dan hat sie sich gesont und Als die Mami vertig war Da sint wir zur meiner Tante gevaren. Die Tante Trudel und abenz Da dürfte zum Pfert varen und Durfte auch Reiten und Das war auch meine Patentante und Die hat uns eine flasche Wein mitgegeben. Das kleine hiez Müzchen und Das Krose hiez Diekelein und Ich Darf schon Reiten lernen und Die Schtunde fangt an imer Samstag An und Die Pferdemutter hat auch ein kleines Pferd Das ist sicher schon trei Aber

Ich Reite mit dem krosen Pferd Da lernen auch Die Erwaksenen und Das Kleine Pferd hat mir immer in den Schuh gebisen und auch in den Kleider und der Moritz ist in die Dor-nen-Heke runter gevalen Aber wir haben in wieder Hinaus gezogen.«

Daß Moritz in die Disteln fiel, muß nicht unbedingt heißen, daß er eine Absence hatte. Zu Beginn waren die Absencen auch nicht mit Stürzen verbunden. Ich glaube eher, daß diese Schilderung eines friedlichen Samstag nachmittags, den wir außerhalb der Stadt verbrachten, aus der Zeit stammt, in der »die Welt noch in Ordnung« schien.

Ich sehe mich mit Moritz auf dem Schoß neben Ndunge sitzen, die auf dem Klavier chromatische Tonleitern übt, was ihn mit Ungeduld erfüllt. Immer wieder muß ich seine kleinen Händchen auffangen, die auf die Tasten patschen wollen, um dem Klavier eine andere Tonfolge zu entlocken. Es ist für ihn schwer zu begreifen, daß aus dem Plattenspieler so vollendete Melodien kommen und aus dem Klavier Ndunges nur holprige Etüden. Schließlich schreit er in seiner Verzweiflung: »ieb, ieb!« und Ndunge muß das Lied spielen, das dann für viele Jahre sein Lieblingslied wurde:

> Wer eine Gans gestohlen hat, der ist ein Dieb,
> und wer sie mir dann wiederbringt, den hab ich -ieb,
> da steht der Gänsedieb,
> den hat kein Mensch mehr -ieb.

Nach diesem Sommer ging France nach Frankreich zurück. Moritz hatte gerade gelernt, ihren Namen auszusprechen, zwar ohne das »r« aber mit einem vollendeten Nasallaut. »Fance«. Da die beiden Großen jetzt vormittags außer Haus waren, glaubte ich, die Arbeit ohne Hilfe bewältigen zu können, was mir aber nicht gelang. Was ich auch anpackte, war von Mißerfolg gekrönt. Am Ende stand immer eine tiefe Traurigkeit über meine Ungeschicklichkeit. Ich erinnere mich an Eingemachtes, auf welchem – kaum daß ich es in den Keller gestellt hatte – der Schimmel schwamm, an handgestrickte Pullis, die die Kinder in kleine Ungeheuer verwandelten, an ungenießbares Essen und an ein ständiges Gefühl von Zeitmangel.

Dabei gingen alle meine Ambitionen dahin, daß ich – wenn mir schon die großen geistigen Taten nicht gelangen – wenigstens eine gute Hausfrau sein möge.

Auf Clemens' Rat hin bemühte ich mich wieder um ein Au-pair-Mädchen, was mir erst nach mehreren Anläufen gelang. Wir wohnten in einer unattraktiven Gegend und in relativ beengten Verhältnissen. Schließlich kam ein Mädchen zu uns, welches niemand haben wollte, eine kohlschwarze Äthiopierin, aus königlicher Familie stammend, und schön wie die Sünde. Judith hütete sich davor, ihre langen, rotlackierten Fingernägel mit Hausarbeit in Berührung zu bringen. Sie blieb ein Jahr bei uns. Eine kleine Hilfe war sie doch, wenngleich sie sich bald einen Freund zulegte, bei dem sie nächtigte, und morgens immer erst kurz vor acht Uhr mit dem Taxi zu uns zurückkehrte.

In dieser Zeit hatte Moritz wieder Absencen, die ich jedoch nicht wahrhaben wollte. Wahrscheinlich haben sie schon früher wieder eingesetzt. Ich mache es mir leicht, wenn ich sage, ich wüßte es nicht mehr. Mit Sicherheit waren sie schon eine ganze Weile wieder da. Irgend jemand sagte sogar zu mir, es sei verantwortungslos, den Jungen nicht ins Krankenhaus zu bringen.

Was hielt mich eigentlich davon ab, wieder Professor H. aufzusuchen oder zumindest unseren Kinderarzt? Ich weiß es nicht. Vermutlich geriet ich in Panik. Ähnlich dem Kidnapper, der mit seinem Opfer kopflos durch die Gegend reist, packte ich Moritz jeden Morgen gleich nach dem Frühstück ins Auto und fuhr mit ihm in den Schloßpark, der nur zehn Minuten von unserem Haus entfernt war und mit seinen alten hohen Bäumen noch so etwas wie eine heile Welt in der lärmenden Stadt verkörperte. Wenn das Tor hinter uns zufiel, so war es mir, als ob sich grüne, sanfte, heilende Hände um uns legten. Die Wipfel der Bäume schlugen wie Domgewölbe über uns zusammen, grün noch zu Beginn des Herbstes, dann aber immer goldener und lichter werdend vor dem tiefblauen Himmel, bis die ganze Pracht sich auf dem Boden wiederfand, wo sie Moritz mit seinen kleinen roten Stiefelchen durchwatete und nach Kastanien suchte.

Es gab artig dressierte Hunde zu sehen, die Holzstöcke apportierten, Vögel, die einem aus der Hand fraßen, und wenn man sich weit genug über das Brückengeländer beugte, so erspähte man in der Tiefe des dunklen, träg fließenden Wassers Karpfen, die so alt waren, daß ihnen Moos auf dem Rücken wuchs. Mit dem mitgebrachten Brot fütterten wir die sich uns majestätisch übers Wasser nähernden Schwäne, was Moritz als große Verschwendung betrachtete. Viel lieber steckte er sich den einen oder anderen Bissen selbst in den Mund und lachte mich dabei schelmisch an. Wochenlang versuchte ich mit diesen hilflosen Fahrten durch den Park einen Sieg über die Krankheit zu ertrotzen.

Später im Jahr wurden die kleinen Lustschlößchen aus dem Barock geschlossen. Die Steinfiguren, die sich den Sommer über in eleganter Pose im Wasser gespiegelt hatten, bekamen einen plumpen Überbau aus Holz, der sie vor der einbrechenden Kalte schützen sollte.

Wenn wir jetzt den Park betraten, so streckten die Bäume ihre immer kahler werdenden schwarzen Äste gegen einen Himmel, der jedes Strahlen verloren hatte. Aber noch immer war mir, als beträte ich einen Dom, einen traurigen, stillen Ort freilich, der uns frösteln ließ. Moritz saß, mit einer Wärmflasche versorgt, in seinem Sportwägelchen. Auf seinem Kopf trug er eine kanadische Waschbärenmütze mit einem langen Schwanz, der ihm bis zum Po hing. Die wenigen Spaziergänger, die wir noch trafen, drehten sich nach dem schönen Jungen mit den aufmerksamen blauen Augen um. In den Regenpfützen faulten die einstmals goldenen Blätter zu einer glitschigen, schmierigen Schicht zusammen. Von dem Abenteuer, sie mit Karacho zu durchfahren und das Wasser aufspritzen zu lassen, konnte Moritz nie genug bekommen. Wie bei allen kleinen Kindern büßte die Unternehmung auch beim hundertsten Mal nicht an Reiz ein. Er lachte so, daß ihm die Tränen über seine rotgefrorenen Backen liefen. Es waren unsere letzten unbefangenen Tage.

Im Bericht des Krankenhauses, in das ich ihn schließlich einlieferte, heißt es: Vor zehn Tagen plötzlich Wandlung des Anfallcharakters.

Es muß also Ende Oktober gewesen sein, vielleicht sogar bei einer der Fahrten durch den Park, daß das eintrat, was im Bericht sich so liest: Moritz werde jetzt plötzlich rot im Gesicht, krümme sich nach vorn, zittere mit Händen und Füßen und stoße Schreie aus.

Du bist wieder da. Nach und nach löst sich die gewohnte Ordnung in unserem Haus auf. Wir haben Dein Zimmer leergeräumt, das Bett abgebaut und die Matratze auf den Boden gelegt, damit Du Dich nicht verletzen kannst. Auf der Treppe Berge von Wäsche. In der Küche darf nichts Eßbares mehr herumstehen – Du würdest es sofort entdecken und wahllos verschlingen, sogar die Abfälle, die ich für den Kompost sammle. Meine innere Unruhe führt dazu, daß ich mich selbst immer wieder in der Speisekammer finde, wo ich unkontrolliert Essen in mich hineinstopfe. Dabei bemühst Du Dich in einer rührenden Weise, folgsam zu sein. Meine Nervosität hat ihre Wurzeln in vergangenen Zeiten, wo tatsächlich alle Minuten etwas passierte, so daß ich mir manchmal wie in einer jener amerikanischen Slapstick-Komödien vorkam, wo die Menschen in einer ununterbrochenen Folge den irrwitzigsten Situationen ausgesetzt waren – zum Lachen war mir allerdings nie zumute.

Es ist Donnerstag. Seit gestern morgen ist das Frisium wieder abgesetzt. In der Zeitspanne von Mittwochmorgen bis Samstagabend (wo die Medikation wieder einsetzt) ist durchschnittlich mit neun Anfällen zu rechnen. Du verbringst diese Tage in Deinem Zimmer zwischen Wachsein und Schlaf, geschüttelt von Krämpfen, bei denen Du einnäßt, manchmal erbrichst und sogar fieberst. Vielleicht erlebst Du das, was mit Dir geschieht, gar nicht mehr bewußt.

Wir bringen Dir das Essen ans Bett, welches Du zittrig und hastig zu Dir nimmst. Vor Jahren habe ich an einem solchen Anfallstag einmal ein Blutzucker-Tagesprofil erstellen lassen. Deine Werte waren tief abgesackt. Es kam vor, daß Du, wenn es Dich auf einer Wiese erwischte, nach dem Erwachen Gras gegessen hast. Essen scheint nach einem solchen Anfall zu einer Überlebensnotwendigkeit zu werden.

Constantin, der für vier Wochen Sommerferien Deine Be-

treuung übernehmen soll, ist zwei Jahre jünger als Du. Schon David, den wir im letzten Jahr hatten, war jünger als Du, und auf Dauer wird der Altersunterschied zwischen Dir und diesen jungen Leuten – wenn wir überhaupt noch welche finden – immer größer werden. Wahrscheinlich wußte Constantin nicht, was auf ihn zukommt. Mit Behinderten ist er anläßlich eines landwirtschaftlichen Praktikums in einer Waldorf-Einrichtung in Berührung gekommen. Obgleich er noch nie einen epileptischen Anfall gesehen hatte, warf er sich über Dich und hielt Dich fest, als Du im Garten um Dich zu schlagen begannst, hielt Dein armes, zerschundenes Kinn fest, als es rhythmisch gegen einen Balken knallen wollte. Hinterher saß er wie benommen neben Dir und sagte lange Zeit kein Wort. Ich fürchtete, er würde seinen Rucksack packen und uns Adieu sagen.

Freitag. Die beständige Schönwetterlage wirkt sich stabilisierend auf Deinen Zustand aus. Wir lassen Dich in den Garten, wo Du Dich unter den Kirschbaum stellst und Dir die Früchte herunterholst. Lang, schmal, in kurzen Jeans, siehst Du aus wie ein hochgeschossener Sechsjähriger. Als ich Dir sage, daß es nun genug sei, legst Du Dich ins Gras und schaust, den Kopf in die Hand gestützt, mit Deinen langgeschnittenen blauen Augen sinnend in die Ferne. Hättest Du eine Flöte in der Hand, so wärst Du der Hirte aus der griechischen Mythologie. Um Dich grasen die Schafe auf ihre zerfahrene, nachlässige Weise. Dein Vater hat herausgefunden, daß sie das Gras, welches von ihrem Kot verunreinigt ist, nicht anrühren. Deshalb verläßt er einmal am Tag seine Schreibmaschine und macht mit einem Eimerchen die Runde.

Im Obstanger steht die Luft unbeweglich, kein Blatt rührt sich. Mombasa-Wetter, und das seit Tagen. Constantin liegt im Liegestuhl und liest Goethe. Welch glücklicher Umstand, daß Du immer wieder das Interesse Deiner Betreuer zu wecken vermagst, die in Dir – jeder auf seine Weise – noch immer eine Erziehungsaufgabe sehen. Constantin geht mit Dir wie mit einem Gleichaltrigen um – wir reden ihm nicht drein.

Am Abend beim Milchbauern – kaum daß Du vom Butterbrot abgebissen hattest – ein Grand mal-Anfall auf dem Stein-

fußboden. Wir hatten Mühe, Dein Gesicht nach unten zu drehen, damit Du nicht am Brot erstickst.

Samstag. Ich gebe Constantin einen Tag frei in der Hoffnung, daß Du mir nicht allzuviel Mühe bereiten wirst. Den Vormittag verbringst Du im Bett liegend. Eine Freundin ruft an und mahnt mich eindringlich, auch einmal etwas für mich zu tun. Noch während ich über diesen Satz nachdenke, verlangst Du aufzustehen. Ich denke, wir können es wagen, nach draußen zu gehen, und verlege alle Aktivitäten in den Garten. Wir machen zusammen Kartoffel- und Gurkensalat auf dem Gartentisch. Als ich für eine Minute ins Haus gehe, um den Fisch zu holen, wirft es Dich bäuchlings unter den Tisch auf den Kies. Der Sturzhelm konnte das Schlimmste verhüten, aber in Deinem Kinn stecken kleine Steinchen, die ich mit der Pinzette entferne. Deine Knie, eben erst zugeheilt, sind wieder offen und voller Dreck. Auf den Steinen die Spuren Deines Blutes. Beim Waschen mit Wasser und Seife sagst Du erst, es täte nicht weh, fletschst mich dann aber mit entblößtem Gebiß an und zeigst wie eine Raubkatze die Krallen. Dann schläfst Du eine Weile vor Erschöpfung, während sich die Fliegen auf Deinen Schürfwunden tummeln. Ich lege ein Tuch darüber.

Am Nachmittag während eines kleinen Spaziergangs im Wald noch einmal ein Anfall, bei dem Du Dich, nachdem Du mir einen kräftigen Schlag gegen das Schienbein verpaßt hast, auf dem Schotterweg wälzt und Deine Verletzungen vom Mittag wieder aufreißt und verunreinigst.

Sonntag. Gestern abend hast Du wieder die erste Tablette Frisium bekommen. Damit sollte die Anfallsserie erst mal wieder für vier Tage aufhören. Nachdem Du die ganze Palette der Antiepileptika vergeblich eingenommen hast, ist das Frisium der einzige Trumpf, den wir noch in Händen haben. Jedoch führt es – über längere Zeit eingenommen – zur Gewöhnung. Deshalb hat sich Dein Vater – zusammen mit Deinem behandelnden Epileptologen – diese Schaukeltherapie ausgedacht, bei der wir Dich zwar jedes Wochenende von neuem in eine Anfallsserie schicken, die uns aber vier Tage in der Woche gewährleistet, in denen Du halbwegs am Leben teilnehmen kannst.

Wir beschließen, im Wald zu frühstücken, packen alles ins Auto und suchen uns die schönste Stelle aus, den Blick frei auf die Berge. Dort macht Constantin ein kleines Feuer. Du holst mit mir aus dem nahe fließenden Bach Wasser, um die Eier zu kochen.

Nie bist Du so aufmerksam, so präsent, wie bei der Zubereitung der Mahlzeiten. Das Tischdecken, das Du mit Geschick erledigst, ist eine heilige Handlung für Dich, auch wenn Du viel Zeit damit verbringst, die verschieden großen Gläser so zu placieren, damit am Ende das Glas, welches Du für das größte hältst, neben Deinem Teller steht.

Es ist ein guter Tag heute. Das munter flackernde kleine Feuer stimmt uns fröhlich. Gegen den klaren Morgenhimmel Dein vollendetes Profil mit der geraden Nase und den aufgeworfenen kindlichen Lippen, das etwas zu lange, aristokratisch anmutende Kinn. Ich danke Gott dafür, daß er Dich so schon gemacht hat und daß ich Dich so lieb habe. Während Du Deine Tasse Kaba trinkst (wiederum mit abgespreiztem kleinen Finger), fühle ich, daß sich dieses Bild in meinem Gedächtnis einprägen wird für kommende Tage, wo die Verzweiflung und Hoffnungslosigkeit wieder Oberhand gewinnen werden.

Montag. Für heute ist das Langzeit-EEG in unserer Klinik vorgesehen als erster Schritt für die Abklärung einer möglichen Operation. Am Morgen leerst Du heimlich in unserer Küche ein Glas Erdbeermarmelade, sagst dann aber sofort in offensichtlicher Betroffenheit »Entschuldigung«. Constantin wird zwei Tage und eine Nacht mit Dir auf Station verbringen.

Es ist Dir noch alles bestens bekannt von den früheren Aufenthalten. Du weißt, wo Essen zu finden ist, und beginnst nach Ankunft auf der Neuropädiatrischen Station unverzüglich mit Deinen Beutezügen. In den Laufställchen liegen bewegungslos kleine verkrüppelte Kinder mit Nasensonden. Wieder einmal bin ich dankbar über Deinen lebendigen Bewegungsdrang, der sich über alles hinwegsetzt, auch wenn er den etwas verzweifelten Constantin unentwegt in Atem hält.

Die Elektroden läßt Du Dir heldenhaft anlegen. Wie ein Lauffeuer spricht es sich bis zu mir durch, daß Du unerwarte-

terweise keine Schwierigkeiten gemacht hast, auch nicht bei der Blutabnahme.

Am Nachmittag dann der Anruf von Constantin in meinem Büro, der von einem »Brüller« berichtet – trotz des Frisiums. Er fragt, ob das denn der offizielle Ausdruck für diese Sturzanfälle sei, weil er eine Notiz im Protokoll machen will. Ich sage ihm, daß es sich um psychomotorische Anfälle handelt.

Dienstag. Wieder ein Brüller an einem Tag, an dem Du eigentlich anfallsfrei sein solltest. Am Abend werfe ich einen Blick in Deinen Anfallskalender, den Du aus dem Heim mitgebracht hast, und stelle mit Erschütterung fest, daß es diese vier anfallsfreien Tage offensichtlich seit einiger Zeit schon nicht mehr gibt. Der Monat Juli (wir haben heute den 26.) zeigt neunzehn psychomotorische, elf Grand mal-Anfälle und vier Ansätze zu Anfällen, die nicht zum Ausbruch kamen. Das bedeutet in sechsundzwanzig Tagen dreißig Anfälle – die kleine karierte Seite ist übersät mit Eintragungen.

Mittwoch. Constantin fährt mit Dir auf dem Schiffchen zur Fraueninsel. Ich bekomme Herzklopfen bei dem Gedanken, was unterwegs alles passieren könnte, sehe Dich bewegungslos in Wasserpfützen liegen oder gar im See untergehen, während ein düsterer Gewitterregen auf Dich niedertrommelt. Aber der liebe Gott hatte Erbarmen und ließ Dich diesen Tag heil überstehen. Ein Stück Schokolade mit einer Semmel war Dein Mittagessen, und als Constantin Dich fragte, ob Du lieber zum Essen heimfahren oder auf der Insel bleiben wolltest, sagtest Du: ich will lieber hierbleiben.

Am Abend ist nach mehreren Fragen aus Dir herauszubringen, daß Du in einer Kirche auf der »Frau Insel« gewesen seist. Du redest nicht gerne, ich muß Dich geradezu erpressen, um die Worte aus Dir herauszuholen. Wir alle haben den Eindruck, daß sehr viel mehr in Dir steckt und daß Du Dich irgendwie über uns mokierst. Es gibt Momente, da denke ich, eine gute Fee müßte hereinkommen und Dich mit ihrem Zauberstab berühren. Du würdest Dich vor Lachen ausschütten und sagen: Mami, 25 Jahre lang alles nur Spaß gewesen.

Donnerstag. Um halb sechs Uhr morgens erscheinst Du an unserem Bett. Es gelingt uns aber, Dich wieder in Dein Zim-

mer zu schicken, wo Du Dich auf Deine Matratze legst und ein Bilderbuch anschaust. Im Halbschlaf warte ich sprungbereit auf Deinen ersten Anfall, der aber erst kurz vor acht kommt, als ich gerade im Bad bin. Es ist kein guter Tag für mich. Schlechten Gewissens bleibe ich von der Arbeit fern mit der Entschuldigung, daß ich krank sei. Prompt stellen sich Hals- und Kopfschmerzen ein und eine gewisse Zittrigkeit und Schwäche, was gewiß auch mit dieser heftigen Attacke zusammenhängt, die Dich kurz nach der Einnahme Deiner Tabletten überfällt. Es läuft alles wie ein oft gesehener, mich aber immer wieder mit Panik erfüllender Film ab. Dein aufgerissener Mund, der sich auf groteske Weise nach rechts oben verzieht, und Deine nach oben gerutschten Pupillen erwecken den Eindruck, als wollte eine unsichtbare Kraft Dich aus meinem Gesichtsfeld ziehen. Ich werfe mich über Dich und höre mich unablässig sagen: Gleich vorbei, gleich vorbei!

Dein Körper ist wie aus Holz, zuckend und sperrig, und mir scheint, als wehre er sich gegen mein Mitleid. Einen Augenblick lang habe ich sogar das Gefühl, daß Du diese Isolation, in der Du Dich befindest, brauchst und ich aufhören sollte, Deine zuckenden Glieder festzuhalten. Ist es eine Explosion oder eine Implosion, wie Dein Vater immer behauptet? In diesem Niemandsland zwischen Leben und Erstarren ist diese Frage sowieso überflüssig. Nie wird mir meine Hilflosigkeit so sehr bewußt wie in diesen Minuten, in denen ich befürchten muß, daß die Verkrampfung sich nicht lösen könnte und Du Deinen Atemrhythmus nicht mehr findest. Wir liegen beide in einer Urinlache. Da sich die Gummimatte verschoben hat, ist die Matratze bis auf den Boden durchnäßt. Wie ausgesucht boshaft ist diese Krankheit doch, daß sie Dir, dem Ästheten, das antut! Constantin und ich streifen Dir den nassen Pyjama vom Körper und verbinden Deine Wunden. Jetzt erst fällt mir auf, daß Dein rechtes Ellbogengelenk einen mandarinengroßen Erguß hat – seit Tagen habe ich mich über die komische Form Deines Armes gewundet. Es gibt kaum eine heile Stelle auf Deiner Haut. Ich lege mich zu Dir auf die Matratze neben Deinen armen, geschwächten Körper, der jetzt ganz ruhig atmet, und halte Dich fest, um Dir Kraft zu geben, während eine

Stimme in mir ständig wiederholt: Ich kann nicht mehr, ich kann nicht mehr.

Später löst mich Dein Vater ab, um Dir bei Deinem zweiten Anfall, von dem wir uns ausrechnen können, daß er bald folgen wird, beizustehen. Es ist noch dunkel im Zimmer, niemand hat daran gedacht, die Fensterläden aufzumachen. Draußen, auf dem Balkon, kündigt sich wieder ein schwüler Tag an. Die Berge liegen in einem dampfigen Licht. Das vielerlei Grün läßt sie plastisch und griffig erscheinen, wie überdimensionale grüne dampfende Schwämme.

Niemand kann mir diesen Tag abnehmen, dessen Hitze um die Mittagszeit wahrscheinlich unerträglich werden wird, meine Sorgen um Dich, meine Verzweiflung, meine Furcht, das alles nicht mehr zu schaffen. Es hilft auch nichts, wenn ich mich an unzählige Situationen erinnere, wo ich – ähnlich wie heute – glaubte, es ginge nicht mehr weiter. In Wahrheit ist es immer weitergegangen, wenngleich ich – so scheint es mir jedenfalls – jedesmal ein Stück Kraft eingebüßt habe. Zu Deiner wackeligen Gesundheit hat Dir das Schicksal, mein armes Kind, eine wenig belastbare Mutter beschieden. Ich muß den Tag in kleine Schritte zerpflücken, um ihn zu überstehen. Werde jetzt Dein Bettzeug waschen und Dir einen Salat aus den Aprikosen machen, die überreif und von kleinen Ameisen heimgesucht, am Spalier hängen. Morgen sieht alles wieder anders aus.

Zwei Wochen später. Das Langzeit-EEG, das sie in der Klinik gemacht haben, ist verrutscht und streckenweise nicht verwertbar. Constantin sagt mit jugendlicher Chuzpe, in die Klinik würde er mit Dir nicht mehr gehen. Aber das Gerät ist ohnehin in Reparatur. Damit wäre unser Versuch, die präoperative Diagnostik in den Sommerferien voranzutreiben, vorerst gescheitert. Die Blutuntersuchung hat ergeben, daß Dein Folsäurespiegel weit unter dem Normbereich liegt, auch Vitamin B 12 und Kalzium sind reduziert. Seit neuestem gibt es einen Hinweis auf dem Beipackzettel des Mylepsins, daß das Medikament auf Dauer Folsäure und Kalzium im Blut erniedrigt. Gegen den Rat von Prof. N. lassen wir Dir nach reiflicher Überlegung von der Hausärztin Medivitan spritzen, weil Du früher schon einmal auf die Anhebung des Folsäurespiegels gut reagiert hast, und weil wir finden, daß wir lange genug ärztegläubig und ärztehörig gewesen sind. Am Ende läuft doch alles nur auf ein Experimentieren hinaus. Du kannst Dir nicht vorstellen, wie leid ich diese Verhandlungen mit den Ärzten bin. Als ich nach fünf vergeblichen Anrufen Prof. N. endlich am Telefon erreicht hatte, wurde ich mit den Worten empfangen: Gibt es etwas Wichtiges? Ich weiß aus eigener Erfahrung, wie solche Sätze zustande kommen. Wer möchte es einem vielbeschäftigten Arzt verdenken, wenn er sich gegen eine telefonische »Ausbeutung« wehrt. Dennoch kommt man sich klein und unwürdig vor. Alle Fragen bleiben einem im Halse stekken. Je dicker die Krankenakte, desto größer die Abwehrmechanismen des Arztes. Der Kranke ist durch seine lange Leidensgeschichte zu einer Herausforderung geworden, der sich nur wenige stellen wollen. Wir müssen mit N. in Kontakt bleiben, weil er am Quell der Forschungsarbeit sitzt und für Moritz ein bestimmtes Interesse zu zeigen scheint.

Sonntag. Abschiedsessen bei MacDonalds, wo Dich das Tablett mit den geheimnisvollen Packungen in andächtiges Staunen versetzt. Es ist Dir nicht ganz verständlich, wieso Du plötzlich mit den Fingern essen darfst. Rings um uns Jungen und Mädchen Deines Alters, die alle das ungesunde Essen mampfen. Dein Vater findet meine Bemerkung über das kulinarische Bordell unpassend. Er ist immer sehr stolz auf seine Ideen.

Auf der Fahrt zurück ins Heim nimmst Du meine Hand und läßt sie nicht mehr los. Das hat es früher nicht gegeben. Ich schwanke zwischen einer gewissen Erleichterung, daß ich jetzt wieder etwas mehr Zeit für mich haben werde, und einer tiefen, bohrenden Traurigkeit, daß wir Dich abschieben und Du Dich nicht einmal dagegen wehren kannst. Eure Gruppe ist umgezogen in das Bauernhaus, welches das Heim neu erworben hat und welches mit viel Aufwand und Liebe renoviert wurde. Dein Zimmer im ersten Stock erinnert an Dein Zimmer zu Hause. Die warmen Farben und das viele Holz werden Dir guttun. Andreas ist Dein Mitbewohner. Ihm traue ich zu, daß er sofort Hilfe holt, wenn es Dir schlechtgeht.

Die Treppe ins Erdgeschoß, die zwei Meter hohe Auffahrt zur ehemaligen Tenne, der kleine Weiher vor dem Haus – was ist, wenn Dein Schutzengel einmal schläft?

Als wir wegfahren und Dich zurücklassen, sitzt Du in der Abendsonne auf der Hausbank. Was mag in dir vorgehen? Früher gab es immer stürmische Proteste, wenn es zum Abschied kam. Jetzt drückt Deine Haltung Trauer und Resignation aus. Wenn Du wüßtest, wie weh mir das tut! Als wir um die Ecke fahren, hat Deine Betreuerin Dich mit gutem Zureden zum Winken gebracht. Auch hier fährt es mir wieder durch den Sinn: Schau ihn Dir gut an, halte das Bild fest.

Es werden Tage vergehen, bis ich Dich anrufe. Nicht, weil ich Dich nicht liebe, sondern weil ich Angst habe.

Das Krankenhaus lag am anderen Ende der Stadt. Es war ein grauer, düsterer und Ehrfurcht gebietender Bau, von dem man sich beim besten Willen nicht vorstellen konnte, daß er jemals freundlich und vertrauenerweckend ausgesehen hat. In der Epoche, in der er entstanden war, spielte Repräsentanz eine größere Rolle als Gastlichkeit. Zwei Jahre zuvor war Moritz' Urgroßmutter dort gestorben. Seither konnte ich nicht daran vorbeifahren, ohne eine heimliche Verbitterung zu verspüren.

In einem der hohen Säle, in denen um diese Jahreszeit ein eigenartiges Dämmerlicht herrschte, hatte man Moritz in ein weißes Gitterbettchen gelegt, dessen Seitenwände hochgeschoben waren. Ich hatte ihn abgegeben, wie man beim Restaurator ein wertvolles Gemälde abgibt im Vertrauen darauf, daß es nicht zerstört, sondern repariert wird – »erhellt« könnte man auch sagen. Täglich fuhr ich ihn besuchen und blieb viele Stunden an seinem Bettchen sitzen. Wenn ich ihn verließ, so erklärte ich ihm, daß ich mich nun um Ndunge und Leon kümmern müsse und morgen wiederkäme. Er schien das zu akzeptieren und reagierte mit lächelnder Gelassenheit, die mich so rührte, daß ich jedesmal im Gang in Tränen ausbrach.

Die veränderte Umgebung, in der er sich offenbar schnell zurechtfand, brachte es mit sich, daß er zuerst keinen dieser seltsamen Zustände zeigte, deretwegen ich ihn eingeliefert hatte. Nach ein paar Tagen fand ich an seinen Ärmchen und Fingerchen kleine Heftpflaster. Nur widerstrebend und unter bitteren Tränen habe er sich Blut abnehmen lassen, sagte mir die junge Stationsärztin. Es habe sich jedoch nirgendwo ein krankhafter Befund ergeben. Das Schlaf-EEG allerdings sei nicht in Ordnung. Dann erhielt ich tagelang keine Informationen mehr. Moritz durfte jetzt aufstehen und auf der Station herumlaufen, wo er schnell den Weg zur Teeküche ausfindig machte. Der in Routine erstarrte Stationsbetrieb erfuhr durch seine Streifzüge eine gewisse Belebung, jedoch liebten ihn die Schwestern und verwöhnten ihn über alle Maßen (so wie er sich überhaupt immer alle Herzen im Flug erobert hat).

Eines Tages wurde mir eine Einverständniserklärung vorgelegt, die ich unterschreiben sollte. Die Ärztin erklärte mir, daß man durch eine Kontrastmitteleinspritzung in die Kopfschlagader auf dem Röntgenbild feststellen wolle, ob in der Gehirnstruktur eine Anomalie bestehe.

Inzwischen hatte Moritz einen Anfall gezeigt, so wie er im späteren Entlassungsbericht beschrieben wurde: Rotwerden im Gesicht, Zittern von Händen und Füßen, Schreien, Nachvornekrümmen. Das Bild, das ich dabei vor Augen habe, stützt sich ausschließlich auf diese Beschreibung, denn der Anfallscharakter hat sich im Laufe der Jahre so oft gewandelt und an Dramatik zugenommen, daß ich die einzelnen Episoden zeitlich nicht mehr einordnen kann. Eines weiß ich jedoch sicher: daß diese kleinen anfallsartigen Zustände sich im Vergleich mit den heutigen Anfällen ausnehmen wie ein sanfter Luftzug mit einem Orkan.

Immerhin zeigten sich bei der folgenden Gefäßuntersuchung normale Verhältnisse. Mir fiel ein Stein vom Herzen. Je weniger man fand, desto mehr war ich überzeugt, daß das Ganze sich als böser Spuk herausstellen würde. Mein Vertrauen in die ärztliche Kunst war damals noch so groß, daß ich annahm, man würde mir mein Kind eines Tages in den Arm legen und sagen: Sie können es wieder mitnehmen, es ist geheilt.

Moritz bekam jetzt zu den Mahlzeiten winzige Tabletten, die ihn müde und schläfrig machten. Es ging auf die Weihnachtszeit zu. Auf den Tischen standen kleine Tannengestecke mit Kerzen, die jedoch nie entzündet wurden. Moritz torkelte wie ein kleiner weißer Lichtengel, der seine Flügel verloren hat, durch die Gänge. Wenn ich ihn von weitem auf mich zukommen sah, so hüpfte mein Herz vor Freude. Ich werde verrückt, wenn etwas mit ihm passiert, dachte ich. Gleichzeitig sagte eine Stimme: Gott wird dich dafür bestrafen, wenn du weiterhin diesem hier so viel Liebe zukommen läßt, daß für die beiden anderen kaum mehr etwas übrigbleibt.

Neun Tage vor Weihnachten ließ mich der Chefarzt Dr. K. zu sich rufen. Ich könne Moritz nun mit nach Hause nehmen. Ein Bericht werde an den Hausarzt geschickt.

Dann schaute er mich lange an, ohne ein Wort zu sagen. Vermutlich wäre ihm das Gespräch leichter gefallen, wenn auch der Vater anwesend gewesen wäre. Aber von dem war am Morgen ein Brief aus Nairobi gekommen: Das Bild dieses kleinen Söhnchens im halbdunklen Klinikzimmer ist in mir eigenartig wachgeblieben. Aber es ist wohl normal, daß man unter diesen Umständen mit wacherer Beziehung reagiert. Ich bin glücklich, daß ich wenigstens in der Klinik war und daß er Dich als Mutter hat.

»Ihr Kind hat einen frühkindlichen Gehirnschaden unklarer Herkunft«, sagte der Chefarzt. »Wir hoffen, die Anfälle unter Kontrolle zu bringen. Bei 80% aller Epileptiker (hier fiel zum ersten Mal das Wort, mit dem wir von nun an leben mußten) ist die medikamentöse Therapie erfolgreich. Leider zeigt sich bei Moritz bereits jetzt ein Entwicklungsrückstand, der im Laufe der Jahre größer und größer werden wird. Sie müssen sich das wie zwei Geraden vorstellen, die sich voneinander entfernen, wie bei einer Schere.«

»Bedeutet das, daß der Junge keine höhere Schule besuchen kann?« frage ich.

Wieder schaute mich der Arzt lange an: »Gnädige Frau, wir können glücklich sein, wenn er je eine Sonderschule besuchen wird.«

Mein Blick fiel auf den mit Krankenakten überladenen Schreibtisch, und einen Augenblick lang empfand ich brennendes Mitleid mit dem müde wirkenden Dr. K., der tagein und tagaus auf dieser Station, in die kaum ein Sonnenstrahl fiel, seinen Dienst verrichtete. Die ersten Schneeflocken des Jahres fielen vom Himmel und legten sich sanft auf das graue Fenstersims. Ich werde für das Kind noch einen kleinen Schlitten besorgen müssen, dachte ich, der Winter kann lang werden.

Die Gelassenheit, mit der ich das Gespräch mit Dr. K. führte, erstaunte mich selbst. War ich wirklich so stark oder fehlte mir einfach die Phantasie, mir vorzustellen, was auf mich zukommen würde. Im Film hätte ich jetzt schreien müssen: *Es ist nicht wahr!*

Als ich damals mit ihm nach Hause zurückkehrte und die Familie von seiner Erkrankung erfuhr, konnte sich zwar noch niemand vorstellen, was das auf Dauer bedeutete, aber man machte sich zuallererst Gedanken, wie ein junges, anscheinend gesundes Paar zu einem behinderten Kind kommt. Moritz gehörte nun nicht mehr zu »den« Kindern, sondern zu »diesen« Kindern und »solchen« Kindern. Familiengeschichten wurden zurückverfolgt. Bei Clemens' blaublütigen Vorfahren fanden sich außer einer epileptischen Urgroßtante, die in einem Zustand hochgradiger Demenz in einem Heim verstorben war, ein Quartalssäufer und ein Syphilitiker. Mein eigener Stammbaum wies viele dunkle Stellen auf, wo die Informationen versackten, sei es aus wirklicher Unkenntnis, sei es aus Scham. Von meiner Urgroßmutter erzählt man sich, sie habe im Alter an einer Art Verfolgungswahn gelitten. Ich selbst litt in der Pubertät an Migräneanfällen. Merkwürdigerweise tendierte ich dazu, mich allein für Moritz' Erkrankung verantwortlich zu fühlen. Der Arzt, den ich dazu befragte, glaubte nicht an eine angeborene Epilepsie, vielmehr sprächen alle Anzeichen für eine Schädigung des Gehirns vor, während oder nach der Geburt. Sofort fielen mir die fünf Kinderkrankheiten ein, der Kollaps in der Bibliothek, die vierzehntägige Übertragung, die Gelbsucht und schließlich die trostlose Schwangerschaft.

Aber je mehr ich über das Woher nachdachte, desto sinnloser erschienen mir meine Bemühungen. Schließlich gab ich sie ganz auf und versuchte, die Krankheit als Aufgabe zu verstehen. Das ging nicht von heute auf morgen und nicht ohne Schmerzen und Irrtümer. In einem Brief an Clemens sprach ich sogar von einer »Strafe« für unser Versagen als Eltern.

»Ich weiß nicht, ob es notwendig ist, metaphysische Kategorien wie *Strafe* zu bemühen, aber das soll nicht heißen, daß ich es richtiger finden würde, gegenüber den Ereignissen stumm zu bleiben«, antwortete Clemens aus dem Norfolk-Hotel. Ich kam mir verlassen vor (war es ja auch), aber die Sorge um den Jungen gab mir die Kraft, weiterzumachen, ohne noch viel zu fragen. In jenen Tagen vor Weihnachten geschah es auch, daß der vierjährige Leon sich vor uns hinstellte und sagte: Laßt mich euer Vater sein.

Es gelang uns, uns über dieses Weihnachten hinwegzumogeln. Eine Nachbarin brachte für Moritz ein Hexenhaus aus Plätzchen und Lebkuchen, welches er lange Zeit als nicht eßbar betrachtete, dann aber in einem unbeobachteten Augenblick restlos vertilgte. Wahrscheinlich spielte Ndunge auf dem Klavier »Stille Nacht, heilige Nacht«, wahrscheinlich habe ich über den Scheck, der von Clemens eintraf, ein bißchen geweint. Es war eines jener Weihnachtsfeste, von denen wir dann noch eine ganze Reihe feierten, mit einer gewissen Trotzhaltung und einer wilden Entschlossenheit, uns auch in diesem beschnittenen Zustand als Familie zu fühlen.

Moritz ging es nicht gut. Bereits zwei Tage nach seiner Heimkehr hatte er trotz der regelmäßigen Einnahme von $4 \times 1/2$ Tablette Zentronal den ersten Anfall. Er schien mir stärker als die vorangegangenen zu sein. Dr. K. riet dazu, die Hauptdosis des Medikaments am Morgen zu geben und die beiden anderen halben Tabletten mittags und abends. Es trat jedoch keine Besserung ein. Eher nahmen die Anfälle an Häufigkeit und Intensität zu. Auf jeden Fall traten sie jetzt auch regelmäßig am Morgen aus dem Schlaf heraus auf. Ich hatte sein Bettchen in mein Schlafzimmer gestellt und hörte fast jeden Morgen durch die Dunkelheit dieses qualvolle Aufbäumen, welches den Tag einleitete und meist nur der Anfang einer Serie von drei Anfällen war. In meiner Verzweiflung flößte ich ihm die erste Tablette bereits in den frühen Morgenstunden auf leeren Magen ein, in der Hoffnung, daß dann die Wirkung eher einträte – ohne Erfolg. Fast hatte ich den Eindruck, als habe die Krankheit – durch die Therapie gereizt – beschlossen, den Kampf mit dem Medikament aufzunehmen, und dafür alle

Kräfte mobilisiert. Die Vernunft sagte mir, daß es ratsam sei, das Zentronal wieder abzusetzen und es mit einer anderen Therapie – falls es eine gab – zu versuchen. Statt dessen empfahl Dr. K. nach Weihnachten, das Medikament um $^{1}/_{2}$ Tablette auf $2^{1}/_{2}$ zu erhöhen. Ich schrieb bereits, daß mein Vertrauen in die Ärzte grenzenlos war und daß es mir nicht eingefallen wäre, an den Anordnungen von Dr. K. zu zweifeln. Auch kann ich reinen Gewissens versichern, daß ich die Medizin immer sehr sorgfältig und pünktlich gegeben habe, obwohl ich von ihrer Wirkung nicht überzeugt war und es mir jedesmal fast das Herz brach, wenn Moritz seinen kleinen Mund vertrauensvoll öffnete und die weißen Tabletten mit Andacht schluckte, wie alles, was über seine Lippen kam.

Der Waschzettel sprach von Nebenwirkungen in Bezug auf die Blutbildung und von der Gefahr einer Zahnfleischwucherung. Viel mehr aber beunruhigte mich die Tatsache, daß Moritz sich mehr und mehr in seinem Wesen veränderte. Seine einstmals strahlenden Kinderaugen hatten sich mit einem Schleier bedeckt. Sie wirkten jetzt traurig-verhangen und abwesend. Was früher Fröhlichkeit war, wurde zu einer läppischen Unruhe, die es schwermachte, sich mit ihm zu beschäftigen oder ihn für irgend etwas zu interessieren. Zurückblickend empfinde ich diesen ersten Medikationsversuch wie eine Fahrt mit dem Panzer über ein jungfräulich weißes Schneefeld. Er hat seine Spuren hinterlassen, wie alle anderen, die noch folgten. Schließlich war das Feld so zerpflügt und verunstaltet, daß man es nicht wiedererkannte, daß man Moritz' wahres Wesen nicht wiedererkannte. Natürlich hat der Verlauf der Krankheit diese Entwicklung begünstigt.

Die $2^{1}/_{2}$ Tabletten Zentronal mit den Wirkstoffen Phenytoin und Phenobarbital ersetzte Dr. K. ein Jahr später durch Zentropil (Phenytoin *ohne* Phenobarbital) und Mogadan (Nitrazepam). Siebzehn Jahre später sagte er von Phenytoin, es löse das Kleinhirn buchstäblich auf und man solle es besser weglassen. Ich nehme es ihm nicht übel, daß sein Behandlungsversuch nicht gelungen ist. Was ich ihm aber (und den meisten nachfolgenden Ärzten) nicht verzeihe, ist der Anspruch, mit dem sie auftraten, sie allein seien im Besitz der Wahrheit. Der jeweilige

Stand der wissenschaftlichen Erkenntnis war immer der richtige, Zweifel gab es nie. Nie habe ich den Satz gehört: Ich weiß es nicht. Meine Bedenken gegen ein Medikament, welches offensichtlich nichts half, wurden mit nachsichtigem Lächeln beiseite gewischt, eine klare Antwort auf die Frage, was passieren könnte, wenn man es wegließe, erhielt ich nie. Deshalb malte ich mir Furchtbares aus und wagte nicht zu widersprechen.

Zu diesem gestörten Verhältnis Arzt–Patient gehört auch die Praxis der Arztbriefe, die – in für den Laien unverständlichem Medizinerlatein geschrieben – wie geheime Dossiers zwischen den Ärzten hin- und herschwirren, ohne daß jemals die Möglichkeit bestünde, Einblick zu nehmen und sie, falls nötig, zu korrigieren. Erst als ich selbst im Medizinbetrieb arbeitete, gelang es mir, nach und nach dieser Berichte habhaft zu werden. Je länger die Krankengeschichte wurde, desto mehr Irrtümer schlichen sich ein. Zu meinem Erstaunen hatten fast alle den gleichen Schlußsatz: Nach der Umstellung auf XY wurde das EEG entladungsfrei und klinische Anfälle blieben aus. (Was vielleicht sogar der Wahrheit entsprach.) Nur war die Beobachtungszeit in der Regel zu kurz. Fast hatte ich den Eindruck, als schiebe man Moritz rasch ab, um vorher noch einen Behandlungserfolg dokumentieren zu können.

Von Zeit zu Zeit rief mich Dr. K. zu Hause an, um sich nach uns zu erkundigen, was nicht den Gepflogenheiten entsprach. Um so dankbarer war ich ihm für seine Anteilnahme. Stolz erzählte ich ihm von Moritz' Sprachfortschritten, die in der Tat erstaunlich waren. So erinnere ich mich noch deutlich an seinen ersten Dreiwortsatz. Auf mein Versprechen, ihm für eine bestimmte Leistung ein Küßchen zu geben, reagierte er mit den Worten: Küßchen nicht Kaumimi – Kein Küßchen (sondern) Kaugummi. Dr. K. meinte lachend, *er* hätte sich für das Küßchen entschieden.

Ein paar Tage später, als ich ihm bei unserem täglichen Übungsprogramm anhand von Familienfotos den Unterschied zwischen Mann und Frau erklären wollte, geriet uns eines dieser alten, verblichenen, am Rand milchig-weiß verschwimmenden Porträts seines Urgroßvaters in die Hände, der eine große Ähnlichkeit mit Clemens hatte. Mann oder Frau? Moritz warf einen kurzen Blick auf das Bild und sagte: Papi Schaumbad.

Diese kleinen Äußerungen eines funktionierenden Geistes riefen jedesmal unser Entzücken hervor. Wir nahmen unsere Tischspiele wieder auf, bei denen die Ankündigung eines Essens ohne Moritz auf dem Fernsehturm zwar noch immer für die nötige Würze sorgte (ganz konnten die Geschwister nicht darauf verzichten), aber im wesentlichen bestanden diese Spiele jetzt in einer Befragung unseres Präsidenten Moritz zu den auf dem Tisch befindlichen Gegenständen: Butta, Kese, Mammilade, Brot, Mimi, Wuascht, Tella, Messa, Tasse (weniger interessant). Gab Moritz die richtige Antwort, so klatschten wir in die Hände und riefen: Ja kluger Wutzi!

In diesen Chor fiel er bald selber ein, wobei der »kluge Wutzi« oft vor der richtigen Antwort kam. Ohne diese Anregungen durch seine Geschwister hätte Moritz nie den Sprachlevel erreicht, den er dann eines Tages hatte, bevor es wieder bergab ging. Bei allen folgenden Entwicklungstests waren neben seinen Leistungen in der Formerkennung die im sprachlichen Bereich immer die herausragendsten.

Ich möchte nicht den Eindruck erwecken, als hätten damals in unserer kleinen Gemeinschaft idyllische Zustände geherrscht. Mit Ausnahme von Judith (die sich nicht sonderlich engagierte) waren wir durch die neue Situation völlig überfordert. Obgleich Moritz' Anfälle damals noch nicht mit Stürzen verbunden waren, ließen wir ihn doch keinen Moment aus den Augen. Das »Paßt einen Moment auf den Wutzi auf« kam mir automatisch über die Lippen, wenn ich mich einmal kurz entfernte. Für die Geschwister bedeutete das ein hohes Maß an Verantwortung, zu dem sie (besonders Leon) damals nur bedingt fähig waren. Leons Autospiele auf dem Kinderzimmerboden, bei denen der kleine Bruder durch seine Tapsigkeit immer wieder alles zerstörte, wurden zunehmend chaotisch. Statt auf sich selbst aufzupassen, mußte er das kranke Kind, das von einer ähnlichen Unruhe ergriffen war wie er, ständig im Auge behalten. Wie oft drang seine kleine Kinderstimme aus dem Spielzimmer: Mami, schnell, Wutzi hat Krampf. Die äußere Ordnung, die Leon so dringend gebraucht hätte, war nicht aufrechtzuerhalten. Also machte er sich daran, sie vollends zu zerstören, indem er alle seine Spielsachen zerlegte. Selbst so stabile Gegenstände wie Legosteine fielen seinen verzweifelten Aktionen zum Opfer. Eine seiner Lieblingsbeschäftigungen bestand darin, Ndunges abgelegte Schulhefte mit Rotstift zu »korrigieren« und mit der Note 6 zu versehen. In der Tat war die Ziffer 6 das erste, was er schrieb, noch lange, bevor er selbst zur Schule ging. Nachts schreckte er aus Alpträumen hoch und brüllte, daß man es bis in den 8. Stock hörte.

Die Empfehlung des Krankenhauses, Moritz einen heilpädagogischen Kindergarten besuchen zu lassen, war zwar gut gemeint, aber nicht so ohne weiteres zu verwirklichen. Sollte man auf dieser Station, die als Anlaufstelle für behinderte Kinder einen guten Namen hatte, wirklich nicht gewußt haben, daß es um diese Kindergärten schlecht bestellt war? In meiner Naivität glaubte ich, nur im Branchenverzeichnis des Telefonbuches nachschauen zu müssen, um auf eine solche Einrichtung zu stoßen. Nach tagelangem Telefonieren bekam ich die Adresse des Heilpädagogischen Kindergartens der Caritas heraus, der bis zu seiner Verlegung im Herbst '67 noch unter äußerst primitiven Umständen in einem Nebengebäude des Guten Hirten Klosters untergebracht war. Dort hätte man Moritz zweimal in der Woche halbtags genommen, doch – abgesehen davon, daß ich ihm nicht diese ermüdende Reise durch die Innenstadt zumuten wollte – wäre es nicht die ideale Lösung gewesen, da man dort wesentlich ältere Kinder, die zum Teil schon von der Schule zurückgestellt waren, auf den Eintritt in die Sonderschule vorbereitete. Für Kleinkinder gab es keine Gruppen.

Mein zweiter Weg führte mich zum Heilpädagogischen Kindergarten der Inneren Mission am Hasenbergl, der, wie mir die Kindergärtnerin etwas verzweifelt sagte, vergeblich um staatliche Anerkennung kämpfte. Dort hätte man Moritz nicht genommen, weil auch diese Einrichtung nur von wesentlich älteren Kindern besucht wurde.

Weitere Kindergärten gab es nicht. Dabei lag die Zahl der behinderten Kinder in München nach Angaben des Max-Planck-Instituts für Psychiatrie damals bei 3%.

Ich schrieb an den Oberbürgermeister der Stadt München und wies ihn auf diesen unhaltbaren Zustand hin. Bereits nach wenigen Tagen erhielt ich Antwort. Man habe mein Schreiben an den zuständigen Herrn vom Schulreferat weitergeleitet. Von dort werde ich Antwort erhalten. Vermutlich liegt mein Brief immer noch auf dem Schreibtisch dieses Herrn; jedenfalls läßt die Antwort seit einundzwanzig Jahren auf sich warten.

Ich weiß nicht, wie es weitergegangen wäre, wenn ich nicht Hilfe von der Rudolf-Steiner-Schule erhalten hätte. Nie werde ich die Worte des Schulleiters vergessen, der ohne zu zögern sagte: »Wenn es keinen solchen Kindergarten gibt, dann gründen wir eben einen.« Was an anderer Stelle im Dickicht der Zuständigkeiten hängenblieb und vergessen wurde, konnte hier ohne wenn und aber innerhalb relativ kurzer Zeit verwirklicht werden.

Am 16. 10. 67 öffnete dieser Kindergarten mit drei Kindern, von denen eines Moritz war, seine Pforten. Als Raum stand ein kleines Zimmer im ersten Stock eines Reihenhauses in Nymphenburg zur Verfügung; im selben Gebäude befand sich auch Leons Kindergarten.

Hildegard hieß die unendlich geduldige, mütterliche Betreuerin, und »Hildegarten« hieß fortan der Ort für Moritz, der eine offenbar von seiner Großmutter ererbte Neigung besaß, Dinge und Menschen auf skurrile, aber einleuchtende Weise umzubenennen. So hieß zum Beispiel das Pausebrot, das ich ihm täglich für den Kindergarten bereitete (die wichtigste Handlung des Tages!), das »Postbrot«, weil es in einem ähnlichen Täschchen verstaut wurde, wie es unser Briefträger trug. Das ging sogar so weit, daß Moritz einmal in eine solche Geldbrieftasche faßte, weil er glaubte, dort sei Brot zu finden.

Wenn ich ihn nachmittags im Hildegarten ablieferte und er in diese rosa-orange-gelbe Welt eintauchte, so kam meine strapazierte Seele zur Ruhe. Ich wußte, es gab keinen besseren Ort für ihn als zwischen den hölzernen Kühen und Pferden, die aufrecht zwischen hölzernen Tannen grasten und dabei hinterlistig von Zwergen beobachtet wurden. Da fochten in purpurrotem Samt gekleidete Prinzen gnadenlose Kämpfe mit Teufel und Krokodil um eine eher gelangweilt aussehende Prinzessin im goldenen Haar, die einen flehenden Hilferuf hauchte. »Hilfe, Hilfe«, war das erste Wort, welches Moritz aus dem Hildegarten nach Hause brachte. Dafür floß, so fürchte ich, auch einiges aus Leons Wortschatz in diese dramatischen Spiele ein. »Männe, Aschloch, dumme Kuh« waren damals beliebte Worte, die um so häufiger gebraucht wurden, je mehr ich mich dagegen verwahrte. Tante Hildegard erzählte mir, daß Moritz, welche Rolle er auch immer spielte, stets für Ruhe und Ordnung sorgte. Er konnte es nicht hinnehmen, wenn ein Schwächerer einem Stärkeren ausgeliefert war. Das brachte es mit sich, daß er oft blitzschnell die Rollen tauschen mußte, wobei ihm ein außergewöhnliches schauspielerisches Talent bescheinigt wurde. Mal mußte das in Bedrängnis geratene Krokodil vor dem Prinzen gerettet werden, mal schlug die feine Prinzessin eigenhändig dem Teufel eins über, um den Prinzen vor der Höllenstrafe zu bewahren. Wie alle Schauspieler brauchte Moritz sein Publikum und seine Mitspieler; von allein beschäftigte er sich mit diesen Puppen nicht (und auch kaum mit etwas anderem).

Er wirkte oft schläfrig, lutschte an seinem Daumen und hatte jenen graublau verhangenen Blick, der nichts wirklich zu sehen schien. Diese Phasen endeten oft von einer Sekunde auf die andere und machten einer großen motorischen Unruhe Platz, bei der er die in den Ruhepausen angesammelte Energie offenbar wieder loswerden mußte. Ohne diese Stimmungsschwankungen, die eine kontinuierliche Aufmerksamkeit gegenüber seiner Umwelt unmöglich machten, hätte er fast normal gewirkt. Mit seinen drei Jahren war er der jüngste in der Gruppe, zu der nach und nach noch andere Kinder stießen, die durch ihre Krankheit mehr gezeichnet waren als er. In seinen Körperbewegungen war er nicht ungeschickt. Mit Ausnahme der Feinmotorik, die etwas gestört war und beim Spielen mit sehr kleinen Gegenständen versagte, hatte er kaum Schwierigkeiten. Selbstverständlich aß er alleine und trug auch keine Windeln mehr. Er verstand fast alles, was man ihm sagte; seine eigenen Äußerungen zeugten von einer verblüffenden geistigen Präsenz. Bei Musikspielen beteiligte er sich mit einer klaren, reinen Stimme. Musik war überhaupt das Mittel, um diese zum

Teil sehr unruhigen Kinder zu einer Gruppe zu vereinigen. Wenn Tante Hildegards Leier erklang, so fanden sie sich alle in einem Kreis als Rose, Vergißmeinnicht und Rittersporn wieder, die von einer warmen, zärtlichen Sonne geweckt wurden. Ihre kleinen, zaghaften Stimmchen sangen dazu:

Mutter Erde, Mutter Erde, wo sind all die Blümelein?
Schlafen, schlafen in der Erde,
bis sie weckt der Sonnenschein.

Mutter Erde ging bei uns zu Hause eine enge Symbiose mit der Figur der »Mutter Bär« aus Maurice Sandaks »Kleinem Bären« ein, welches Moritz' erklärtes Lieblingsbuch war, weil auf einer der Seiten ein gedeckter Tisch abgebildet war. Mutter Erde wurde zur Mutter Bärde. Nach einer Weile wurde auch ich in diese Verbindung miteinbezogen und in Mutter Bärde umgetauft.

Sein Bedürfnis nach Zärtlichkeit und Körperkontakt war kaum zu stillen. Wenn ich ihn abends abholte und Tante Hildegards Haarknoten total in Auflösung fand, so wußte ich, daß wieder einer von Moritz' berühmt-berüchtigten Liebesanfällen stattgefunden hatte. Wollte man dieses Verhalten mit einer negativen Vokabel belegen, so könnte man es als distanzlos bezeichnen – ich weiß, es sind Eigenschaften, die man den Epileptikern im allgemeinen zuschreibt. Da aber Moritz sich in späteren Jahren eher distanziert verhielt und auch heute nur widerstrebend zum Austausch von Zärtlichkeiten bereit ist, schreibe ich sein damaliges Verhalten einem echten Hunger nach Liebe und Wärme zu, der gestillt werden mußte.

Im Gegensatz zu späteren Jahren, wo er sich seine Gedanken machte und mir gelegentlich die Frage stellte: Warum habe ich diese Anfälle, warumduwarum?, müssen damals die Attacken seinen kleinen Körper förmlich überrannt haben. Ich glaube, daß es ein leidvoller Prozeß war, bis er begriff, daß sie Teil seiner selbst waren und daß er lernen mußte, auf sich aufzupassen. Der helle, spitze Schrei, den er ausstieß, war er eine Art Vorwarnung für seine Umgebung, eine Aufforderung, sich um ihn zu kümmern? Gleich darauf stürzte er sich mit hochgehobenen Ärmchen wie in Todesangst seiner Bezugsperson in die

Arme, wo er sich zitternd einnistete. Oft mußte er ein ganzes Zimmer durchqueren. Später, als er größer war, konnte es passieren, daß er mit seinen kleinen Beinchen noch größere Strekken zu überwinden hatte, wie die Wiese vor unserem Fenster, um von mir aufgefangen zu werden. Dabei mußte es zwangsläufig zu einer zeitlichen Verzögerung des Anfallsbeginns kommen.

Typische krampfauslösende Situationen gab es nicht – mit einer Ausnahme, auf die ich noch zu sprechen kommen werde. Das Fatale an diesen Anfällen war, daß sie völlig unerwartet kamen, meist in friedlichen Situationen, oft auch nach längeren Pausen, in denen ich gerade angefangen hatte, wieder Hoffnung zu schöpfen. Es kam mir dann immer so vor, als hätte eine höhere Gewalt entschieden, daß es uns nicht länger gut gehen dürfe. Weder damals noch heute konnte ich einen Sinn in diesem Auf und Ab finden. Wenn auch meine Verzweiflung in diesen frühen Jahren sich noch nicht so lautstark gebärdete wie heute, wo ich oft vor mich hin fluche und Gott anklage, so erfüllte mich doch ein dumpfer und bohrender Groll gegen das Schicksal, welches sich ausgerechnet mein unschuldiges Kind für diese Leidensrolle ausgesucht hatte. Freilich gab es damals immer noch die Hoffnung, daß sich etwas ändern könnte. Ich führte einen Anfallskalender, in dem ich sorgfältig alle Vorkommnisse eintrug und von dem ich mir Aufschluß über die Gesetzmäßigkeiten der Krankheit erhoffte. Sehr bald stellte sich heraus, daß sich das Muster der Anfallsverteilung gleichmäßig über die Tage und Monate erstreckte. Am Ende eines Monats ergab sich – von kleinen Schwankungen abgesehen – fast immer die gleiche Summe, ebenso überstieg die Anzahl der Anfälle an einem Tag die Zahl drei nicht. Dazwischen gab es natürlich Tage ohne oder mit nur einem oder zwei Anfällen. Man konnte davon ausgehen, daß nach einem Tag mit drei Anfällen wieder eine relative Zeit der Ruhe folgte. Auffällig war auch, daß die Anfallsfrequenz gegen Ende des Tages abnahm und die Zeit von etwa sechzehn Uhr bis zu den frühen Morgenstunden störungsfrei war. Ich trug die Mondgezeiten ein und glaubte festzustellen, daß sich um den Vollmond herum die Situation dramatisch verschlechterte.

Verschiedene Diäten, die ich ausprobierte, zeigten keinen Erfolg, hingegen stellte ich fest, daß Moritz, der die Angewohnheit hatte, alles, was er in den Mund steckte, vorher zu »beriechen«, auf diesen Reiz in Bruchteilen von Sekunden mit einem Anfall reagierte. Als ob es nicht genug gewesen wäre, daß die Krankheit ihrer inneren, schwer durchschaubaren Logik gehorchte, kam nun noch dieser äußere »Auslöser« hinzu, der wie eine Initialzündung zu einem (allergischen?) Superanfall wirkte. Das machte alles noch verwirrender. Wir unternahmen die merkwürdigsten Anstrengungen, um Moritz vor diesem Riechabenteuer zu bewahren, zum Beispiel schrien wir ihn furchtbar an, wenn er das Essen nicht unverzüglich zum Mund führte, oder hielten ihm einfach die Nase zu.

Du stehst jetzt auf der Warteliste der 16-Bett-Abteilung von Prof. E. in Bonn für eine präoperative Diagnostik. Plötzlich erinnere ich mich der verzweifelten Anrufe von Patienten, die ich entgegennehmen mußte, als ich noch in einer Krebsklinik arbeitete: Warteliste? Bis dahin bin ich tot, sagten viele.

Als ich Dich heute für ein Wochenende vom Heim abholte, erschienst Du mir geschwächter als je zuvor. In den letzten beiden Tagen acht Grand mal-Anfälle – es gibt keinen Zweifel, daß die Tendenz steigend ist.

Ein paar Tage lang hattest Du über 40 Fieber; im Heim mußten sie den Notarzt kommen lassen, der neben Deinen zahlreichen Verwundungen eine massive Venenentzündung am rechten Unterschenkel feststellte und Antibiotika verschrieb. Das war am selben Abend der letzten Woche, an dem ich Dich nach der Arbeit besuchte. Du lagst stumm vor Erschöpfung in Deinem Bett und hast die Untersuchung gleichmütig über Dich ergehen lassen. Der große Zeh zeigte an seiner Kuppe eine eiternde Wunde. An der frisch gestrichenen Wand, wo Du ihn bei den letzten Anfällen verletzt hast, ein blutiger Strich.

Ich erbot mich, die verschriebenen Medikamente aus dem nahen Kurort zu holen. Es war schon Abend, und die vielen Apotheken, zwischen denen ich hin- und herfuhr, waren ge-

schlossen. Es wäre sinnvoller gewesen, mich über die Dienstbereitschaft zu informieren, als wie eine Wahnsinnige durch den kleinen Ort zu rasen und immer wieder vor verschlossener Tür zu stehen. In Deinem erbärmlichen Zustand erschienst Du mir wie ein Gebilde aus Sand, welches zwischen meinen Fingern davonrieselt, schneller und schneller, unaufhaltsam. Bald würde ich nur noch ein paar Körnchen in meiner Hand halten. Schließlich fand ich – mehr durch Zufall – eine Apotheke mit Nachtdienst. Ich sagte mir immer wieder, daß Du zwar schwer erkrankt bist, daß aber keine akute Lebensgefahr besteht. Dennoch kam ich aus diesem fassungslosen, aufgelösten Zustand nicht heraus. Ich konnte nicht mehr unterscheiden, ob es sich nur um die Generalprobe oder um den Ernstfall selbst handelt.

Weiß ich, ob Du überhaupt noch leben willst? Dein Blick ist an manchen Tagen traurig-leblos, immer öfter legst Du Dich stumm auf Dein Bett und schaust vor Dich hin – nicht einmal die Fähigkeit zu weinen ist Dir gegönnt. Jeden »Geistig-Gesunden« hätte ein so langes Leiden schon zermürbt. Selbst wenn Du nicht mehr leben wolltest, so könntest Du diesem Wunsch keinen Ausdruck verleihen. So sagst Du immer nur, wenn ich Dich frage, wie es Dir geht: Sehr gut.

Soll ich mir also wünschen, daß sich Dein unaufhaltsames Weggehen schneller vollziehen möge, damit Du nicht so leiden mußt, oder soll ich mir wünschen, daß Du noch lange bei uns bleibst, zumindest so lange, wie ich da bin?

Nun fahren wir für ein Wochenende nach Hause. Am Montag bist Du für einen Tag in unserer Klinik angemeldet, wo Deine Narkosefähigkeit überprüft werden soll. Prof. E. in Bonn braucht ein Kernspin Deines Schädels, um abklären zu können, ob Du überhaupt für eine Operation in Frage kommst. Dieses Kernspin, bei dem Du zwanzig Minuten lang bewegungslos in einer Röhre liegen mußt, kann nur unter Narkose gemacht werden. Im Grunde weiß ich, daß Du dieser Prozedur zur Zeit nicht gewachsen bist, aber der Termin steht fest. Irgendwie muß es weitergehen.

Während der Fahrt lernen wir einen neuen Satz: Wir schaffen das schon. Ganz klar und entschlossen kommt es von Dei-

nen Lippen: Wir schaffen das schon. In meiner Hand liegt Deine Hand wie eine große, kalte Hundepfote, auf dem umgeklappten Vordersitz Dein bandagierter Fuß, der in einem Filzpantoffel steckt. Wir werden nicht spazierengehen können, sondern das Wochenende im Haus verbringen, den Zeh in Kamille baden und zwischendurch der Luft aussetzen.

Nach der Erhöhung des Zentronals auf 2 1/2 Tabletten blieb die Medikation ein Jahr lang unverändert, ohne daß sich eine Besserung gezeigt hätte. Ende November '67 brachte ich Moritz erneut in das große, dunkle Krankenhaus am Ende der Stadt. Ich wüßte nicht mehr zu sagen, ob sich die Anfälle zu diesem Zeitpunkt dramatisch verschlechtert hatten. Vermutlich verlor ich einfach die Geduld. Zwischen der letzten Entlassung und der erneuten Aufnahme lagen quälende Besuche in der Ambulanz des Krankenhauses mit einem unruhigen Kind, welches sich mit Händen und Füßen gegen das EEG sträubte und erst durch einen Schlaftrunk beruhigt werden mußte.

Wiederholt sagte mir Dr. K., so schlecht sei das EEG gar nicht. Er blätterte die endlosen Papierschlangen durch und schien sein Augenmerk nur auf diese Kurven zu richten, in denen gewisse Unregelmäßigkeiten auftraten, die es zu beheben galt. War das EEG in Ordnung, dann war auch das Problem gelöst. *Und mein Kind?* hätte ich am liebsten geschrien.

Neben diesen EEGs, welche zeitweise »ohne sicheren pathologischen Befund« waren, mußten meine Schilderungen von Moritz' Zustand wie Übertreibungen einer hysterischen Mutter wirken.

Deshalb war ich geradezu erleichtert, als man während des erneuten stationären Aufenthalts im Dezember '67 »kurze Anfälle von starrem Blick und ruckartigen Extremitätsbewegungen« beobachten konnte und sich im EEG »bei insgesamt verlangsamter Grundtätigkeit ein Deltafokus mit eingelagerten irregulären Spitzwellen rechts temporo-basal« darstellte. In nur zehn Tagen erfolgte eine Umstellung auf 3 × 1 Tablette Zentropil und 3 × 1/2 Tablette Mogadan, worauf »das EEG entladungsfrei wurde und klinische Anfälle ausblieben«.(!)

Natürlich bleiben sie nicht aus. Wenn sich die junge Stationsärztin, die diesen Bericht drei Tage vor Weihnachten an Moritz' Arzt-Großvater schickte, die Mühe gemacht hätte, mich zu befragen, so hätte dieser Bericht noch einen Zusatz bekommen müssen.

Die neue Medikation hatte eine verheerende Wirkung auf das Befinden des Vierjährigen. Nicht nur, daß die Anfälle an Intensität und Häufigkeit zunahmen, Moritz litt jetzt an Koordinationsstörungen und Schwindel, die es erforderlich machten, daß wir ihn beim Gehen stützten. Am Heiligen Abend fiel er vor lauter Taumeligkeit gegen den Christbaum und verursachte um ein Haar einen Zimmerbrand.

Nachdem er sich an die neue Medikation gewöhnt hatte, nahmen Unruhe und Erethismus (= gesteigerte Erregbarkeit) wieder zu. Er erhielt mit dem Mogadan 1½ Tabletten eines starken Schlafmittels, welches jedoch eine paradoxe Reaktion hervorrief. Anstatt müde und schläfrig zu sein, befand Moritz sich in einem permanenten Zustand der Überdrehtheit, hielt keinen Moment still, hörte nicht zu und war kaum für etwas zu interessieren. Wenn ich ihn abends mit einem Lied zu Bett gebracht und die Tür hinter mir zugemacht hatte, so stand er zwei Minuten später schon wieder vor mir, hellwach und besitzergreifend. Das Spiel wiederholte sich so lange, bis mir vor Erschöpfung die Augen zufielen und ich in meiner Ratlosigkeit die Sicherungen herausdrehte, so daß die ganze Wohnung in Dunkel gehüllt war. Erst dann kehrte Ruhe ein.

Ich hätte alle diese Nebenwirkungen – schweren Herzens zwar – in Kauf genommen, wenn dadurch eine Anfallsfreiheit erreicht worden wäre. Leider gab es keine Anzeichen dafür, daß die Anfälle auch nur in geringster Weise von diesen schweren Geschützen tangiert würden. Im Gegenteil. Wieder hatte ich den Eindruck, als wehre sich die Krankheit wie ein angeschossenes, wild gewordenes Tier gegen die Medikamente.

Eines Tages aß der Unglücksrabe in einem unbeobachteten Augenblick eine angebrochene Packung Zentropil leer. Es war nicht mehr festzustellen, wie viele Tabletten es wirklich waren. Allein der Umstand, daß sein Körper sich allmählich daran gewöhnt hatte, verhinderte eine größere Katastrophe.

Die Erziehungsschwierigkeiten, die Moritz jetzt bereitete, waren nicht mehr einzuordnen und pädagogisch kaum unter Kontrolle zu bringen. Was war der Krankheit anzulasten und was den Antiepileptika? Die Ärzte tendierten achselzuckend dazu, dies als einen unabwendbaren Verlauf hinzunehmen, und ich schloß mich – erfahrungslos, wie ich war – ihrer Meinung an.

Im letzten Arztbericht war von den sehr langsamen Fortschritten der geistigen Entwicklung die Rede gewesen. »Unruhe und Erethismus haben zugenommen. In dieser Hinsicht kann die Prognose daher nur sehr vorsichtig gestellt werden.«

Längst hatte ich aufgehört, Moritz am Entwicklungsstand anderer Kinder zu messen. Meine Erwartungen an ihn wurden bescheidener, er selbst diktierte mir seine eigenen Maßstäbe, nach denen er zu bewerten war. Jeder noch so kleine Fortschritt wurde dankbar verbucht. Das soll nicht heißen, daß ich die Hände in den Schoß gelegt und einfach diesem wilden, eigenständigen Wachstum zugesehen hätte. In gewisser Weise kamen mir Moritz' Faszination für Bücher, seine Wißbegier und seine rasche visuelle Auffassungsgabe bei meinem täglichen »Unterricht« entgegen. Wenn er mit mir zusammen Bücher anschaute, so bemächtigten sich seiner eine bewundernswerte Konzentration und Ausdauer. »Mein erster Brockhaus« machte dem »Kleinen Bären« den Platz streitig. Es gab hier Seiten, auf denen Ananas, Apfel und Apfelsine vereinigt waren, in einer Bäckerei schob der Bäcker ein Brot in den Ofen, während viele Kuchen auf dem Regal auf die Käufer warteten, und bei »P« fanden sich sogar Pfannkuchen, Pfirsich, Pflaumen und Pudding in einer Reihe. Moritz lutschte, während er die einfachen Bilder betrachtete, hingebungsvoll am Daumen, um das Vergnügen zu steigern. Zu jedem Bild sagte ich ihm den Namen und stellte zu meiner Verblüffung fest, daß er keine Mühe hatte, selbst schwierigere und ihm aus der täglichen Sprache nicht geläufige Begriffe wie »Aquarium« oder »Narr« zu behalten. Konnte er sich an ein Wort nicht sofort erinnern und mußte es vorgesagt bekommen, so klappte er wütend das Buch zu, blätterte dann eilig die Seite wieder auf, um es mir sozusagen »frisch« zu benennen. Daß in seinem armen, gestörten

Köpfchen auch noch Platz war für Eigenschaften wie Ehrgeiz, Fleiß, Wißbegier, entzückte mich jeden Tag von neuem. Das Vergnügen, das ich bei dieser Lektüre empfand, entschädigte mich für die Zeiten, in denen ich befürchten mußte, mit ihm nicht mehr fertig zu werden.

Ein weiteres Buch, welches wir zusammen lasen, war Christian Morgensterns »Liebe Sonne, liebe Erde«, in dem es an einer Stelle von dem großen Elefanten heißt:

»der läßt dich nämlich herzlich grüßen,
er hat mit seinen eigenen Füßen
hineingeschrieben in den Sand:
grüß mir Sophiechen (hier sagte ich: Moritz)
Windelband!

An dieser Stelle nahm Moritz häufig den Daumen aus dem Mund und schaute mich mit seinen schönen Augen erstaunt an. Irgendwie war ihm die Geschichte von dem ihn aus weiter Ferne grüßenden großen grauen Tier nicht ganz geheuer. Er hatte Elefanten im Zoo kennengelernt und war vor ihren grabschenden Rüsseln erschrocken zurückgewichen. Und da wollte ihm einer erzählen, daß sie ihn herzlich grüßen.

Damals vertrat ein Münchner Pädagoge die These, die Intelligenz von Menschen ließe sich durch ein frühes Lesetraining fördern. In Veröffentlichungen wurde diese Theorie ausgiebig diskutiert und auch kritisiert. Trotzdem glaubte ich es Moritz schuldig zu sein, zumindest einen Versuch zu machen. Ich kaufte das ganze Leseprogramm, welches aus einzelnen weißen Blättern bestand, die mit jeweils einem Wort bedruckt waren. Es ging also nicht um das Buchstabieren, sondern um das Erlernen der Ganzwortmethode, wie sie damals an den Schulen bereits eingeführt war. Die ersten Worte dieses Programms waren einfache Begriffe aus der Welt eines Kleinkindes: Papa, Mama, Ball, Hund, Auto, Katze, Haus u. a., die sich dann in ihrem Schwierigkeitsgrad steigerten bis hin zu Garten, Lampe, Straße usw.

Zu meiner Überraschung fiel es Moritz überhaupt nicht schwer, einmal gelernte Wörter später wieder zu identifizieren. Um den Unterschied zwischen Papa und Mama zu erkennen, brauchte er nur wenige Sekunden, andere Worte folgten, so daß der Wortschatz innerhalb von zwei Wochen aus etwa zwanzig Wörtern bestand. Wenn er beim Anblick des jeweiligen Blattes kurz nachdachte und dabei die Augen zusammenkniff, so erinnerte er mich in einer Weise an seinen Vater, die mir das Herz zusammenzog.

Leon witterte die Chance seines jungen Lebens, sich in einer wichtigen Rolle zu profilieren. Nach seinem Berufswunsch befragt, sagte er, er würde am liebsten »Bestimmer« werden. Er baute das Leseprogramm vor sich auf und spielte mit seinem kleinen Bruder Schule. Dabei wandte er all die kleinen Kniffe und Schikanen an, die er für förderlich hielt. Daß er auf diese Weise mit seinen fünf Jahren selber spielend das Lesen und Buchstabieren lernte, merkte ich erst einige Wochen später, als er seiner Schwester, der ich für eine bestimmte Leistung ein E – i – es versprach und die mich verständnislos anblickte, zurief: Ein *Eis*, du blöde Kuh!

Im Frühjahr des Jahres '68 verlor ich das Vertrauen in die behandelnden Ärzte. Ich erfuhr, daß bei Moritz' letztem Krankenhausaufenthalt die Krankenakte spurlos verschwunden war. Das passiert in großen Kliniken hin und wieder. So gut kann kein Archiv arbeiten, als daß es nicht gelegentlich zu solchen Pannen käme. Man sollte dann aber mit offenen Karten spielen. Wäre ich eingeweiht worden, so hätte ich einen Hinweis geben können. Die Akte befand sich nämlich in den Händen einer Ärztin des XY-Institutes, die sie angefordert hatte. Durch das Fehlen der Akte waren wichtige Daten aus der Vorgeschichte nicht verfügbar. Ob sich das negativ auf die Behandlung ausgewirkt hat, wage ich nicht zu behaupten, aber ich war enttäuscht und wechselte den Arzt.

Natürlich erhoffte ich mir auch, daß ein neuer Arzt mit neuen Ideen an Moritz herangehen würde. Immer noch glaubte ich fest daran, daß das Medikament, das den Durchbruch bringt, nur aus irgendeiner Schublade herausgezogen werden müßte.

Prof. B., der dann für zehn Jahre die Behandlung durchführte, hat – um es gleich vorwegzunehmen – den Stein der Weisen nicht gefunden. Sein Krankenhaus war hell und freundlich, und Moritz nannte es aus einem sprachlichen Mißverständnis heraus »das Herrlicher Krankenhaus«. Unsere Besuche in der Ambulanz im ersten Stock stellten alle Beteiligten – Arzt, Schwestern, Sekretärin – auf eine harte Geduldsprobe. Die anderen Mütter oder Väter im Wartezimmer gaben sich zwar gelassen, aber ich merkte ihnen ihre Betroffenheit an, wenn Moritz wie ein Tornado durch den Raum fuhr, mit Spielsachen um sich warf und nicht dazu zu bewegen war, auch nur eine Minute lang still zu sitzen. Da er seinem Äußeren nach kaum behindert wirkte, lag es nahe, das als bloße Ungezogenheit zu interpretieren. In Gegenwart anderer Leute fühlte ich mich deshalb auch immer genötigt, hart durchzugreifen, was die Situation nur noch verschlimmerte. Moritz hatte ein sehr feines Gespür für Situationen, in denen er mich in die Enge treiben konnte, und nützte sie geschickt aus. Je mehr es mir darauf ankam, daß er sich anpaßte, desto mehr schlug er über die Stränge. Dieses Verhalten spitzte sich gewöhnlich im Untersuchungszimmer von Prof. B. derart zu, daß ich – um überhaupt in Ruhe mit dem Arzt sprechen zu können – Moritz oft im Vorzimmer bei der Sekretärin lassen mußte.

Prof. B. ersetzte nach Anfertigung eines neuen EEGs das Mogadan durch Mylepsin, was keine entscheidende Verbesserung brachte. Nach ein paar Wochen machte er mir den Vorschlag, Moritz die Mandeln entfernen zu lassen, weil er sich dadurch eine bessere Durchblutung des Gehirns erhoffte. Ich sehe mich noch in seinem Sprechzimmer sitzen und andächtig seinen Ausführungen lauschen. Er war ein schöner, sanfter Mann und ein gewissenhafter Arzt, ohne die Allüren, die sich Chefärzte oft zulegen, um sich die Leute vom Leib zu halten.

Im Mai wurde in Intubationsnarkose komplikationslos die Mandeloperation durchgeführt. In seinem Gitterbettchen sah Moritz wie ein gefangenes Hühnchen aus. Er konnte mit den Schmerzen in seinem Mund überhaupt nichts anfangen und jammerte vor sich hin. Wenn er schluckte, verzog sich sein Gesicht zum Weinen, aber gleich darauf strahlte er mich unter Tränen wieder an.

Leider blieb der erhoffte Erfolg aus. Ich wagte nicht mir einzugestehen, daß ich in Prof. B.s Gesicht manchmal einen Ausdruck von Ratlosigkeit bemerkte. Wenn er sagte, gelegentliche Anfälle seien einer ständigen Überdosierung der Medikamente vorzuziehen, so gab ich mich mit diesem Trost zwar zufrieden, insgeheim war mir aber klar, daß es sich nicht um gelegentliche Anfälle handelte, sondern um das ganze Aufgebot, das die Krankheit zur Verfügung hatte.

Im Sommer zogen wir wieder nach Granstein, diesmal mit France, die noch einmal für ein Jahr zu uns gekommen war.

Eines Tages kam – wie ein Bote aus einer anderen Welt – Clemens uns besuchen. Er transportierte im Kofferraum seines Autos zwei Bergziegen, Mutter und Kind, die er im Tal für einen Sommer ausgeliehen hatte. Obwohl Moritz ihn lange, lange nicht mehr gesehen hatte und das Wort »Papa« nur noch durch das Leseprogramm am Leben gehalten wurde, begrüßte er ihn mit »Papi«.

An den Tagen, die Clemens' Ankunft folgten, regnete es heftig, und wir mußten uns in der kleinen Stube aufhalten, in der gekocht, gewaschen, gegessen und gelebt wurde. Mit Clemens' Einzug brach unsere notdürftige Ordnung vollends zusammen. Zum Gaudium der Kinder durften auch die Ziegen in die Stube, und Clemens machte auf dem Tisch ein offenes Feuer, in dem er in Tannennadeln gewälzte Fleischstückchen und Zirbelnüsse briet. Dazu aß er einen Käse, den die Bauern Ziegerkäse nennen und der nichts anderes ist als ein in Verwesung übergegangener Camembert. Er kostete vom Fliegenpilz und brachte den Kindern, die bewundernd um ihn herumstanden, den Spruch bei: Quod licet iovi non licet bovi.

Ndunge öffnete für ihn ihren »Ottosilien-Koffer«, in dem sich in diesem Jahr (und in allen nachfolgenden) eine umfangreiche Sammlung von Pferdepostkarten befand. Sie hatte mit Leidenschaft zu reiten begonnen.

Täglich übte ich mit Moritz das Lesen. Clemens hielt es nicht für aussichtslos, daß sein Sohn eine ganz normale Schule besuchen würde. Offenbar hatte er weitaus größere Schwierigkeiten als ich, die geistige Behinderung von Moritz realistisch einzuschätzen. Kein Zweifel, daß dieser Sohn, der ihm am meisten ähnlich sah, seinen Stolz am meisten verletzte. Ein Scheitern von Moritz wäre gleichzeitig ein Scheitern von Clemens gewesen. Keinem seiner Kinder gegenüber wurde Clemens so rasch ungeduldig und unnachsichtig wie gegenüber Moritz, obwohl er ihn von Herzen liebte. Wenn Moritz durch die Stube tobte, immer im Kreis herum, und sich dabei vor Lachen kaum auf den Beinen halten konnte, so war es Clemens, der von uns allen am meisten litt.

Meine mühsam erworbene Selbständigkeit schmolz dahin wie ein Eisblock unter der Sonne. Binnen weniger Tage merkte ich, wie ich mich mit allem, was ich tat, nur noch auf Clemens bezog. Indem ich ihm jedoch beweisen wollte, wie gut ich das Leben meisterte, gab ich ihm einen Grund, weiterhin seine eigenen Wege zu gehen.

Die Zeit war nicht reif für eine Rückkehr. Wir trieben auf dem Strom der späten 60er Jahre. Clemens trug lange Haare, wurde in Studentenunruhen verwickelt und probierte auch einmal Haschisch. Seine Arbeit führte ihn in ferne Länder. Er war vom Strudel der Zeit ergriffen, während ich mich irgendwo am Ufer festkrallte. Alles, was zu schnell ging, machte mich mißtrauisch, so daß ich lieber an meinen alten, lästigen Gewohnheiten festhielt. Die Zeit wand und drängte sich nach allen Richtungen wie ein Wesen, das zu lange eingesperrt gewesen war. Mit einem Tusch fegte sie die blau-beige-gelbe Spießigkeit hinweg. Sie kleidete sich jetzt vorzugsweise in Schock-orange und ein verwegenes Violett, produzierte Happenings, duzte sich mit jedermann und aß Avocados mit Shrimps. Man dachte damals, es sei die beste aller Zeiten, aber während man sie durchlebte, war sie schon wieder überholt. Es schien, als ob uns diese flinkfüßige Zeit in Windeseile auseinandertrieb und unsere gemeinsamen Erinnerungen in Nebel tauchte, so daß nichts mehr übrigblieb als ein großes Erstaunen: Das also bist du und das bin ich.

Und doch gab es Momente, in denen zwischen Clemens und mir eine alte Vertrautheit durchbrach, die die letzten Jahre überdauert hatte. Dabei kam uns die ungewöhnliche Situation von Granstein zu Hilfe, die so etwas wie neutrales Territorium verkörperte. Granstein bedeutete Leben ohne Umschweife. Wir lebten auf dem Bauch der Erde.

Gemeinsam versuchten wir das undichte Dach zu reparieren

und den rauchigen Stubenofen in Gang zu setzen. Im Morgengrauen molken wir die störrische Ziege, eine Aufgabe, in der keiner von uns geübt war, und als wir schließlich einen kärglichen Viertelliter Milch für das Frühstück zusammen hatten, gab das Tier, dessen boshafter Charakter sich auch in anderen Lebenslagen zeigen sollte, dem Topf einen Stoß, so daß sich die Milch über mein Nachthemd ergoß. Obwohl ich wußte, wie schlechtgelaunt Clemens den Tag begann, wenn er keine Milch für den Tee hatte, bekam ich einen Lachanfall, der so anstekkend war, daß nicht nur er davon mitgerissen wurde, sondern alle im Haus aufwachten und praktisch aus dem Schlaf heraus mitlachten, ohne zu wissen worüber.

Gegen Ende der Ferien – Clemens war schon wieder abgereist – ging ich mit Moritz zu einem Autowrack, welches unweit eines Himbeerschlages umgestürzt auf einer Wiese lag. Ein holländischer Tourist hatte die Kontrolle über den Wagen verloren und war mit seiner Familie gut hundert Meter in die Tiefe gestürzt, wobei es wie durch ein Wunder keine Toten gab. Nun lag der Wagen seit dem Frühjahr mit jämmerlich nach oben gedrehten Rädern auf der Wiese und zog Moritz wie magisch an. Er ging einmal um das Wrack herum, streichelte es kurz und sagte: Armes Auto putt.

Er seufzte tief, dann sang er: Heile heile Segen, morgen gibt es Regen, übermorgen Schnee, tut das Auto nicht mehr weh.

Zurück in unserem Häuschen, warf es ihn das erste Mal um. Er versuchte noch, sich an der Ofenbank festzuhalten, fiel dann aber in jähem Entsetzen zur Seite, wo er noch ein paarmal um sich schlug, zuckte und dann nach einem leisen Jaulen zur Ruhe kam. Er war nicht bewußtlos und ließ sich auch gleich wieder auf die Beine stellen. Das Ganze dauerte nicht mehr als zwanzig Sekunden, aber es traf mich völlig unvorbereitet, und als es vorüber war, bemächtigten sich meiner Ratlosigkeit und Verzweiflung. Wie immer hoffte ich, es möge nur eine vorübergehende Sache sein. Aber von diesem Zeitpunkt an gehörten die »kleinen Anfälle« der Vergangenheit an. Die Krankheit hatte sich neues Terrain erobert, ähnlich einem Rinnsal, welches – unermüdlich von anderen Gewässern gespeist – über die Ufer tritt und fortan als Bach seines Weges zieht.

Moritz,
wer so heißt wie Du, den sollte die Fröhlichkeit ein Leben lang begleiten. So war es gedacht.

Wie auch im letzten Jahr hat Dein Heim ein Waldseminar für die Eltern veranstaltet. Ihr, die Betreuten, sollt dabei sein, wenn wir im Bergwald zusammen Bäume fällen, zersägen, Komposthaufen anlegen und dabei etwas über den Wald lernen. Letztes Jahr gingst Du noch mit, etwas müde zwar und mit blauem Auge, aber Du hast immer in meiner Nähe gestanden, wenngleich Du auch auf gutes Zureden hin nicht bereit warst, mit Hand anzulegen. Heuer bist Du zu Hause geblieben, Dein Zeh ist wieder aufgeschlagen und der ganze Fuß dick geschwollen. So sitzt Du in der Stube mit hochgelagertem Bein und schaust zwei Mädchen beim Äpfelschälen zu.

Ich bin froh, Dich in dieser warmen Geborgenheit zu wissen. Der Waldboden, den wir emporsteigen, ist aufgeweicht und mit einer glitschigen Schicht aus Buchenblättern bedeckt. Vorhin, als wir uns der Kuppe näherten, wirkte das bunte Blätterkleid des Waldes wie eine dichte, undurchlässige Hülle. Jetzt, wo wir mittendrin sind, fühlen wir uns um diesen Schutz betrogen. Wenn wir unsere Blicke nach oben richten, so schlägt uns der harte, nach Schnee riechende Regen ins Gesicht. Die Baumstämme sind dunkel vor Nässe, und der Förster erklärt uns, daß das Wasser sich in der Krone sammelt und immer an der gleichen Stelle den Stamm herunterläuft. Tatsächlich finde ich an jedem Baum, den ich untersuche, diese pulsierende Wasserader, wie ein Sinnbild des ewigen Kreislaufs der Natur. Auf dem Boden verfaulen die letzten Pilze des Jahres. Schwarz tropft der Tod ins Erdreich zurück.

Die Baumstämme, die wir per Hand zersägen, sind ziemlich dick und feucht. Sobald wir bis zur Mitte gelangt sind, geht es nicht mehr weiter, weil der Druck zu groß wird. Wir müssen den Stamm umdrehen. Alle stehen ratlos herum. Wenn wie bei unseren Urahnen die Brennholzgewinnung eine Überlebensfrage wäre, so wüchse mit der Arbeit die Energie. Wir aber frieren an den Händen, klagen über Kreuzschmerzen und ermüden rasch. Wo ist das Kräftepotential unserer Vorfahren geblieben? In welchen Kanälen sind die Energien versickert?

Dein Gruppenkamerad Sacha, der sich zu mir gesellt hat, ist keine große Hilfe. Er hat das andere Ende der Säge in der Hand und läßt sie von mir hin- und herschieben. Wenn ich aufhöre, kommt die ganze Sägerei zum Stillstand. Auf dem glitschigen Boden kniend, während sich meine Bundhose mit Nässe vollsaugt, fühle ich eine unterschwellige Aggression gegen Sacha aufsteigen. Irgendwie kommt mir die Situation bekannt vor. Mein Leben lang stand immer jemand am anderen Ende der Säge und ließ sich hin- und herschieben. Immer schon mußte ich die Probleme drehen und wenden, wie diesen Baumstamm, um durchzukommen, wobei ich von jeher die Anforderungen größer empfand als meine Kraft. Die Lösungen, zu denen ich gelangte, waren meist das Ergebnis kraftloser, aber hartnäckiger kleiner Schritte. Dafür wurde ich in der Familie mit dem Eigenschaftswort »zäh« bedacht, woraus sich gleichzeitig ein Alibi ergab, mich für endlos verfügbar zu halten. Manchmal ertappe ich mich dabei, daß ich laut vor mich hin sage: Ich mag nicht mehr. Denn es gibt Tage, da fühle ich mich regelrecht angefressen, da werde ich schon allein durch den Umstand entmutigt, daß Dinge sich abnutzen, zu Boden fallen oder sich auf ärgerliche Weise wiederholen. Natürlich mache ich weiter. Auch jetzt. Vielleicht sollte man weniger seine fehlende Kraft als das Ziel vor Augen haben. Eselsbrücken über Eselsbrükken. Mein Leben ist zu einer gut funktionierenden Selbsthilfeorganisation geworden.

Bald orientiere ich mich in dem Wald wie in einem Gebäude, ziehe unsichtbare Linien von Baum zu Baum, wodurch Räume entstehen, kenne die Wurzeltreppen, die rauf- und runterführen, benutze die Baumstümpfe als Markierungspunkte. Immerhin gelingt es Sacha und mir, den Baumstamm an einigen Stellen durchzuschneiden. Als wir zum Mittagessen runterfahren, fühle ich mich durch eine nur noch selten erlebte »Körperlichkeit« belohnt. In unserer Gruppe entwickelt sich ein starkes Zusammengehörigkeitsgefühl. Menschen, die sich normalerweise nie etwas zu sagen hätten, gehen mit einer ganz natürlichen Vertrautheit miteinander um.

Es hat zu schneien angefangen. Du sitzt noch immer wie ein Patriarch in der Stube und überwachst die Arbeiten um Dich herum. Frau E. hat mit dem Bügeln aufgehört und das Bügelbrett in die Ecke gestellt. Einer deckt den Tisch. Es ist kurz vor zwölf Uhr. Ich merke, wie mich der Rhythmus und die Rituale in Eurer Gruppe in ihren Bann ziehen.

Wir müssen in Zukunft zu Hause darauf achten, daß alles so läuft wie hier, damit Du nicht wieder – wie das in den Ferien regelmäßig der Fall ist – verwilderst. Man sieht Dich hier weit weniger in der Küche als zu Hause. Du machst Dein Bett selber, betest vor dem Essen das lange Gebet:

Es keimen die Wurzeln in der Erde Nacht

und nicht das kurze:

Erde die uns dies gebracht,

grabschst nicht nach dem Essen, sondern fragst manierlich: Darf ich noch Gitarrisch haben? (Vegetarisch)

Es ist mir unbegreiflich, wie ruhig und geordnet Euer Leben hier verläuft und wie Du, der Du eine erhebliche Belastung darstellst, in diesem Haus Deinen Platz finden konntest. Als einziger sitzt Du auf einem Hocker – Dein Betreuer hat seine Erfahrungen mit Deinen Anfällen gemacht und findet es besser so. Trotzdem ist es in der Vergangenheit nicht ausgeblieben, daß Möbel und Geschirr zu Bruch gingen und das Eßzimmer einem Schlachtfeld glich.

Die rührende, fast demütige Bescheidenheit Eurer Lebensform gibt mir immer das Gefühl, von allem noch zu viel zu haben, und der Fähigkeit, mich auf das Wesentliche zu beschränken, verlustig gegangen zu sein. Auf Euren Fensterbrettern Tannenzweige, bunte Herbstblätter und Mineralien. An der Wand das Bild einer ernsten, fürsorglichen Muttergottes, das in einem abgeschrägten Holzrahmen steckt. Ich habe mich nicht genügend mit der Anthroposophie beschäftigt, um zu wissen, warum der rechte Winkel vermieden wird. Dein Vater und ich nehmen diese Weltanschauung meist nur in ihrem äußeren Erscheinungsbild wahr. Beim letzten Elternseminar haben wir den Versuch unternommen, uns mit den theoretischen Grundlagen vertraut zu machen, aber so sehr auch einzelne Gedanken sich vertragen mit der geistigen Haltung, die wir verinnerlicht haben, so fremd kam uns das ganze System doch wieder vor, eine eigenartige Mischung aus gedanklichen Ritualen und Einsichten, die nur dem Gefühl zugänglich sind. Entscheidend für uns aber war immer, von Deinem ersten Kindergartentag an, das tiefe Gefühl der Ruhe, das wir haben, wenn wir an die Menschen denken, die sich in dieser Weltanschauung versammeln und sich in ihrer Einstellung zum Menschen, auch zum behinderten Menschen, wechselweise bilden und bekräftigen. Ihre Arbeit wird schlecht bezahlt und endet eigentlich nie. Nur als Arbeit verstanden, wird dies kaum befriedigend sein. Man kann das nur als »Lebensgemeinschaft« ertragen. Jemand hat mir gesagt, wer einmal mit behinderten Kindern zu tun gehabt habe, der könne oder wolle nie mehr mit normalen Kindern arbeiten. Ich weiß nicht, ob das stimmt, aber ich merke, wie sich, je länger ich bei Euch bin, der Unterschied zwischen gesund und krank verwischt und ich jeden einzelnen von Euch als eigenständiges Wesen wahrnehme, das sich zwar von der Norm unterscheidet, aber eben kraft dieser »Eigen«art seinen Platz behauptet. Dabei gibt es zumindest einen jungen Mann in der Gruppe, vor dem ich Angst habe, und andere, die mir physisch unangenehm sind. Ich glaube, ich könnte dieses Zusammenleben auf Dauer nicht aushalten. Um so mehr bewundere ich alle die, die es tun. Das Gefühl, das ich Sacha gegenüber beim Holzsägen empfand, ist noch in mir wach. Es war ein Gefühl, wie ich es jedem Gesunden gegenüber empfinden könnte. Vielleicht ist es zuviel verlangt, allen Stigmatisierten gegenüber immer nur Zuneigung entgegenbringen zu wollen. Wenn selbst ich manchmal diesen Wunsch nach Abwehr verspüre, wie kann ich dann von anderen verlangen, daß sie sich geduldig und tolerant verhalten. Und doch bin ich froh um jeden, der sich auf der Straße nicht nach Dir umdreht. (Wenn es aber geschieht, so ist es mir im Gegensatz zu früher egal.)

Als sich Moritz' Stürze wiederholten, begann ich die Welt mit anderen Augen zu sehen. Ich ging wie mit ausgefahrenen Antennen durch den Tag, mied, ohne mir dessen so recht bewußt zu sein, Beton- und Asphaltböden, floh Treppen und umging blitzschnell und in sicherem Abstand jede Ecke und Kante. Seither, selbst wenn ich nicht in Begleitung von Moritz bin, ertappe ich mich dabei, daß ich lieber auf dem Grasstreifen neben der Straße gehe, Abgründe meide und mich nicht gern auf Brücken aufhalte. Dabei waren Moritz' Stürze damals noch harmlos. Ein Fünfjähriger verletzt sich selten ernsthaft bei einem Sturz, noch dazu, wenn er gut gepolstert ist.

Das Fatale war, daß er – ähnlich wie Leon – zum Ausreißen neigte, wozu ihm unsere Parterrewohnung, bei der weder die Fenster noch die Terrassentür abzuschließen waren, reichlich Gelegenheit bot. Es zog ihn zu den Kindern, die auf dem zum Haus gehörenden Spielplatz im Sandkasten spielten. Da ich es für wichtig hielt, daß er auch mit gesunden Kindern zusammenkam, war ich buchstäblich hin- und hergerissen. Das kleine Tor zu diesem Spielplatz war zwar abzuschließen, aber nicht jede Mutter, die ihr Kind dorthin brachte, war aufmerksam genug, dies auch wirklich zu tun. So lief ich unentwegt zwischen Wohnung und Spielplatz hin und her, um zu schauen, ob Moritz noch da war. Leider gelang es ihm des öfteren, unbemerkt zu verschwinden, was mich in eine unbeschreibliche Panik versetzte. Ich fuhr mit dem Auto die Straßen auf und ab und fragte die Passanten, ob sie meinen kleinen Sohn gesehen hätten. Oft waren es dieselben Leute, die mir geholfen hatten, Leon zu suchen, und ich las aus ihren Gesichtern eine Mischung aus Mitleid und Geringschätzigkeit. Moritz' Streifzüge führten ihn vorzugsweise zu dem in einiger Entfernung liegenden Supermarkt, wo er die Aufforderung zur Selbstbedienung allzu wörtlich nahm und Bananen verspeiste. Die Verkäufer reagierten mit Ratlosigkeit und einer gewissen Belustigung. Wenn ich ihnen dann erklärte, daß Moritz krank ist, so waren sie sehr verständnisvoll und freundlich. Ich muß bei dieser Gelegenheit einmal sagen, daß ich die hierzulande verbreitete Meinung von der negativen Einstellung der deutschen Bevölkerung zu Behinderten nicht teile. Ich habe die Erfahrung gemacht, daß die Leute im Kontakt mit Moritz nach einer anfänglichen Befremdung mit Hilfsbereitschaft und echter Anteilnahme reagierten. Nicht selten ist es auf Wanderungen vorgekommen, daß nach einem Anfall wildfremde Menschen bei Moritz ausharrten, bis ich das Auto geholt hatte oder aber mich und das Kind nach Hause fuhren. Natürlich bleibt es nicht aus, daß die Leute sich verwundern. Man kann nicht erwarten, daß sie sich Behinderten gegenüber mit der gleichen Unbefangenheit verhalten wie gegenüber Gesunden. Oft reicht einfach eine Erklärung über die Art der Erkrankung aus, daß die lähmende Neugier der Leute umschlägt in Mitgefühl. Jedenfalls fanden sich selbst in dem Hochhaus, das mir immer so unpersönlich erschienen war, Familien, die mir zu einer echten Hilfe wurden. Diese positive Stimmung gewann Oberhand, so daß ich mir einer allgemeinen Unterstützung sicher sein konnte. Keine Mutter hat je dagegen protestiert, daß Moritz sich im Sandkasten aufhielt, die Ordnung störte und zwischendurch einfach umfiel. Unsere Nachbarn im Parterre ließen ihn, der inzwischen fünf Jahre alt war, mit ihrem sehr viel kleineren Mädchen im Ställchen spielen. Er suchte sich seine Spielgefährten am liebsten unter den kleinen Mädchen aus, die er mit viel Zärtlichkeit und Umsicht behandelte. Seine Art zu spielen und sein Wortschatz entsprachen etwa dem eines Dreijährigen, wenngleich er den Gegenständen, mit denen er sich beschäftigte, nach wie vor keine kontinuierliche Aufmerksamkeit zukommen ließ. Die kleinen Mädchen ihrerseits dürften Gefallen gefunden haben an dem Umstand, daß sich ein körperlich wesentlich größerer Junge »herabließ«, mit ihnen zu spielen. Moritz wirkte in der Tat neben diesen kleinen, zarten Geschöpfen wie ein Riese, der sich im Stück geirrt hat. In krassem Widerspruch zu seiner Größe standen seine kleinkindhaften, etwas tapsigen Bewegungen und seine babyhafte Sprache. In seinem Bemühen, die Sätze korrekt über die Lippen zu bringen, fing er sie oft drei- bis viermal von neuem an, obwohl ihm gar kein Fehler unterlaufen war.

Sein Haar wurde jetzt dunkler. Besuche beim Friseur waren für alle eine Qual, ebenso wie das Haarewaschen, das nur unter Protest, aktivem Widerstand und lautem Wehklagen geschehen konnte. Sein Zahnfleisch, in dem das erste Zähnchen zu wackeln begann, war vom Zentropil dick aufgetrieben, und da, wo er den Daumen zum Lutschen in den Mund steckte, war der Kiefer etwas verformt.

Die medikamentöse Therapie war alles andere als befriedigend. Sie schien neben der Krankheit herzulaufen wie ein Zug neben dem anderen, ohne sie jemals zu berühren. Dabei gerieten beide in immer rasanteres Tempo. Trat eine Verschlechterung ein, so wurde die Dosis erhöht, worauf wiederum die Anfälle zunahmen. So verrückt es klingen mag: Es erinnerte mich an die Hochrüstungspolitik der beiden Supermächte, die damals in vollem Gange war. Ich fühlte mich machtlos und verzweifelt. Als Moritz, der schon längst sauber war, anfing, bei den Anfällen einzunässen, unternahmen wir einen erneuten stationären Behandlungsversuch. Ich kann mich an keine Einzelheiten mehr erinnern, ein Bild habe ich jedoch vor Augen: Wie der kleine Junge in seinem Krankenhausbettchen sitzt und am Ende der Besuchszeit zu den verblüfften Besuchern sagt: »Die Versuchszeit ist jetzt zu Ende.«

Es muß auch in jenen Tagen gewesen sein, daß es ihm gelang, all die verschlossenen Türen der Kinderstation zu umgehen und auf dem Klinikparkplatz in seinem Morgenmäntelchen auf mich zu warten. Die Unruhe und die Aggressionen, die sich eingestellt hatten, wurden als »Ungezogenheiten« interpretiert. Entrüstet berichtete mir eine Ärztin, Moritz habe bei der Visite die Ärzteschar mit Bauklötzchen bombardiert. In der Tat wurde er sehr frech, führte laute Reden und bediente sich dabei deftiger Kraftausdrücke, von denen ich nicht weiß, wo er sie aufgeschnappt hatte, und die aus seinem kleinen Mund schockierend klangen: »Halts Maul!« – »Kriegst eine Watsche, daß'd in die Ecke fliegst.« – »Blöde Sau.« Dabei hatte man den Eindruck, daß er durchaus wußte, was er sagte (und zu wem er es sagte). Er war unentwegt in zielloser Bewegung begriffen. Ich erinnere mich an eine Szene, wo er eine kleine, schmächtige Krankenschwester mit einem Besen durch die ganze Station vor sich hertrieb. Wie es ihm trotz dieses ungebärdigen Verhaltens gelang, daß man ihn mochte, bleibt mir ein Rätsel. Wahrscheinlich hing es damit zusammen, daß er immer noch wie ein Engel aussah, wenn auch wie ein Engel auf dem Höhepunkt seiner Flegeljahre.

Die Unruhe, die gewöhnlich in einem Anfall gipfelte, bewirkte, daß ich selbst übernervös wurde und mich ständig in

Alarmstimmung befand. In meinen Träumen trieb mein Unterbewußtsein mit Moritz verhängnisvolle Spiele. Allen diesen Träumen gemeinsam war, daß er plötzlich nicht mehr da war. Entweder hatte ich ihn selber auf den Weg geschickt, etwa mit der Straßenbahn in die Schule, oder aber er hatte sich eigenmächtig entfernt, was ich zunächst als selbstverständlich zur Kenntnis nahm, bis zu dem Moment, wo mir die Gewißheit kam, daß er ohne meine Hilfe verloren war. Zugleich fiel mir ein, daß die Einnahme seiner Tabletten überfällig war. Während ich mich in fliegender Hast auf den Weg machte, um ihn zu suchen, galoppierte die Zeit davon.

Wie im Zeitraffer verflogen Stunden, Tage, Wochen, in denen ich ziellos herumirrte, immer die Qual im Herzen: Wenn Du ihn je wieder findest, so wird er tot sein. Dann kurz vor dem Erwachen erschien er mir, heil, lebendig, von strahlender Gesundheit und fragte mich lächelnd: »(Was) ist denn?«

Manchmal sah ich ihn in weiter Ferne an einem Abgrund spielen. So sehr ich mich auch bemühte, zu ihm zu gelangen, meine Beine traten auf der Stelle, denn der Raum, der uns trennte, war wie ein zäher Brei. Wieder verging die Zeit in dieser rasenden Schnelligkeit. Tagelang ohne Tabletten, das gibt eine Katastrophe, sagte ich mir.

Plötzlich war ich ihm dann ganz nahe. Er streckte sich, strich mir über die Wange und fragte: »Ist denn?«

Die Träume wurden abrupt durch Moritz selbst beendet, der in den frühen Morgenstunden – nachdem er sich seines nassen Pyjamas entledigt hatte – frierend in mein Bett kroch, um sich zu wärmen. Jahrelang hing in meinem Bett der Geruch von Kinderpipi.

In dem Alter, in dem Kinder das Wort »Warum« entdecken und endlose Fragen stellen, erklang aus seinem Mund »Warumduwarum«.

»Warum stehst du nicht auf, warumduwarum?«

»Weil ich noch schlafen will.«

»Warum willst du noch schlafen, warumduwarum?«

Und dann: »Du, warum hab ich ins Bett gemacht?«

»Weil du einen Anfall hattest.«

»Warum hab ich diese Anfälle, warumduwarum?«

Ich konnte es ihm nicht sagen. Wenn er mich so direkt fragte, krampfte sich mein Herz zusammen, weil mir plötzlich klar wurde, daß wir uns alle daran gewöhnt hatten, hinter seiner geistigen Behinderung nichts mehr zu vermuten. Und dann kam so ein Satz, auf den keiner von uns eine Antwort wußte.

In diesem Herbst wurde Leon eingeschult. Ich sah der Angelegenheit mit Herzklopfen entgegen, denn nach wie vor war Leon nicht bereit, sich irgendeiner äußeren Ordnung zu unterwerfen. Er war ein Einzelgänger, der sich viel in seinem Zimmer aufhielt, seine Klötzchen und Bücher mit Buchstaben bemalte und Chaos um sich verbreitete. Seine Freundschaften waren von kurzer Dauer. Er suchte sich mit Vorliebe Jungen aus, die im Hochhaus einen schlechten Ruf hatten, weil sie Kellerabteile aufbrachen und sich bei Dunkelheit noch draußen herumtrieben. Ich hatte mich daran gewöhnt, daß er mir fast ebenso viele Probleme bereitete wie Moritz. Er »ging« nicht zur Schule, sondern »fuhr« mit meinen Kochtopfdeckeln, die seine Lenkräder waren und die er in einem Gebüsch neben der Schuleingangstür parkte. Um die Mittagszeit mußte ich oft, um kochen zu können, alle meine Deckel wieder einsammeln. Im übrigen hatte Ndunge eine ähnliche Angewohnheit. Mittels eines Seils, welches sie an der Fahrradlenkstange angebracht hatte und das sie wie einen Zügel bediente, gab sie sich der Illusion hin, ein Pferd zu besitzen, mit dem sie zur Schule »ritt«. Dabei versetzte sie mit ihrer Reitgerte dem Hinterrad kleine Schläge und erteilte Kommandos wie Teeerab, Scheeeritt. Ich konnte es den Leuten nicht verdenken, wenn sie uns allesamt für etwas absonderlich hielten.

Je schwieriger Moritz wurde, desto größer wurde mein Unvermögen, diesen Schwierigkeiten angemessen zu begegnen. Es gab Tage, da wußte ich einfach nicht mehr weiter. Ich möchte aber nicht den Eindruck entstehen lassen, als habe Moritz nur aus diesen Schwierigkeiten bestanden. Der zweite, der andere Moritz, war ein ungewöhnlich liebenswertes und scheinbar leicht zu handhabendes Kind, das sein größtes Vergnügen darin finden könnte, vor dem Testbild des Fernsehers zu Popmusik zu tanzen. So wenig er daran Gefallen fand, sich die normalen Sendungen – auch die Kindersendungen – anzuschauen, so versessen war Moritz auf diese Art von Musik, die er »Boxmusik in Stereo« nannte und die er vormittags, als noch kein Programm ausgestrahlt wurde, durch einen Knopfdruck herbeiholen konnte. Im Waldorf-Kindergarten hatte man die Eltern vor dem schädlichen Einfluß der Beatles-Musik auf die Kinder gewarnt. Natürlich galt auch das Fernsehen an sich als verwerflich. Es gab Eltern, die gestatteten ihren Kindern keinen Besuch in einem Haushalt, in dem ein Fernseher war. Ich wagte es Tante Hildegard nicht zu sagen, daß Moritz ausgiebig von diesem »Teufelswerk« Gebrauch machte. Nie in seinem Leben hatte er einer Tanzveranstaltung beigewohnt, ja, ich glaube fast sagen zu können, daß er nie vorher einen Menschen tanzen gesehen hat. Und doch »fuhr« es ihm in die Beine, sobald er »Boxmusik in Stereo« hörte. Er stand dann, das eine Bein vor das andere gestellt, und wippte mit dem leicht angebeugten Oberkörper in perfektem Rhythmus auf und ab. In den kurzen Pausen setzte er sich, tief Atem holend, auf einen Stuhl, nicht anders als ein Tänzer beim Fünfuhrtee, und ruhte aus. Seine Tänze hatten etwas Kultisches an sich, und seine Verneigungen gegen den Fernseher hin hätten ebensogut irgendeinem höheren Wesen gelten können. Obwohl er sich regelrecht in Trance tanzte, kam es nie zu einem Anfall, im Gegenteil: Diese Tanzstunden waren die einzigen Stunden des Tages, in denen er sicher war. Ich frage mich, ob er in dieser Phase seines Lebens diesen pochenden, hämmernden Rhythmus nicht einfach gebraucht hat, aus welchem Grund auch immer. Das Bedürfnis ließ nach, als er in die Pubertät kam, und in dem Alter, in dem andere Jugendliche die Diskos bevölkern, hatte Moritz sein Interesse an jeglicher Musik verloren. Vielleicht hängt das aber auch mit dem Medikament zusammen, das er dann bekam und das alle Interessen, außer denen am Essen, gleichsam verschüttete.

Vor uns liegt der Befund Deines Kernspins, das Anfang Dezember in G. gemacht wurde: »Alle intrazerebralen Strukturen stellen sich unauffällig dar. Normal weites inneres und äußeres Liquor-System. Keine Areale pathologisch erhöhter oder ver-

minderter Signalintensität. Keine Verlagerung der Mittelli- nienstrukturen, kein Nachweis einer Miß- oder Fehlbildung.«

Alles in allem könnten diese fünfzig Bilder – das haben mehrere Ärzte bestätigt – von einem vollkommen gesunden Menschen stammen.

Die raupenartigen Windungen Deines Großhirns, reduziert auf die Größe einer Walnuß (es gab eine Periode, in der ich Dich mit Walnüssen fütterte, weil der Volksmund sagt, daß Nüsse Gehirnnahrung seien – in Wahrheit ist es die Ähnlichkeit der Strukturen, die zu diesem Aberglauben führte),
das komplizierte verzweigte Kanalsystem des Liquors,
die knöchernen Höhlen und Brücken,
die Augäpfel, die wie Scheinwerfer an langen Stielen aus dem Gebilde ragen,
selbst einem Laien wie mir wird erkennbar, daß die Symmetrie stimmt.

So sehr uns dieser negative Befund erleichtert hat, so sehr läßt er Zweifel aufkommen, daß die Hoffnung, die wir in eine Operation setzen, berechtigt ist. Oder stellt sich eine Operations-Indikation nach ganz anderen Gesichtspunkten. Inzwischen gibt es die Positronenemissionstomographie, die den Glukosestoffwechsel im Gehirn eines Patienten farblich wiedergibt. Ist es Zufall, daß die Entwicklung auf diesem Gebiet gerade jetzt so große Fortschritte macht, wo wir bereit sind, auch ein Risiko einzugehen, um den gegenwärtigen Zustand zu beenden.

Wir werden die Bilder an Prof. E. in Bonn schicken. Er kennt Dich nur von einem Video her, das Dein Vater einmal an einem Anfallstag aufgenommen hat und das nichts weiter von Dir zeigt als einen Grand mal-Anfall (der angeblich typisch ist), und zwei »Brüller«, jene irrwitzigen Anfälle, bei denen Du wie in höchster Not einen Ton ausstößt, der so klingt wie »Was? Was? Was?«, die Hände hinter dem Kopf verschränkst, um ihn zu schützen, und dann diese zwanghaften Drehbewegungen nach rechts beginnst, bei denen Deine Beine, namentlich das rechte, mit weitausholenden Schlägen an die Wand oder den Boden krachen.

Prof. E. weiß nichts von Deinem geistigen Entwicklungs-

stand. Wenn er der Ansicht ist, daß »Patienten mit niedriger Intelligenz schlecht für eine Operation geeignet sind« (wie ich kürzlich im Deutschen Ärzteblatt gelesen habe), so können wir unsere Hoffnungen ohnehin begraben.

Vor einer Woche haben wir Dich nach Hause geholt, und seither liegst Du im Bett. Weihnachten '88 wird für mich das Fest des großen Zehs sein, so wie es in der Vergangenheit das Mittelohrweihnachten und das Ruhr-Isolations-Weihnachten gegeben hat. Wir haben jeweils in den vier Frisium-Tagen Zeit, um den Fuß zu baden und der Luft auszusetzen, dann kommen die drei Tage, an denen Du wieder auf der Nase liegst und ihn Dir wie in den letzten drei Monaten trotz dicker Verbände, unter denen die Wunde still vor sich hin eitert, von neuem aufschlagen wirst. Sollte es mir wirklich gelingen, ihn zur Abheilung zu bringen, so ist zu befürchten, daß es nicht von Dauer sein wird. Irgendwie ist dieser Zeh zum Symbol unseres vergeblichen Kampfes geworden. Durch seine exponierte, die übrigen Zehen um 2 cm überragende Stellung (ihm hast Du in Wirklichkeit die Schuhgröße 47 zu verdanken) ist er eine Art Vorhut, die den Schlag allein abfangen muß, zusammen mit dem rechten Knie (welches sich aber wenigstens von einem zum anderen Mal mit einer dünnen Haut verschließt). Der Zeh, dessen leidgeprüftes Antlitz (er hat wirklich ein Antlitz) mich bis in meine Träume verfolgt, prägt diese Festtage, an denen sich die Familie versammelt hat. Zusammen sind wir 345 Jahre alt, Deine beiden Großmütter mitgerechnet. Ndunge sitzt an Deinem Bett und schaut wie in alten Zeiten Kinderbücher mit Dir an. Wenn sie im Raum ist, so lädt sich die Atmosphäre mit perlender Leichtigkeit auf, spielt sich alles eine Oktave höher ab. Du hast wie ein eifersüchtiger Liebhaber immer wieder gefragt: »Wann kommt endlich die Mieze?« Nun sitzt Mieze an Deinem Bett und bekommt einen nicht endenwollenden Lachanfall, als Du einen Braunbären mit Brombeer bezeichnest und einen Eisbären mit Johannisbeer. Sie sagt: »Was machen wir nur mit dem Wutzi? Zeh kaputt, Kopf kaputt. Am besten, wir stecken ihn in die Mülltonne«, und wie in alten Zeiten geht ein Lächeln über Dein Gesicht, weil Du weißt, daß sie immer nur Spaß macht.

Eine zweite Lieblingsbeschäftigung von Moritz war das Autofahren. Er kannte alle Automarken, wenngleich er ihnen manchmal andere Namen gab als sein Bruder Leon, der darüber in helle Verzweiflung geriet. Bei gemeinsamen Fahrten saßen die beiden Brüder hinten, und Moritz wies mit dem ausgestreckten Zeigefinger auf die uns entgegenkommenden Autos, wobei er wie eine tibetanische Gebetsmühle die Namen herunterleierte:

Mercedes	Döschewo
Beemwe	Dicker Beemwe (DKW)
Groooßer Last	Hochzeitsauto (VW-Käfer)
Tramitz Auto (VW-Kombi)	Rennauto (R 4)

Wenn zu viele auf einmal kamen, so machte sich auf seinem kleinen Gesichtchen Panik breit. Er konnte sich jedoch alles gut merken und lieferte die Namen im nachhinein in richtiger Reihenfolge.

Es gab nur wenige Freunde, zu denen ich Moritz mitnehmen wollte. Nachdem er einmal bei einem Anfall wertvolles Porzellan zerschlagen hatte, schieden alle die Haushalte mit anspruchsvollem Interieur aus. Ein »normaler« gesellschaftlicher Umgang war mir damit nicht mehr möglich. Im Grunde mußte ich mich entscheiden zwischen einem Einsiedlerleben und Stippvisiten bei den wenigen Menschen, die über zu Bruch gegangene Blumenvasen und zerkratzte Schallplatten großzügig hinwegsehen konnten.

Natürlich zog es mich zu meinen Freunden. Aber auch ihnen konnte ich Moritz nur in homöopathischer Dosierung zumuten. Wir mußten uns damit begnügen, stichwortartige Unterhaltungen zu führen und im übrigen stets auf dem Sprung zu sein. Richtig genossen hat diese Besuche nur Moritz. In jedem Haushalt machte er sich alsbald mit der Örtlichkeit der Küche vertraut. Er hatte immer großen Hunger und sagte das in einem so kläglichen Ton, daß jedermann annehmen mußte, er würde zu Hause nicht genug bekommen.

Seine liebste Freundin war Monika T., die er in burschikosem Ton bei ihrem Familiennamen nannte. Monika hatte drei Kinder, alle etwas älter als meine, und unsere Bekanntschaft basiert auf einer großen Angeberei von Ndunge, die mit dem jüngsten Sohn Nicki in eine Klasse ging. Ndunge, beeindruckt von Monikas Kindern, die alle drei hinreißend geigten, hatte eines Tages gesagt, ihre Brüder Leon und Moritz würden seit ihrem dritten Lebensjahr Cello und Geige spielen und sie beim Klavierspiel begleiten. Als Monika der »Wunderkinder« ansichtig wurde (Leon hatte seine Teilnahme am Orffschen Schulwerk nach drei oder vier Stunden mit einem Wutanfall beendet, und Moritz' musikalische Aktivitäten erschöpften sich vor dem Fernseher), brach sie in schallendes Gelächter aus und meinte, so ungefähr habe sie sich das vorgestellt. Sie besaß einen unerschütterlichen Humor und Nerven wie Drahtseile. Was aber Moritz, der sie rasch wie seine zweite Mutter liebte, am meisten faszinierte, war Monikas komödiantisches Talent, das sich mit dem seinen zu einem nicht abreißenden Spiel der Worte und Gesten vereinigte. Ihr Haushalt war noch um einiges chaotischer als der unsrige. Im Gegensatz zu mir ließ sie sich davon aber nicht aus der Ruhe bringen. Nicht nur, daß sämtliche Kinder der Nachbarschaft aus und ein gingen, es wurden ihr auch alle heimatlosen Tiere gebracht. Hunde, Katzen, Schildkröten, Meerschweinchen fanden dort Unterschlupf, und eines Tages – es mußte sich wohl im Tierreich herumgesprochen haben – flog durchs offene Fenster ein ausgewachsener Papagei und ließ sich manierlich auf dem Sofa nieder.

Inmitten all dieser Tiere bewegte Moritz sich mit der Gelassenheit eines Oberdompteurs nach Feierabend, der nur dann zur Peitsche greift, wenn er sich in seiner Ruhe gestört fühlt. So sperrte er einmal mit den Worten »Jetzt reichts mir aber!« mehrere junge Katzen in eine Schublade, weil sie versucht hatten, an seinem Wurstbrot zu schlecken. Wenn es ums Essen ging, verstand Moritz keinen Spaß. Monikas Küche quoll über von Sachen, die es bei uns nicht gab: Semmeln, Cola, Schokolade – für Moritz ein Schlaraffenland. Wir versuchten ihm anzugewöhnen, sich nichts zu nehmen, ohne vorher zu fragen, aber gerissen, wie er war, ging er in die Küche, wenn sich dort gerade niemand aufhielt, fragte: »Daf ich haben?« und gab sich gleich selbst die Antwort: »Ja, du dafst.«

In seiner hemmungslosen Eßgier passierte es hin und wieder, daß er sich statt Leberwurst Schappi auf die Semmel schmierte. Dafür gab er dem großen schwarzen Riesenschnauzer Billy, der nach einem Autounfall auch an Anfällen litt, einmal von seinem Zentropil ab. Mit Billy befand Moritz sich in einer Art Schicksalsgemeinschaft. Beide litten an den Folgen der Medikation, waren mal unruhig, mal schläfrig, aßen viel und hatten den fernen Blick. Billy war von beeindruckender Statur und durch sein Leiden ebenso unberechenbar wie Moritz. Einmal, als dieser im Garten einen Anfall hatte, lief er auf den Hund zu, um sich festzuhalten. Uns, die wir das aus der Ferne beobachteten, blieb fast das Herz stehen. Aber Billy ließ es geschehen, daß Moritz sich an seinem Fell festkrallte und ihn fast zu Boden zog. Er wartete geduldig ab, bis das Ganze vorüber war, dann schnupperte er an dem Kind, um sich davon zu überzeugen, daß es ihm gutging, und trottete davon.

Tiere hatten immer einen sicheren Instinkt für Moritz' Behinderung und gingen mit ihm behutsamer um als so manche Menschen. So hat z. B. die Katze, die wir uns später zulegten, zwar immer das Weite gesucht, wenn Moritz im Haus war, ihn aber nie gekratzt oder gebissen, wenn er sie mal erwischte und ärgerte, was sie bei uns tat.

Als wir aufs Land zogen, passierte es einmal, daß Moritz im Stall des benachbarten Bauern bei einem Anfall unter eine Kuh fiel und dort zwei Stunden lang schlief. Das halbe Dorf suchte nach ihm. Der Bauer, der ihn schließlich fand und zu mir brachte, war kreidebleich und sagte, normalerweise würden Kühe auf allem, was unter ihnen liegt, rücksichtslos herumtrampeln. Es sei ein Wunder, daß Moritz unverletzt sei.

Der Schutzengel hatte damals alle Hände voll zu tun, denn kurze Zeit darauf drang er in einen Wolfshundzwinger ein, wo es ihn ebenfalls hinwarf und er liegenblieb, bis wir ihn Stunden später fanden – neben einem Tier, das ihn knurrend bewachte.

Moritz' Bewegungsdrang und Freiheitsliebe kollidierten ständig mit seiner Unfähigkeit, Gefahren einzuschätzen und auf sich aufzupassen. So intelligent und spitzfindig seine Bemühungen waren, seiner »Gefangenschaft« zu entfliehen, so naiv, tapsig und fahrlässig war sein Umgang mit der Außenwelt.

Was die Erziehung zweifellos erschwerte, war der Umstand, daß er auf mich durchaus nicht so behindert wirkte, daß ich ihn mit gutem Gewissen von allem hätte ausschließen mögen. Ich sagte mir, daß er von seiner Umwelt, vom Umgang mit anderen Kindern nur profitieren könne und daß ich ein gewisses Risiko eben eingehen *müsse*. Das sagte ich mir an guten Tagen. Wenn dann aber wieder einmal alles schiefging und ich mein Kind heimholte, das mit knapper Müh und Not einem Unglück entgangen war, so klagte eine Stimme in mir: Wenn schon behindert, warum dann wenigstens nicht so, daß er nicht mehr fortlaufen kann?

Ich war ziemlich am Ende damals. Das Jahr verdichtet sich in meiner Erinnerung zu einem einzigen großen Versteckspiel zwischen Moritz und mir, das immer mehr Ähnlichkeit mit meinen Träumen bekam. Bald konnte ich nicht mehr unterscheiden: Ist er wirklich fortgelaufen, oder hast du das nur geträumt?

Schließlich erschien mir der Umzug aufs Land als der einzig mögliche Weg, unser Leben in den Griff zu bekommen.

Mein Schatz (ein flüchtiger Schatz),
das Bett, das Dein Vater für Dich konstruiert hat, ist eine imponierende Mischung aus einem Louis XIV Möbel und einer weitmaschigen Voliere. Deine Betreuer konnten zuerst wenig damit anfangen, dann halfen sie uns aber, es aufzustellen. Sie haben den größten Teil der Arbeit mit Dir und sehen es nicht gern, wenn Eltern sich einmischen. Aber wir können nicht weiter zusehen, daß Du Dich immer mehr verletzt. So müssen wir uns einen schwierigen Weg entlangtasten zwischen Vertrauen und Kontrolle, müssen uns manchmal Kritik gefallen lassen und uns dabei immer wieder vor Augen halten, daß sie es sind, die die Hauptlast tragen, und daß ihre Worte deshalb gewichtiger sind.

Das Bett ist aus Esche und das umgebende Netz aus Nylon. Dein Vater hat sich hineingelegt und einen Anfall simuliert, der die ganze Konstruktion erheblich ins Wanken geraten ließ. Es hielt jedoch allem Stand. Weder sauste das große Holzkreuz, das zur Stabilisierung der vier Eckpfeiler dient, auf ihn nieder, noch riß das Netz noch brach das Holz. Als er herauskrabbelte, machte er einen frischen, siegessicheren Eindruck. Wie gut, daß Du diesen Vater hast, der nie resigniert und sich immer etwas Neues einfallen läßt.

Zwei Wochenenden hattest Du nur wenige Anfälle, und ich brachte das in Zusammenhang mit drei homöopathischen Medikamenten für die Bauchspeicheldrüse, die Dir Dein alter Kinderarzt verschrieben hat. Ich geriet geradezu in eine Euphorie und legte mir eine Theorie zurecht, wonach Deine erhöhten Pankreaswerte im Zusammenhang mit den (stoffwechselbedingten?) Anfällen stehen könnten. Leider war die Freude über die Besserung von kurzer Dauer. Als wir das Bett brachten – es war ein Donnerstag, also der erste Tag ohne Frisium –, hattest Du gerade Deinen vierten Anfall des Tages.

Moritz war sechs Jahre alt, als wir aufs Land zogen. In dem Dorf, das dann sieben Jahre lang unsere Heimat war, blühten gerade die Bäume, es gab aber auch schattige Stellen in den Flußauen, an denen noch der Schnee lag. Leon sagte: »So soll es immer bleiben.«

Die Umstellung fiel den Kindern nicht schwer. Von Granstein her war ihnen das ländliche Leben vertraut, es war wie die Verwirklichung einer Traumwelt. In wenigen Tagen vermißten sie die Stadt nicht mehr.

Das Dorf, ein stattliches, wohlhabendes Dorf, stand wie ein Wächter an der Schwelle zur Bergwelt. Tag und Nacht zog ein leichter Wind durch das breite Flußtal wie durch einen Kamin. In den sieben Jahren habe ich dort kaum einen Nebeltag erlebt.

So wie die Winde herumfuhrwerkten, so rasten die Fernzüge durch das Tal, so strömte der Fluß wie ein Band aus Blei neben den Zügen her, so hetzte die Autobahn auf und ab. Das Dorf ließ sich davon wenig berühren. Es hatte sich wie ein kleines, verletzliches Tierchen an die Berghänge und in die Talfalten zurückgezogen und nahm das hektische Treiben mit dem gleichen freundlichen Interesse hin wie hundert Jahre früher die von Pferden gezogenen Schiffe mit ihren Lasten oder die Maultiere, die das Salz in den Norden brachten.

Der alte Teil des Dorfes war still und verwinkelt, mit Höfen, vor denen die Alten auf der Bank in der Frühjahrssonne saßen und ihre kleine Welt vorbeiziehen ließen, wie es schon ihre Mütter und Großmütter getan hatten, als es noch kein Fernsehen gab. Jeder kannte jeden beim Namen. Es gab bösen Tratsch und Feindschaften, aber wenn einer starb, so geleiteten ihn die anderen zum Friedhof, aus dem dann die schwermütigen, bedächtigen Töne der Schützenkapelle zu uns herüberdrangen.

Unsere Wohnung lag einen Steinwurf von der Kirche entfernt. Nachts, wenn ich nicht schlafen konnte, hörte ich das unerbittliche Schlagen der Stunden, die mich daran erinnerten, daß die Zeit davonfloß. Am Morgen dröhnten die Glocken aus dem Turm, der durchs Fenster auf unseren Frühstückstisch schaute, und mahnten die Kinder zur Eile. Ndunge ging bereits ins Gymnasium und hatte eine mehr als einstündige Fahrt mit Bus und Bahn vor sich. Versäumte sie ihren Bus, was manchmal vorkam, so packte ich Moritz ins Auto und fuhr sie in die achtzehn Kilometer entfernte Kreisstadt.

Leons Schulweg führte den Mühlbach entlang, vorbei an Kuhställen und Obstgärten, zu einer neugebauten Volksschule. Bezeichnenderweise schwang er sich erst beim ersten Glockenschlag aufs Rad. Irgendwie gelang es ihm immer, unbemerkt in der Klasse unterzutauchen.

Die sozialen Kontakte ergaben sich nur langsam. Nachmittags zogen Leon und Ndunge mit Moritz auf den kleinen Fußballplatz, und Ndunge fing aus purer Verlegenheit an, mit ihren Brüdern Fußball zu spielen. Moritz wurde ins Tor gestellt, eine Aufgabe, der er nur unter Androhung von Strafen oder süßen Versprechungen nachkam. Immerhin wurde er von seinen Geschwistern mangels anderer Spielkameraden als »Ersatzspieler« akzeptiert.

Da ich ihn jetzt den ganzen Tag bei mir hatte, war ich für jede Stunde dankbar, die er draußen unter Aufsicht spielen konnte.

Als Ndunge und Leon aber ihre eigenen Spielkameraden fanden, waren sie nur noch widerwillig zu dieser Aufgabe bereit. Nicht, daß sie sich des kranken Bruders geschämt hätten! Dazu waren sie viel zu selbstbewußt und unabhängig von der

Meinung anderer. Selbst in einem Dorf, wo die Leute mangels Information für ein Kind wie Moritz nur die Ausdrücke »blöd« oder »idiotisch« kannten, gingen Leon und Ndunge mit ihrem Bruder wie selbstverständlich durch die Straßen. Es war etwas ganz anderes, was das Zusammensein mit ihm so anstrengend machte. Seine Unruhe und seine Unberechenbarkeit waren selbst für Kinder so kraftraubend, daß ein konzentriertes Spiel in seiner Gegenwart nicht möglich war. Mit Erschütterung bemerkte ich in Ndunges Gesicht manchmal den gleichen abgehetzten und aufgelösten Ausdruck wie bei mir selbst. So brachte sie ihn mir fast mit einer gewissen Erleichterung zurück, wenn er bei einem Anfall eingenäßt hatte.

Und doch mußte ich sie immer wieder mit dem kranken Bruder belasten. So war es zum Beispiel unmöglich, ihn zum Einkaufen mitzunehmen, weil er die Regale leerfegte, in Äpfel biß und aus der aufgebauten Pyramide von Ananas-Konserven mit lautem Jubelschrei die unterste herauszog, was seine fatalen Konsequenzen hatte.

Gingen wir in ein Lokal, so mußten wir ihn zwischen uns einkeilen, damit er nicht entwischte. Er hätte ohne zu zögern Angriffe auf die Teller der übrigen Gäste unternommen. Einmal lief er in Windeseile einem Kellner nach, der seinen Teller weggetragen hatte, auf dem sich noch ein kurzes Spaghettistückchen befand. Moritz fischte es sich im Laufen herunter, umarmte den Mann und sagte: »Kellner, ich hab dich lieb.«

Niemand konnte ihm böse sein, denn er verfügte über einen umwerfenden Charme und eine erstaunliche Schlagfertigkeit. Mit Wehmut sagte ich mir manchmal, daß er wahrscheinlich ein besonders intelligenter Junge geworden wäre, denn das, was trotz der Krankheit noch durchbrach, war erstaunlich. Es gelang ihm, seine Behinderung zu tragen wie ein originelles Gewand, das einen fast vergessen ließ, wie tragisch die sich dahinter verbergende Gestalt war.

In dem alten Dorfteil war er bald bekannt wie ein bunter Hund. Auf Dauer war es unmöglich, ihn in der Wohnung (wieder eine Parterre-Wohnung!) zu halten. Er entwischte bei jeder Gelegenheit nach draußen, wo er regelrechte Betteltouren in die Bauernhäuser veranstaltete. Es blieb nicht aus, daß die Bäuerinnen, die ihn verständlicherweise rasch wieder loswerden wollten, ihn mit Butterbroten und Äpfeln versorgten.

Er hatte sich eine bestimmte Tour angewöhnt, die ihn zuerst zum Schusterbauern führte, der gleich neben der Kirche wohnte, dann den Bach hoch zum Marchfelder, dann wieder runter zum Weyerer und zum Tischner. Obwohl er alle häuslichen Verhältnisse schnell durchschaute und sich die Abwesenheit der Hausfrau zunutze machte, um sich in der Speisekammer selbst zu bedienen, behandelten ihn die Leute mit Nachsicht und Geduld. Wo er einmal erfolgreich war, da wurde man ihn nicht wieder los. Man gewöhnte sich jedoch an den kleinen Betteljungen, der immer Hunger hatte, und gab ihm zu essen, so wie man früher die wandernden Gesellen abgespeist hatte. Manchmal erscholl aus dem Nachbarhaus der Ruf: »Der Moritz ist da!« und das klang wie: »Es brennt!« Wenn es den Leuten zuviel wurde, dann sperrten sie einfach die Haustür zu.

Es war nicht ungefährlich, ihn draußen herumlaufen zu lassen, denn die Straßen waren befahren, und bei aller Vorsicht, die er im Umgang mit Autos walten ließ, bestand immer Gefahr, daß er bei einem Anfall in eines hineinlief und überfahren wurde. Auch gab es den Mühlbach, der zwar seicht und gemächlich durchs Dorf lief, aber an einer Stelle wasserfallartig in eine dunkle Öffnung stürzte, bevor er unter der Hauptstraße verschwand. Auch hier war ich wieder hin- und hergerissen zwischen meiner Angst und dem Wunsch, ihm die Freiheit zu lassen, die für ihn anscheinend so wichtig war. Schließlich entschied Moritz die Frage zu seinen Gunsten, indem er sich kurzerhand über alle Hindernisse hinwegsetzte. Damit er wenigstens nicht zu weit fortlaufen konnte, ließ ich ihn an warmen Tagen barfuß gehen. Ich stand fast die ganze Zeit am Küchenfenster, von wo aus ich den Dorfplatz überblicken konnte, und vernachlässigte dabei die Hausarbeit. Es war nicht so lustig, wie es jetzt nach all den Jahren klingt. Der Hausmeister, ein törichter, alter Mann, stellte mich in der Eingangstür zur Rede. Ich hätte ihm dieses Kind verschwiegen. Wie stünde er (!) vor dem Dorf da mit solch einem Kind. Es war die erste (und einzige) Bemerkung dieser Art, und sie tat nicht einmal weh.

Ich kann mir vorstellen, daß die Leute sich so allerhand über uns zusammenreimten. Was meine Position am meisten schwächte, war der Umstand, daß ich keinen Mann zur Seite hatte. Clemens hatte zwar den Umzug aufs Land befürwortet, aber er ließ sich selten sehen, und wenn er kam, mit langen Haaren und ungewöhnlicher Kleidung, so trug das nicht dazu bei, unseren Ruf als »normale« Familie zu festigen.

Moritz ging auf sein siebtes Jahr zu. An der Mylepsin-Zentropil-Medikation war nichts mehr geändert worden. Die Zahl der Anfälle blieb konstant bei einem bis vier pro Tag, mit drei- bis fünftägigen Intervallen. Allerdings hatte sich der Anfallscharakter wiederum gewandelt. Drei Anfallsformen standen jetzt im Vordergrund, von denen die schwerste, bei der er umfiel, krampfte und einnäßte, ihn am wenigsten zu bekümmern schien. Nach einer längeren Schlafpause stand er wieder auf den Beinen, und wenn ich ihn fragte, ob er einen Anfall gehabt hätte, so schaute er mich verständnislos an.

Die zweite Form war für Außenstehende kaum wahrnehmbar, beschäftigte ihn, Moritz, jedoch am meisten. Es kam vor, daß er plötzlich ruhig wurde, in die Ferne schaute und dann nach einem tiefen Luftholen fragte: »Hab ich jetzt eine Pansance (Absence) gehabt? Warum hab ich Pansancen, warumduwarum?« Sie schienen ihn zu ängstigen, und er sagte auch oft: »Du, ich hab so Angst.«

Wenn ich ihn fragte: »Moritz, wie sind Pansancen? Rot, gelb, schwarz? Laut oder leise? Langsam oder schnell? Tun sie dir weh?« so schaute er mich mit seinen wunderschönen Augen an und sagte nur: »Ach geh«, so als wollte er mir zu verstehen geben, daß das kein Thema für mich sei.

Die dritte Gruppe war die der dramatischen Anfälle. Stets wurden sie eingeleitet durch einen schrillen Ton, dem eine Reihe fahriger, zielloser Bewegungen der Extremitäten folgte. Er schoß dann mit hocherhobenen Armen und angstverzerrtem Gesicht los, lief in irgendeine Richtung (wenn er mich sah, lief er mir entgegen), stürzte oft zu Boden, war aber immer bei Bewußtsein. Diese Art von Anfällen war anscheinend willentlich zu steuern, denn es gelang mir häufig, sie zu stoppen, indem ich Moritz kräftig schüttelte und ihn anschrie: »Schick ihn fort, den Anfall, schick ihn fort, fort, fort, fort.«

Aus seinem Erschrecken befreit, wiederholte er mit mir: »Fort, fort, fort« und wies dabei mit der Hand in die Ferne.

Professor B. hielt diesen Verlauf schlichtweg für unmöglich. Daß Anfälle auf eine solch einfache Weise zu kurieren sein sollten, paßte nicht in die Lehrmeinung der Medizin.

Aber was wußte man schon über diese Krankheit? Manchmal kam es mir vor, als spiegle die Ratlosigkeit von Professor B. gegenüber Moritz nur die Ratlosigkeit der medizinischen Wissenschaft wider, wie sie sich in allen Schriften zur Epilepsie auf den ersten Seiten zu erkennen gibt. Ich wälzte Bücher und erfuhr, daß die Ursache der Epilepsie in etwa der Hälfte der Fälle unbekannt bleibt. Bei diesen sogenannten idiopathischen oder genuinen Epilepsien liegen möglicherweise noch unbekannte chemische Veränderungen im Gehirn vor.

Die andere Gruppe umfaßt die Epilepsien, bei denen eine Grunderkrankung vorliegt (Verletzungen, Tumore, Entzündungen). Ich wußte zur damaligen Zeit noch nicht einmal, welcher der beiden Gruppen Moritz zuzuordnen war, wobei mir ein handfester Befund weniger Sorge bereitet hätte als dieses amorphe Krankheitsbild.

Etwa um diese Zeit kam ein neues Antiepileptikum namens Ergenyl auf den Markt. Die Tabletten waren in Stanniol verpackt und zerfielen bei Kontakt mit der Luft zu einer glitschigen Masse. »Eine einfache chemische Verbindung«, beruhigte mich die Stationsärztin des »Herrlicher Krankenhauses«, als sie meinen skeptischen Blick bemerkte.

In der Tat erschreckte mich das Medikament in den folgenden sieben Jahren, in denen Moritz es einnahm, wegen seiner flüchtigen Konsistenz weniger als alle anderen. Ich kann mich auch nicht erinnern, auf den ersten Beipackzetteln außer dem Hinweis auf gelegentlichen Haarausfall und die üblichen Blutbildveränderungen irgend etwas gelesen zu haben, was mein Mißtrauen erregte. Erst sehr viel später erfuhr ich anläßlich einer Fortbildung für Ärzte, daß es unter der Therapie mit Ergenyl Todesfälle infolge von Lebervergiftung gegeben hatte.

Obwohl man bereits nach kurzer Zeit feststellen konnte, daß das Ergenyl ohne Wirkung blieb, bekam Moritz es sieben Jahre lang verschrieben. Im letzten Jahr steigerte man sogar die tägliche Dosis um zwei auf fünf Tabletten. Das Fatale war, daß ich selbst es aufgegeben hatte, mir Gedanken über die medikamentöse Behandlung zu machen, die ich nachträglich nur noch als »Huckepack-Therapie« bezeichnen kann. Vom Vertrauen in die Ärzte und die Medizin eingelullt und erfüllt von der Zuversicht, daß unser angepaßtes Patienten-Wohlverhalten doch irgendwann einmal mit Erfolg gekrönt sein würde, gab ich Moritz jeden Tag sechs Tabletten zu schlucken, die man meiner Ansicht nach ebensogut hätte weglassen können. Denn zusammen mit dem Ergenyl bekam er jetzt Neo-Citrullamon, ebenfalls mit dem Wirkstoff Phenytoin, das er bereits im Alter von zwei Jahren bei seinem ersten stationären Aufenthalt bekommen hatte und das wegen Wirkungslosigkeit wieder abgesetzt worden war. Der kurze Vermerk über diesen vergeblichen Behandlungsversuch schlummerte in den Archiven des alten grauen Krankenhauses, wo niemand ihn mehr las, zumindest nicht zu diesem Zeitpunkt.

Moritz war ein kooperativer kleiner Patient. Nach den Mahlzeiten sagte er: »Ah, meine Papletten!« Er kannte auch ihre Namen: Ärgenül und Zitrulade. Zum Glück war er jetzt vernünftig genug, sie nicht mehr zwischendurch einfach aufzuessen. Noch waren seine Leberwerte in Ordnung, aber sein Zahnfleisch war dick aufgetrieben, und als die ersten Zähnchen ausfielen, erschien mir sein Mund wie eine einzige große Wunde. Seit der Einnahme des Ergenyls legte er an Gewicht zu. Auf alten Fotos stellen sich seine Gesichtszüge verwaschen dar. Wenn er bei einem Anfall auf seinen kleinen stämmigen Beinchen quer über den Dorfplatz zu meinem Küchenfenster lief, ganz körpergewordene Angst, so trug er sichtlich an diesem Gewicht, das nicht wirklich sein eigenes zu sein schien.

Wir machten, um seine motorische Unruhe aufzufangen, lange Spaziergänge übers Land, auf denen er kaum zu bremsen war und immer gute hundert Meter vor mir herlief. Einmal drang er in ein abseits gelegenes Gehöft ein und aß in der Küche die bereitgestellte Vesper auf.

Ich kann nicht wirklich beurteilen, wie sehr er selbst unter seinem Befinden litt. Seine anhaltend gute Laune und seine schier unerschöpfliche motorische Energie erweckten den Anschein, als sei seine Lebensfreude ungebrochen. Aber da er an manchen Tagen sein Näschen zum Himmel streckte und sagte: »Heute ist es schön, heute geht's mir gut«, glaube ich, daß es auch Tage gab, an denen er sich nicht so wohl fühlte, diesem Gefühl aber keinen Ausdruck verleihen konnte oder wollte.

Zweimal in der Woche fuhr ich ihn noch in den alten Hildegarten, der jetzt 75 Kilometer von uns entfernt war. Der Aufwand einer dreistündigen Fahrt auf einer meist verstopften Autobahn stand kaum in einem Verhältnis zum Nutzen der dreistündigen pädagogischen Betreuung dort. Ich kannte jedoch zu jener Zeit in unserer Gegend keine heilpädagogischen Einrichtungen, weder Kindergärten noch Tagesstätten. Für die Einschulung in eine staatliche Sonderschule gab es Bedingungen, die Moritz nicht erfüllte. Für mich stand sowieso fest, daß ich Moritz weiterhin nur einer anthroposophischen Einrichtung anvertrauen würde.

Als mir Tante Hildegard ein Heim in Baden Württemberg nannte und ich mich zum ersten Mal mit dem Gedanken auseinandersetzte, Moritz wegzugeben, empfand ich eine Wut über mich selbst und meine Lebensumstände, die es mir nicht gestatteten, das Problem Moritz zu Hause zu lösen. Voller Trauer gestand ich mir ein, daß ich auf der ganzen Linie versagt hatte.

Unfähig, mich im Leid zu stabilisieren, war ich in eine tödliche Erschöpfung geraten.

Dann passierte etwas, was ich immer schon befürchtet hatte: Ich wurde krank. Aus einer banalen Grippe, die ich zuerst nicht wahrhaben wollte und auch nicht behandeln ließ – seit Moritz' Geburt hatte ich alle Unpäßlichkeiten, die mich ins Bett verbannt hätten, verdrängt –, wurde eine mehrere Wochen sich hinziehende rätselhafte Krankheit, die immer wieder aufflakkerte, wenn ich sie überwunden glaubte.

In den ersten beiden Wochen hatte ich Moritz bei mir. Ich lag im Bett, das Fieber umhüllte mich wie ein weicher, warmer Mantel. Alle Dinge waren auf einmal sehr weit weg, und die Zeit tröpfelte dahin. Ich hörte meinen kleinen Sohn in der Küche hantieren, den Eisschrank auf- und zumachen, hörte Geschirr zu Boden fallen und dachte: Es ist, so wie es ist.

Solange seine Unruhe die Wohnung erfüllte, war ich ruhig. Plötzlich war dann aber diese Stille da, die nichts anderes bedeutete, als daß er wieder einmal durch irgendein Schlupfloch entwischt war, in Hausschuhen und ohne Mantel. Ich zog mich an und suchte draußen im Schnee nach seinen Fußspuren, um wenigstens die Richtung herauszubekommen, in die er gelaufen war. Meistens fand ich ihn in einem der Bauernhöfe. Je öfter sich das wiederholte, desto mehr versagten mir meine Beine ihren Dienst. Ich wußte dieses Gefühl der Kraftlosigkeit beim Gehen, dieses »Angehen gegen einen Widerstand« (wie unter Wasser) sehr wohl zu deuten. Pflichtgefühl und Angst lieferten sich in mir einen erbitterten Kampf – im Grunde wollte ich nur noch liegen und gar nichts mehr tun.

Es gab keine Person (auch nicht innerhalb meiner Familie), die bereit gewesen wäre, Moritz zu sich zu nehmen. Da mein Zustand sich nicht besserte, suchten alle fieberhaft nach einem Heim. Für derartige Notfälle gab es damals noch keine Anlaufstelle (ich weiß nicht einmal, ob es heute so etwas gibt). Schließlich fand sich inmitten von München ein Heim, welches sich bereit erklärte, Moritz bis zu meiner Genesung aufzunehmen. Es war das erste Mal, daß wir uns trennten. Die Nachrichten, die in der Folgezeit zu mir drangen, gefiltert durch eine besorgte Familie, waren entmutigend. Moritz, so hieß es, habe bei der Aufnahmeuntersuchung sich so unruhig verhalten, daß ein Medikamentenschrank zu Bruch gegangen sei. Nach drei Tagen wurde für ihn zusätzlich ein Werkstudent eingestellt, der ihn tagsüber betreute.

Ich sah ihn vor mir, wie er die Gänge auf und ab lief, hinter sich den ratlosen Studenten, der für sechs Mark in der Stunde so schlecht und recht seinen Dienst tat. Sah, wie er die Schränke der anderen Kinder ausplünderte, sich das Essen hineinstopfte und alle Versuche, ihn zum Spielen zu bewegen, durch eine läppische Albernheit durchkreuzte. In meinen Fieberträumen gelangte er unbemerkt aus dem Haus, stieg in die Straßenbahn und fuhr kreuz und quer durch die Stadt, ohne daß ich ihn jemals einholen konnte. Über allem aber lastete die Frage: Wer ist bei ihm, wer fängt ihn auf, wenn er fällt?

Als ich von Deinem erneut aufgeschlagenen Zeh erfuhr, schrie ich Deinen Vater an: Ich hasse Gott. Es ist mir egal, wenn ich dafür in die Hölle komme. Ich hasse Gott.

Am Tag zuvor haben sie Deiner alten krebskranken Großmutter die Geldbörse geklaut. Zu allem Unglück geriet sie noch in eine Kontrolle der U-Bahn und wurde rüde behandelt. In der Kirche sangen wir: Wir danken dir, Herr, denn du bist freundlich, und deine Güte währet ewiglich. Da sagte ich zu Clemens: Ich hasse Gott.

Wie stellst du dir diesen Gott vor? schrie Clemens zurück. Etwa wie einen Weihnachtsmann, der aus einem Sack unentwegt nur Freuden austeilt? Nein, sagte ich, aber ich wünschte, unsere Kirche könnte das Bild von diesem Gott revidieren! Schon als Kind lehrte man mich beten »Lieber Gott«. Dieser Gott ist weder lieb noch gütig noch freundlich, sondern er scheint seine Schläge vorzugsweise auf die zu verteilen, die ohnehin schon genug zu tragen haben.

Warum kann er Moritz nicht in Ruhe lassen?

Nach diesem Ausbruch ging es mir besser und wunderlicherweise auch Dir. Zu Ndunges Geburtstagsfeier erschienst Du mit fast heilem Zeh und einem wacheren Blick als sonst. Dein Anfallskalender zeigt wieder das gewohnte Bild mit vier anfallsfreien Tagen in der Woche und drei Tagen, an denen die Anfälle gehäuft, sehr gehäuft sogar, auftreten. Es scheint so, als ob die Gewöhnung des Körpers an das Frisium und die dadurch nachlassende Wirkung rückläufig ist. Natürlich frage ich mich, ob das nicht mit den Vitamin-B-Spritzen zusammenhängt. Auf jeden Fall scheint das Ausschleichen des Phenhydans zu keinen Katastrophen zu führen, sondern eher zu einer Stabilisierung Deines Allgemeinzustandes.

Seitdem Du in Deinem Bettkäfig liegst, dessen Netz die Anfälle lautlos auffängt, haben Deine Betreuer Mühe, Dich zu hören. Es besteht Gefahr, daß Du Dich durch eine ungeschickte Lage im Anfall selber strangulierst. Wir wollen deshalb eine Kuhglocke kaufen und an das Netz hängen.

Zwischen meiner Wiederherstellung und Moritz' Einschulung im Heil- und Erziehungsinstitut E., zu der ich mich schließlich durchrang, lagen neun Monate, in denen er wieder zu Hause war. Obwohl die Erinnerung die Tiefen dieser Zeit gleichsam eingeebnet hat, so daß sie mir nur noch wie eine Abfolge ganz normaler Tage erscheint, weiß ich, daß es eine schlimme Zeit war, schlimmer als je zuvor, und daß ich jeden Morgen mit dem Wunsch erwachte, es möge schon wieder Abend sein.

Die Anforderungen, die Moritz an mich stellte, waren zweifacher Art. Zum einen zermürbte er mich durch fortgesetzte Ungezogenheit (das Wort ist nicht richtig, es fällt mir jedoch kein anderes ein für diese Mischung aus Unruhe, Aggression, Unkonzentriertheit, Gerissenheit, Widerspenstigkeit); zum anderen verlangte er meine ganze Aufmerksamkeit, weil er fast unentwegt in Gefahr war, sich bei einem Anfall zu verletzen. Unser beider Problem war, daß wir aneinandergekettet waren. Ich wagte es nicht einmal, alleine auf die Toilette zu gehen.

Nicht zuletzt diese Abhängigkeit war es, die mich bewog, zumindest einmal Kontakt mit dem Heim in E., welches gute zweihundertfünfzig Kilometer von unserem Wohnort entfernt lag, aufzunehmen.

Auf der Fahrt dorthin war Moritz ruhig und wachsam. Das Benennen der uns überholenden Autos nahm seine ganze Aufmerksamkeit in Anspruch. Von Zeit zu Zeit fragte er in provozierender Weise: Soll ich die Tür aufmachen?, was mich jedesmal – da es in dem alten Auto weder Kindersicherung noch Gurte gab – in Panik versetzte. Er tat es dann auch wirklich, und dieses Spielchen wurde für mehrere Jahre sein Lieblingsspiel, bis er eines Tages bei einem außergewöhnlich starken Anfall während einer Fahrt die Tür eintrat und ich ein anderes Auto kaufte.

Schlau, wie er war, ahnte er, daß diese Fahrt seinetwegen unternommen wurde.

Als wir in E. ausstiegen, war er ein perfekter kleiner Teufel. Unbeeindruckt von den wohlgesitteten, liebenswürdigen kleinen Schülern, zeigte er einen Auftritt, der ihn von der ersten Minute an zum Außenseiter abstempelte. Bei dem Gespräch mit der Heimleiterin war er fahrig, gab keine Antwort und schmiß mit den ihm angebotenen Spielsachen um sich, so daß der Eindruck entstehen mußte, es handele sich um ein praktisch nicht bildbares Kind. Es wäre denkbar, daß Moritz mit der ihm eigenen Feinfühligkeit mein Vorhaben durchschaut hatte und es vereiteln wollte.

Inmitten dieser sehr kultivierten Umgebung hinterließen wir einen denkbar schlechten Eindruck. Ich glaube, es war nur der Fürsprache von Tante Hildegard zu verdanken, daß das Heim sich dennoch bereit erklärte, Moritz im folgenden Herbst aufzunehmen.

Die Entscheidung lag nur bei mir. Neben der Überlegung, daß es wahrscheinlich nur in einer Gemeinschaft von Gleichaltrigen und unter der Führung von Heilpädagogen gelingen würde, Moritz' Sozialverhalten zu verbessern und seine Entwicklung zu fördern, gelangte ich immer mehr zu der Einsicht, daß die beiden anderen Kinder lange genug zu kurz gekommen waren. Tröstlich bei dem Gedanken an das Heim waren die vier Monate Schulferien im Jahr, in denen die Kinder nach Hause durften. Es war also nicht eine Trennung für immer – Moritz würde fünfmal im Jahr zu uns kommen, so wie das bei Internatskindern üblich ist.

Im September '71 brachte ich ihn nach E. Tagelang vorher hatte ich unter Tränen Namensschilder in seine Wäsche genäht und gleichzeitig die Tage bis zu seiner Abreise gezählt. Ich hatte diesen Tag X vor mir gesehen und gewußt, daß meine Kraft nur noch bis dahin reichen würde und keinen Tag länger. Als es dann soweit war und ich Moritz in die Obhut der jungen Seminaristin gab, als ich endlich nach dreizehn Jahren zum ersten Mal allein in Urlaub fahren wollte, geriet ich in einen eigenartigen Zustand, der mich daran hinderte, meine »Freiheit« zu genießen.

Vielleicht ergeht es dem Matrosen so, der nach mehrmonatiger Seereise zum ersten Mal wieder Land betritt und noch den Gang der Wellen unter den Füßen verspürt, oder dem Gefangenen, der nach seiner Freilassung die schützenden Mauern seiner Zelle vermißt. Das Vakuum, das ich verspürte, machte mich benommen. Wie eine Betrunkene ging ich durch die Straßen der kleinen italienischen Stadt, immer an Hecken, Zäunen und Mauern entlang, von denen ich mir Halt erhoffte. In Wahrheit fehlte mir der kleine Gefährte an meiner Hand, den ich mehr liebte als alles andere auf der Welt. Ohne ihn erschien mir mein Leben inhaltslos. Es war eine deprimierende Erkenntnis, daß der einzige Halt, den ich auf dieser Welt hatte, der kleine Junge war, der selbst immer umfiel.

Dieser Zustand, der begleitet war von einer unbeschreiblichen Mattigkeit und Lustlosigkeit, hielt mehrere Wochen an. Zwischen E. und mir pendelte Moritz' Wäschekorb hin und her. Wahrscheinlich wäre es billiger gewesen, die Wäsche im Heim zu waschen. Ich vermute, daß die Absicht dahintersteckte, auf diese Weise den Kontakt zwischen Mutter und Kind nicht abreißen zu lassen. Es war in der Tat so, daß mit dem Eintreffen dieses Korbes schmutziger Wäsche immer ein Stück Moritz ins Haus kam und ich mir angesichts dieser zerrissenen Hosen und schmutzigen Pullis, denen der typische Moritz-Geruch entströmte, Geschichten aus seinem Leben dort zusammenreimte.

Mir blieb ein Rätsel, wie dieses schwierige Kind in einer Gruppe von fünf Gleichaltrigen auf relativ beschränktem Raum gehalten werden konnte. Das Zimmer lag im zweiten Stock eines Altbaus, und allein die Vorstellung, daß Moritz, der nur an Parterre-Wohnungen gewöhnt war, eines Tages das Fensterbrett erklimmen und herunterstürzen könnte, ließ mich vor Angst erstarren. Dazu kam, daß das Heimgelände nach allen Seiten hin offen war und für einen Ausreißer wie Moritz ideale Verhältnisse bot. So ließ denn auch in der ersten Zeit nach seiner Einschulung jedes Telefonklingeln mein Herz schneller schlagen, weil ich dauernd mit dem Eintreffen von Katastrophennachrichten rechnete.

Damals wußte ich noch nicht, daß es dem Stil des Hauses entsprach, Schwierigkeiten mit den Kindern in erster Linie alleine zu lösen und die Eltern damit so gut es ging zu verschonen. Erst sehr viel später erfuhr ich zum Beispiel die eher lustige Geschichte, wie Moritz nach dem Unterricht in seinem immensen Freiheitsdrang einfach durch eine Glastür gelaufen war, die in hundert Stücke zersprang, sich aber nicht eine einzige Schramme zuzog und hinterher nur sagte: Oho!

Die Briefe, die von seiner Lehrerin kamen, waren stets in einem positiven und zuversichtlichen Ton gehalten. Zwar ahnte ich, wie viele Probleme sich zwischen den Zeilen verbargen, aber zum ersten Mal seit langer Zeit erfuhr ich die Beruhigung, daß Moritz' Schwierigkeiten nicht uferlos, sondern in den Griff zu bekommen waren.

»... Moritz hat sich erstaunlich schnell in die neue Situation hineingefunden. Komischerweise nennt er mich Claudia oder – wenn das nicht ankommt – sagt er Hildegard. Dabei weiß er meinen Namen ganz genau. Nun will ich Ihnen mal einen Vormittag schildern. Um halb neun Uhr geht die Schule los. Dann gehen wir gemeinsam in den Saal (acht Kinder). Dort machen wir unseren kleinen Morgenkreis und beginnen mit ein wenig Eurythmie und Liedern, Bewegungsspielen, Geschicklichkeitsübungen. Diese halbe bis dreiviertel Stunde macht Moritz recht gut mit. Anfangs wollte er sich nicht einordnen. Aber jetzt ist er schon interessierter. Singen, Klavierspielen und Rhythmisches mag er ja ganz besonders gern. Bei den Spielen möchte er auch immer gerne an die Reihe kommen. Wenn das geschehen ist, dann erlischt bald seine Lust an dem betreffenden Spiel. Dann gehen wir in die Schulklasse. Diesen Übergang schafft Moritz noch nicht. Er möchte da ›ausbrechen‹ und bedeutet mir energisch, daß er jetzt genug von der Schule hätte. Doch ich bin dann ›hart‹, und er muß es ja auch lernen. Er ist es wohl noch nicht gewöhnt, still zu sitzen und sich zu konzentrieren. Bei den Sprachübungen ist er noch ganz gespannt – auch wenn ich etwas erzähle. Wenn es an das selbständige eigene Arbeiten geht (Vorstufe zum Schreiben – Malen), dann ist Moritz leicht ermüdet und mag nicht mehr. Ich glaube aber, das ist nicht so schlimm. Immerhin bleibt er ja ca. eine Stunde ›bei der Stange‹ und muß erst nach und nach zur Ruhe kommen. Es ist ja ein seltsames Menschenkind. Einerseits kann er so behutsam und anlehnungsbedürftig sein – dann wieder recht aggressiv und ungestüm. Doch glaube ich, der regelmäßige Rhythmus wird ihm guttun. Außerdem muß er ja merken, daß man ihm sehr gut will und ihn mag.«

Drei Monate später: »Es geht Moritz recht gut. Die erste Zeit nach den Ferien war besonders erfreulich. Dann hatte er es einige Tage schwer. Es lag sicher an der lauen Witterung, die da einsetzte. Er hatte öfter mal eine Absence oder kurzen Anfall, manchmal mit Einnässen. Jetzt ist er wieder wohler. Eine Erkältung ging rasch vorüber.

Es ist seltsam bei Moritz, wie er gefühlsmäßig hin und her pendelt zwischen einer großen Liebenswürdigkeit und Herzlichkeit und krasser Derbheit. Zum Beispiel begrüßte er ganz goldig eine meiner ›Töchter‹, die nach langer Krankheit zurückkehrte. Dann wieder ist er schwer erreichbar, besonders morgens – und man muß recht massiv werden, ehe er gehorcht. Er ist dann irgendwie verbaut in seinem Willen. In der Schule zeigt er eine größere Durchhaltekraft. Er kriegt es jetzt fertig, eine Seite allein mit Buchstaben zu schreiben. Vorher war er nicht dazu zu kriegen und meinte nach fünf Buchstaben ›jetzt ist es genug‹. Es ist so erfreulich, daß er sich derartig freuen kann, wenn er etwas gut geschafft hat und gelobt wird. Dann strahlt er ›über und über‹.«

Dann kamen die ersten von Moritz gefertigten Zeichnungen an. Ich wußte, wie schwer er sich im Umgang mit Farbstift und Papier tat und welche Mühe es ihm bereitete, still zu sitzen und sich zu konzentrieren. Deshalb behandelte ich diese einfachen, mit Wachskreide gemalten Bilder, die meist geometrische Formen zeigten, wie einen kostbaren Schatz, ließ sie rahmen und hängte sie an die Wand. Wann immer ich Moritz später fragte, wer sie gemacht habe, antwortete er: »Nämlich aber auch IIIIch.« Diese komplizierte Antwort ließ auf eine komplizierte Enstehungsgeschichte schließen und war so typisch für ihn, daß wir sie aus Liebe in unseren Sprachgebrauch übernahmen.

Zum Martinsfest im November besuchte ich ihn mit Monika. Er hatte eine Laterne gebastelt und ging an meiner Hand in einem langen Zug von Kindern durch das Dorf.

Die Begrüßung war ziemlich kühl gewesen. Obwohl er nach Aussage seiner Erzieherin den ganzen Vormittag ungeduldig auf mich gewartet hatte, tat er so, als würde er mich nicht kennen. Erst als ich spaßeshalber sagte: »Wenn du mich nicht kennst, dann kann ich ja wieder fahren«, schlang er seine Ärmchen um mich und hielt mich fest.

Es war ein feuchter, kalter Abend. Der Zug der Kinder durch

das fast schon winterliche Dorf mit seinen verwinkelten Fachwerkhäusern hatte etwas unbeschreiblich Rührendes an sich. Zum ersten Mal sah ich auch ältere Behinderte, deren Anblick auf mich befremdend wirkte. Noch ist es Zeit bis dahin, dachte ich, noch ist Moritz klein und alle haben ihn lieb.

Der Reiter in seinem mittelalterlichen Gewand, der uns entgegenkam, hielt sein Pferd an, stieg ab, zerteilte mit dem Schwert seinen Mantel und legte eine Hälfte einem Bettler um, der am Straßenrand kauerte. Dazu sangen die Kinder:

St. Martin, St. Martin,
St. Martin war ein guter Mann,
er zündet seine Lichter an,
daß er oben sehen kann,
was er unten hat getan.

Die Landschaft um uns herum mit ihren steinigen Äckern erschien mir älter als je eine Landschaft zuvor. Aus der Höhe betrachtet, mutete das Nebeneinander von Wiesen, Ackerflächen und Wäldern wie ein kostbarer alter Teppich an, dessen Ornamente durch die Einbuchtungen der Täler und die Wölbungen der Berge auf skurrile Weise verzogen waren. Hob man einen Stein auf und betrachtete ihn, so gewahrte man rundherum Sorgenfalten, desgleichen waren die von Wind und Sonne gegerbten Äpfel und Birnen voller Schrunden und Narben. Es war eine Landschaft, in der nachts die Elfen auf den Wiesen tanzten und das bucklige Männlein seinen Schabernack trieb. Dem Boden schien indes eine besondere Heilkraft zu entströmen, so als hätte dieses jahrtausendelange Darben ein Destillat aus organischem Leben und Mineralien zurückgelassen, das den Menschen freundlich war.

Das Heimleben war eingebettet in den Rhythmus der Jahreszeiten, und so wie das Jahr seine bestimmte Abfolge von Festen und stillen Zeiten hat, so unterlag auch der Tag einem Rhythmus von Arbeit, Spiel, Essen und Ruhe. Dieser Rhythmus ist ein Teil des Geheimnisses der Waldorf-Pädagogik. Jedem Neuankömmling teilt er sich vom ersten Tag an mit, und man konnte ein Kind daran messen, ob es sich diesem Rhythmus anpaßte oder nicht.

Moritz hatte erhebliche Schwierigkeiten, sein ungezügeltes In-den-Tag-Hineinleben einer äußeren Ordnung zu unterwerfen. Bereits um fünf Uhr morgens stand er am Bett seiner Betreuerin und verlangte nach einem Frühstück. Logischerweise war er in der Schule müde, wachte beim Mittagessen wieder auf und hielt keine Mittagsruhe ein.

Von den jungen Menschen, die Moritz in dieser allerersten Zeit (und auch später) betreuten, mußte ein überdurchschnittliches Maß an Verantwortung und Geduld aufgebracht werden. Ihr Optimismus und ihr Engagement waren bewundernswert, und oftmals sagte ich mir: Wenn irgend jemand einen Platz im Himmel verdient hat, dann sind es diese jungen Leute, die bei geringer Bezahlung so gewissenhaft ihren 24-Stunden-Dienst versehen. Moritz hatte das große Glück, immer auf Menschen zu treffen, die ihm spontan zugeneigt waren, sei es, weil er sehr stark an ihr Mitgefühl appellierte, sei es, weil er in seiner Originalität immer und überall Interesse weckte. Die Betreuer wechselten jedes Jahr, und trotz der Schwierigkeiten, die Moritz ab dem zehnten Lebensjahr zusätzlich bereitete und die eine Einzelbetreuung erforderlich machten, vermittelte er jedem von ihnen das Gefühl, daß er noch über ein ungeheures Entwicklungspotential verfüge, das zu erschließen sich lohne. So trat jeder neue Erzieher mit neuen Ideen und Kräften und voller Begeisterung an ihn heran. Das war Moritz' großes Glück.

Wenige Wochen nach meinem Besuch erhielt ich abends einen Anruf. Moritz sei mit Blaulicht in das zuständige Kreiskrankenhaus eingeliefert worden und liege dort auf der Intensivstation. Es seien alle Vorbereitungen für einen Luftröhrenschnitt getroffen worden. Den Ausdruck »Pseudo-Krupp« hörte ich zum ersten Mal. In einem medzinischen Fachbuch las ich nach, daß es sich um eine Kehlkopf- und Luftröhrenverengung infolge einer akuten Entzündung handelt, die vorzugsweise Kleinkinder befällt. Moritz war fast acht Jahre alt.

Auf der Fahrt durch den dichten Winternebel – Clemens saß am Steuer – fragte ich mich unentwegt, was das zu bedeuten habe. Dabei fiel mir nur eine einzige Antwort ein: Dies war Moritz' Reaktion, dies war seine einzige Möglichkeit, gegen die Trennung von seinem Zuhause zu protestieren. Es war gänzlich ungewiß, wie wir ihn vorfinden würden. Eines jedoch war sicher: Wir mußten uns an den Gedanken gewöhnen, daß – wenn er jetzt durchkam – dies wahrscheinlich nur der Auftakt zu einer Reihe von Zwischenfällen auf seinem Lebensweg war, die wir, die Eltern, nur noch bedingt steuern konnten.

Gänzlich im unklaren war ich mir über Clemens' Rolle als Vater. Sieben Jahre lebten wir nun getrennt, ohne geschieden zu sein. Nach wie vor erschöpften sich seine Kontakte zu den Kindern in gelegentlichen Besuchen zu Geburtstagen etwa. Seine Versuche, aus der Ferne pädagogisch auf Moritz Einfluß zu nehmen, wirkten auf mich rührend unreif. Moritz hatte diese Briefe jahrelang in einem Holzkoffer neben seinem Bett stehen.

»Moritz, du *mußt* lernen (zum Beispiel)
1. Du bist im Zimmer
2. Du willst nicht essen
3. Du hast plötzlich ein Knäckebrot in der Hand
4. Du ißt plötzlich
5. Du erinnerst dich ›ich will lieber gar nichts essen‹
6. Du legst das Knäckebrot wieder hin.
Du mußt *nicht* lernen: Knäckebrot nicht anfassen, denn das hat Dein Dich grüßender Papi auch nicht gelernt.»

Jetzt saß Clemens am Steuer seines Wagens und fuhr um Moritz' Leben. Voller Bitterkeit sagte ich mir: Es ist der lebendige Moritz, der ihn braucht, und nicht der todkranke. Clemens' Besorgnis in dieser Akutphase, die wie ein Hilferuf nach einer Reihe unheilvoller Jahre war, erschien mir unangemessen und unaufrichtig, aber ich war froh, jetzt wenigstens nicht allein zu sein.

Wir fanden das Bübchen schlafend und mühsam atmend in einem Gitterbettchen auf der Wachstation. Vor ihm stand ein Zerstäuber, der ein cortisonhaltiges Medikament enthielt und den Raum mit einem feinen Dunst füllte. Nach und nach normalisierten sich seine Atemzüge, und am Ende der Nacht sagte die Ärztin, die Krise sei überstanden, wir sollten ruhig schlafen gehen. Stunden später saß Moritz bereits in seinem Bett und fragte, ob wir ihm etwas mitgebracht hätten. Er war hungrig und wirkte auf uns so gesund, daß wir glaubten, das Ganze nur geträumt zu haben.

Fast ein Jahr danach ging er an einem verschneiten Winternachmittag mitten im Wald von E. verloren. Es war nachträglich nicht zu klären, ob es eine Nachlässigkeit der jungen indischen Seminaristin war oder ob Moritz, zusammen mit einem anderen Jungen, sich mit List und Tücke entfernt hat. Jedenfalls wurde das Fehlen der beiden nicht sofort bemerkt, so daß kostbare Zeit verstrich.

Die Leute, die auszogen, um die Jungens zu suchen, stapften stundenlang laut rufend und Taschenlampen schwenkend durch den riesigen Wald. Es war bitterkalt, und alle konnten sich ausrechnen, daß Moritz und Kalle die Nacht im Freien nicht überleben würden. Niemand wagte sich vorzustellen, was passieren würde, wenn Moritz bei einem Anfall im Schnee liegenblieb.

Es vergingen mehrere Stunden erfolgloser Sucherei.

Moritz hatte mit Kalle längst das Revier gewechselt und war bis zur Autobahn vorgedrungen. Kalle erzählte später, Moritz habe ihn an der Hand gehalten und gesagt: »Auf die Autobahn darfst du nicht gehen.«

Sie marschierten immer weiter durch die Nacht, kamen in neue Wälder, die schon so weit von E. entfernt lagen, daß niemand sie dort vermutete. So unglaublich es klingen mag: Irgendwann stießen sie auf einen Bauern, der auf dem Heimweg zu seinem Hof war. Der fragte sie, was sie mitten in der Nacht im Wald zu suchen hätten. Ich kann mir vorstellen, daß Moritz mit kläglicher Stimme sagte, er habe so Hunger wegen Brot. Der Bauer – Gott sei's gedankt – nahm die beiden mit nach Hause und rief die Polizei an, bei der bereits die Vermißtenmeldung lag.

Von nun an ließ es der Schutzengel gar nicht mehr so weit kommen. Fast glaube ich, daß Moritz nach diesem Abenteuer von selbst darauf achtete, seine eigenwilligen Ausflüge nicht zu sehr auszudehnen, jedenfalls kam es nie wieder zu einer ähnlich dramatischen Sucherei.

Die acht Jahre in E. verschmelzen in meiner Erinnerung zu

einem einzigen großen Block, aus dem die Ereignisse, die mir im Gedächtnis haftenblieben, aufsteigen wie Leuchtsignale, die mir den Weg zeigen, den Moritz genommen hat.

Zum Beispiel erinnere ich mich an die ersten Weihnachtsferien, in denen er uns auf eine etwas altväterliche Art vorführte, wie er seine Schnürsenkel band. Er zog sich jetzt auch alleine aus und an, wobei er auf pedantische Weise darauf achtete, daß sich das Namensschild immer hinten befand. Für jeden von uns brachte er ein Geschenk mit – kleine Werke aus Ton und Holz –, von denen wir uns nicht vorstellen konnten, daß sie wirklich unter seinen Händen entstanden waren. Vor allem Leon, der nicht zum Basteln zu bewegen war, beäugte die Werke seines Bruders mit einer Mischung aus Neid und Skepsis. In den folgenden Jahren entstanden gewebte Kissenhüllen und ein ungefähr drei Meter langer gestrickter Schal mit den abenteuerlichsten Maschenformen (dazwischen immer wieder einige sauber gestrickte Reihen der Betreuerin, um das Werk nicht entgleisen zu lassen), welchen Ndunge, als der Lumpenlook modern wurde, mit Vorliebe trug. Er brachte selbstgemachte Bienenwachskerzen, geknüpfte kleine Wollteppiche, Batiktücher und Bilder, Bilder, Bilder. Am Ende war es nebensächlich, wieviel davon von ihm und wieviel von den Lehrern stammte. Das einzige, was zählte, war seine Freude über das Ergebnis: »Nämlich auch IIIch.«

Über sein Leben im Heim erfuhren wir aus seinem Munde praktisch nichts. Probleme, die ihn beschäftigten, drückte er in beiläufigen Fragen aus: »Du, warum hat mich der Ralph angefletscht?« oder »Warum habe ich den Kuchen geklaut?« oder (was ihn wahrscheinlich noch mehr beschäftigte) »Warum hab ich die Wurst *nicht* geklaut?«

Offenbar war er unfähig, Erlebtes verbal zu rekapitulieren. Dabei stand er, was seine sprachlichen Fähigkeiten betrifft, damals auf dem Höhepunkt seines Könnens. Mehr denn je liebte er es, mit mir Bücher anzuschauen, am liebsten Tierbücher, wobei er ein erstaunliches Gedächtnis für ausgefallene Namen besaß und mühelos zwischen Grottenolm und siamesischen Kampffischen sowie zwischen Tyrannosaurus und Triceratops unterschied.

Lesen konnte er nicht und hat es auch nie gelernt. Der Eintritt in die Schule bedeutete das Ende unserer Versuche, ihm das Lesen mit Hilfe der Ganzwortmethode beizubringen. In der Schule malten die Kinder die einzelnen Buchstaben groß auf Blätter, umgeben von Geschichten, die aus der Form des Buchstabens hergeleitet wurden. Das T war ein Tisch, das F eine Fahne, das K hieß: Kühn kämpft der König. Moritz konnte sie zwar nach und nach alle benennen, aber es gelang ihm nicht, sie aneinanderzureihen und Worte daraus zu formen. Als ein Erzieher namens Kühn ins Heim kam, nannte ihn Moritz Herr Kühnkämpftderkönig.

Diese ersten Weihnachtsferien zu Hause waren in einer Hinsicht typisch für alle folgenden Ferien: Nach zwei Tagen, in denen er sich mustergültig verhielt, ließ Moritz am dritten Tag »die Sau raus«, wie Leon es nannte. Es war, als würde er sich in der heimatlichen Umgebung aller seiner Unarten erinnern und sie nach und nach wie aus einem Sack hervorholen. Gewöhnlich fiel der Umschwung mit dem Moment zusammen, wo er mich nicht mehr Fräulein V., sondern Mami nannte.

Der alte Moritz kannte sich aus in unserer Wohnung. Er wußte, wie man mit dem Hammer Löcher ins Parkett schlägt und die Wände mit Farbstiften vollschmiert. Er fragte uns, den Hammer in der Hand: »Soll ich?« und gab sich hinterher selbst die Antwort: »Lieber nicht.« Manchmal schlug er auch kräftig zu. Als ich ihn deswegen ins Bad einsperrte, schnitt er mit der Nagelschere den Vorhang entzwei und sagte: »Jetzt hast du's.« Er hielt uns unentwegt in Atem, und unsere Wohnung kam immer mehr herunter. Am liebsten ärgerte er Leon, der – mit einem schwachen Nervenkostüm ausgestattet – eine ideale Angriffsfläche bot. Sein Zimmer befand sich, durch eine Wendeltreppe mit der übrigen Wohnung verbunden, im Souterrain und hatte keine Tür. Das Chaos, welches dort herrschte, verwaltet von dem reizbaren Leon, verführte Moritz dazu, Gegenstände einfach die Treppe runter auf das Bett zu werfen, auf dem sein Bruder lag und las. Leon besaß nicht den gleichen Abstand zu Moritz wie Ndunge, die gelassener auf solche Provokationen reagierte. So konnten Kleinigkeiten bei ihm Tobsuchtsanfälle auslösen. Wäre es ein gesunder Bruder gewesen, so hätte er ihn wohl das eine oder andere Mal verdroschen. Wie aber konnte er seine Aggression an einem Jungen auslassen, der sowieso ein paarmal am Tag auf der Nase lag? Ich mußte hilflos mitansehen, wie Leon die Wut in sich hineinfraß und fast daran erstickte.

Moritz' Ferien – es waren immerhin fast vier Monate im Jahr – wurden für uns mehr und mehr zu einer Heimsuchung im Sinne einer unabwendbaren Naturgewalt, von der wir uns immer nur langsam erholten. Tage vor seinem Eintreffen machten wir die Wohnung »moritzdicht«, räumten alle zerbrechlichen und wertvollen Gegenstände weg, ersetzten verlorengegangene Schlüssel, sagten alle Besuche ab und erledigten alle Aufgaben, von denen wir wußten, daß sie in seiner Anwesenheit nicht durchzuführen waren. Dementsprechend lang waren auch die »Aufräumarbeiten«, wenn er wieder ins Heim zurückkehrte. Vieles erinnerte an einen Tornado, der über uns hinwegging. Dabei muß ich immer wieder betonen, daß wir ihn von Herzen liebten und uns im Grunde auf sein Heimkommen freuten. Hätten wir nicht diese tiefe und unerschütterliche Liebe zu ihm empfunden, so hätten wir nie die Kraft besessen, das alles durchzustehen.

Für den Rest der Familie galt ich als eine Art Heilige, was kaum meinem Temperament entsprach und noch weniger dem Bild, das ich mir von mir selbst machte. Noch immer war ich von dem Gedanken erfüllt, daß dies nicht mein wirkliches Leben sei. Mein wirkliches Leben wartete wie ein gesatteltes Reitpferd in der Ferne. Eines Tages würde ich, aller Pflichten ledig, es besteigen und davongaloppieren, so stellte ich es mir damals in meiner (noch immer recht kindlichen) Einfalt vor. Zu diesem Kapitel »ungelebtes Leben«, auf das ich später noch zurückkommen werde, will ich hier nur anmerken, daß das Pferd, des Wartens müde, sich irgendwann getrollt und mich mit der schmerzlichen Einsicht zurückgelassen hat, daß das Leben sich nicht am Horizont abspielte, sondern um mich herum, und daß es sich mit jedem Atemzug ausdünnte und verflüchtigte.

Die Zeit ging dahin, und mir schien, daß sich ihr Lauf beschleunigte, als Moritz aus dem Haus war.

Im zweiten Jahr seiner Abwesenheit schrieb Fräulein V.:

»Manchmal vertauschen wir die Rollen. Dann bin ich der Moritz und er Fräulein V. Ich tobe und wüte dann ordentlich rum. Man kommt da so richtig ins Schauspielern. Wenn ich also meine Kunst mal vorführe, übertrieben und sehr laut, dann schüttelt er nur verständnislos den Kopf und fragt sich: Das bin ich?

Wir haben noch ein anderes lustiges Spielchen, und ich bin froh, daß es nun schon eine ganze Weile wirkt. Kann der liebe Moritz wieder einmal nicht hören, so fange ich an zu zählen: Eins, zwei… und bei drei ist er dann auch wirklich da, wo man ihn gerne haben möchte.«

Das Spielchen Eins, zwei… hat jahrelang nichts von seiner Wirkung eingebüßt. Es wurde auch von mir oft angewandt und erwies sich als die einzige erfolgreiche Maßnahme, um bei Moritz etwas durchzusetzen. Allerdings fragte ich mich dauernd, was ich im Ernstfall bei drei tun würde. Moritz ließ es jedoch nie so weit kommen. Offenbar betrachtete er die Zahl drei als Auslöser einer Strafaktion ganz besonderer Art, mit der er lieber nicht Bekanntschaft machen wollte.

Es war rührend zu beobachten, daß es in ihm durchaus Instanzen gab, die ihn zu Ruhe und Ordnung mahnten. So werde ich nie die Szene in dem Autobahn-Restaurant vergessen, wo ich in einer langen Reihe von Wartenden am Self-Service-Schalter stand, um für ihn ein belegtes Brot zu holen. Ich hatte ihn im Auto auf dem Parkplatz zurückgelassen und sah ihn nun plötzlich zu meinem großen Schrecken im Speisesaal herumschwirren, wo er – nicht unähnlich einer Biene, die sich die beste Blume aussucht – die Teller der Essenden einer kurzen Blickprüfung unterzog. Schließlich steuerte er auf einen Tisch zu, an dem ein kleiner Junge mit seinem Vater saß und eine Torte verspeiste. Noch ehe ich eingreifen konnte, streckte Moritz beide Hände nach der Torte aus, ließ sie dann aber wie beschwörend über dem Teller schweben und sagte: »Und ich *laß* den Kuchen auch leben!«

Ein Beispiel dafür, daß neben all den Verquertheiten in seinem Köpfchen auch die Vernunft herrschte, war das »lieber nicht«, mit dem er unsinnige und verbotene Aktionen oft abrupt beendete. Auch kann ich mich erinnern, daß er mitten im Toben und Albernsein manchmal plötzlich abbrach, den Finger an den Mund legte und flüsterte: »Hör auf, Moritz Doermer, hör auf!«

Meistens jedoch versagte diese Zensur und ließ dem Triebleben, zumal dem oralen, freien Lauf. Ein Osterfest saßen wir praktisch ohne Essen da, weil Moritz nach dem Schlafengehen heimlich aufgestanden war und zwölf hartgekochte Eier, ein Osterlamm aus Biskuit, acht polnische Würste, einen Topf Rotkraut und zweihundert Gramm Parmaschinken sowie alle Schokoladeneier, die zum Verstecken gedacht waren, aufgegessen hatte. Er lag wie ein Fakir auf den Eierschalen im Bett, hatte keinen dickeren Bauch als sonst und sagte mit todernster Miene: »Schade!«

Seine Anfälligkeit gegenüber den Verlockungen des Essens trat immer deutlicher hervor. Wenn ich »Anfälligkeit« schreibe, so liegt eine Absicht darin: Eine gewisse Verwandtschaft zwischen diesem hemmungslosen Insichhineinstopfen und den Anfällen war nicht zu übersehen. Zum ersten Mal entstand der Verdacht in mir, daß Moritz' Epilepsie stoffwechselbedingt sein könnte und daß in dem Moment, wo er aß, als ginge es um sein Leben, in seinem Körper etwas nach einer bestimmten Substanz *schrie*. Auffallend war sein Hunger nach Äpfeln, von denen er, hätte man ihn gelassen, dreißig und mehr gegessen hätte. So wurde die Adventsfeier im Heim, bei der die Kinder feierlich bei Orgelmusik durch eine aus Tannengirlanden auf dem Boden ausgebreitete Schnecke gingen und dabei einen Apfel mit Kerze trugen, meist in ihrem Ablauf dadurch gestört, daß Moritz kräftig in seinen Apfel biß.

Noch immer verbrachten wir die Sommerferien in Granstein. Obwohl ich Moritz auch dort keinen Moment aus den Augen lassen konnte, lebte es sich im Trempler leichter als zu Hause. In einem Jahr schenkte Clemens den Kindern einen weißen Hasen, der vom ersten bis zum letzten Ferientag Anlaß zu erbitterten Streitereien zwischen Ndunge und Leon gab. Bei unserer Abreise fand er Unterschlupf bei einem Bauern, und als wir im darauffolgenden Jahr wiederkamen, rannten die beiden Großen unverzüglich ins Dorf, um sich den weißen Hasen zu schnappen. Nach einer Weile kam Leon mit einem Waschkorb, in dem sich zwölf Hasen befanden, zurück und sagte, die hätte ihm Ndunge freiwillig gegeben. Da wußte ich, daß der Hasensegen über alle Maßen groß sein mußte, denn Ndunge war bekannt dafür, daß sie sich ihrem Bruder gegenüber eher sparsam verhielt. Es waren in der Tat an die dreißig Hasen, die Einzug in den Trempler hielten. Sie hoppelten den ganzen Tag um das Haus herum, buddelten Löcher, in denen sie verschwanden, was für große Aufregung sorgte.

Vorbei war die Zeit der Puppenspiele, der Maria-Stuart-Szenen und der Pferdepostkarten. Die Bauernkinder sahen mit erstaunten Augen zu, wie Leon und Ndunge aus den Hasen Schafe zauberten, die sie mit Hilfe eines Hundes, der in Wirklichkeit unser Kater Tarzan war, zusammentrieben. Sie verstanden die Welt nicht mehr, ließen sich dann aber von der Begeisterung anstecken.

Moritz blieb diesen Spielen fern. Fragte man ihn, warum er nicht mitmachen wollte, so antwortete er: »K-keine Lust.«

Am liebsten hielt er sich, von großer Unruhe getrieben, in meiner Nähe auf, nicht zuletzt auch deshalb, weil ich die Speisekammer verwaltete und das Essen kochte.

Nachmittags sperrte ich uns beide in die Scheune ein und spielte mit ihm Memory. Als Belohnung fürs Durchhalten gab es ein Stückchen Schokolade. Es war erstaunlich, wie gut sein visuelles Gedächtnis funktionierte und wie sehr er zu motivieren war, wenn man seinen Ehrgeiz ansprach. Ich hatte große Mühe, mit ihm Schritt zu halten, und verlor des öfteren haushoch. Unsere Spiele waren von großen dramatischen Gesten begleitet. Fand einer nicht auf Anhieb die zweite Karte, so raufte er sich die Haare oder zeigte sich selbst den Vogel. Moritz konnte es nicht ertragen zu verlieren und versuchte ganz offen zu mogeln (wozu auch eine gewisse Intelligenz gehört). Er hatte dabei eine verblüffende Ähnlichkeit mit seiner Urgroßmutter, die im hohen Alter von dreiundneunzig Jahren, wenn sie am Verlieren war, einfach die Spielregeln änderte.

Wir saßen in der dunklen Scheune, durch deren Balkenritzen zitternd feine Fäden von Sonnenlicht drangen. Das Gezurre der Insekten vermischte sich mit dem Plätschern des Brunnens und dem fernen Rauschen des Wasserfalls zu einem nicht abreißenden Schschschsch, und ich dachte: Das ist das einzige, was bleiben wird, dieses Schschschsch – und das rosarote Schneedreieck, das nach Sonnenuntergang am südlichen Himmel hängt.

Im Dorf hatten die Bauern angefangen, ihre alten Küchen durch Einbauküchen aus dem Katalog zu ersetzen. Sie kauften jetzt das Brot in der Dampfbäckerei im Tal. Die Butterfässer gingen in den Besitz der Altertumshändler über, desgleichen die Betten aus Zirbelholz, die Futterkisten und Eisenpfannen. Nachdem die alten Ställe abgerissen waren, schmeckte die Milch nach Beton und Gummi. Auf den Wiesen verschwanden Vergißmeinnicht, Küchenschelle und Trollblume. Das Gras schoß unter dem Kunstdünger hoch und wurde auf den ebenen Wiesen mit dem Motormäher geschnitten. Was blieb, waren die steilen Hänge, auf denen die jungen Bauern wie ihre Väter, Großväter und Urgroßväter das Gras mit der Sense schnitten. Aber im übrigen gingen die Traditionen mit dem Tod der Alten dahin – das Brotbacken, das Buttern und Weben, das Zubereiten von Katzenfett und Heublumensud und das Schlittenmachen.

Als wollte die karge Landschaft sich auf ihre Weise rächen, forderte sie jedes Jahr ihren Tribut an Menschen. Ganze Berghänge gingen zu Tal, die Ache trat über die Ufer und riß mehrere Häuser mit. Nachbar Vinzenz stürzte auf dem Heimweg vom Wirtshaus betrunken in die Tiefe, wo man ihn erst am nächsten Tag fand – tot. Sigmund starb in der dünnen Luft der Alm unter einem Packen Heu, und Hartl kam mit seinem Auto von der Straße ab und landete in der Ache, wo er ertrank.

Hochzeiten, Kindstaufen, Begräbnisse – es gab keinen unbarmherzigeren Zeitmesser als Granstein. Auch Moritz wuchs und wuchs, und ich konnte mir das Jahr ausrechnen, in dem er in der niedrigen Stube den Kopf würde einziehen müssen. Wenn die Nachbarn, die ihn lange Zeit nicht hatten einordnen können, ihn jetzt sahen, sagten sie: »Schad is um den schönen Buam.«

Aus dem darauffolgenden Jahr existiert noch ein Brief von Fräulein V.:

»Moritz hat zur Zeit wieder eine sehr schwierige Phase. Er

ist so unkonzentriert, der Wirklichkeit so weit entrückt. Ich erzähle am besten einige Beispiele, damit Sie mich ein wenig verstehen. Er steht zum Beispiel. eine halbe Stunde vor seinen Waschlappen und weiß nicht mehr, welche ihm gehören, obwohl er sich täglich damit wäscht und sie immer wieder an ihren Platz hängt. Oder ich sage zu ihm, er soll sich die Strümpfe anziehen. Ja welche Strümpfe? Und er nimmt die Unterhose. Rennt einfach aus der Schule weg, schlägt die Kinder, nimmt ihnen die Spielsachen weg und macht sie kaputt.

Zu Ihnen hat er eine starke Beziehung. Wenn ich früher zu ihm sagte, da wird deine Mami aber traurig sein, dann gab er sich Mühe. Doch zur Zeit sagt er: Dann soll sie doch traurig sein.

Er hat im Verhältnis viele Anfälle, jeden Morgen bestimmt einen. Aber dadurch wird wie sonst seine innere Verkrampftheit nicht besser...

Eigentlich ist er in der Gruppe nicht mehr zu halten.«

Ich erinnere mich, daß mich dieser Brief tagelang beschäftigte. So wie ich Fräulein V. einschätzte, war er nicht aus einer resignativen Minute heraus geschrieben, sondern entsprach einer nüchternen Bestandsaufnahme. Was mich am meisten erschütterte, war der Umstand, daß selbst geschulte Kräfte nicht mehr mit ihm zurechtkamen. Wie sollte es weitergehen, wenn das Heim sich weigerte, ihn zu behalten?

Aus dieser Stimmung heraus träumte ich eines Nachts, daß der Trempler brannte. Aus der Holztäfelung der Stube schlugen die Flammen – seltsamerweise an vielen Stellen gleichzeitig, so daß ich dachte: Das kann nur Brandstiftung sein. Ich hielt einen Wasserschlauch in der Hand, aber ein eigenartiges dunkelhaariges Zwitterwesen entwand ihn mir und hinderte mich am Löschen. Durch das verkohlte Dachgebälk sah ich einen bleiernen Himmel, in dem die Funken stoben. Das Feuer brannte emsig, fast könnte man sagen fröhlich an allen Enden, und angesichts der mit mir ringenden Mannfrau, deren Augen mit einem Lidstrich untermalt waren, was ich im Traum als Perversität empfand, sagte ich mir: Du wirst es nicht schaffen.

Am Morgen wachte ich in tiefer Niedergeschlagenheit auf. In meinen Eingeweiden hatte sich ein schales Gefühl ausgebreitet, so als ob ich seit Tagen nichts mehr zu mir genommen hätte. Ich wußte auf Anhieb, daß dies keine vorübergehende Unpäßlichkeit war, sondern daß dieser mir ganz und gar fremde Zustand, bei dem ich wie unter einem dünnen schwarzen Mantel dahinfror, so schnell nicht abzuschütteln sein würde.

An meinem Arbeitsplatz – seit kurzem hatte ich halbtags zu arbeiten angefangen – schob ich meine Hände zwischen die Rippen der Heizkörper, um Wärme zu finden. Noch immer verspürte ich das laue Gefühl im Magen – wie nach einer langen Hungerzeit –, jedoch war mir der Gedanke ans Essen so fremd wie mir vorher der Gedanke ans Hungern gewesen war. Am bedrohlichsten aber empfand ich, daß ich gegen meinen Willen mich in dieses Befinden zunehmend einspann, ähnlich einer Fliege, die in ein Spinnennetz gerät und durch ihr Strampeln und Flügelschlagen sich immer mehr verfängt. Je mehr ich versuchte, den alten gewohnten Zustand wiederherzustellen, desto tiefer rutschte ich in den neuen hinein.

Es gehörte zu meinen Obliegenheiten, in meinem Büro die tägliche Post in Empfang zu nehmen. Der Briefträger aus dem Dorf kam immer gegen zehn Uhr, ein freundlicher Mann, mit dem ich gewöhnlich ein paar Worte wechselte. An diesem Tag geriet ich bei seinem Anblick in eine Art Panik, die sich – da ich mir nichts anmerken lassen wollte – ausschließlich in meinem Inneren abspielte. Stell dir ein Pferd vor, das davongaloppieren möchte und von seinem Reiter zurückgehalten wird. Es wird durch das Zurückreißen der Zügel körperlichen Schmerz empfinden. So ähnlich erging es mir mit meinem im Widerstreit liegenden Nervensystem, das in Aufruhr geriet (im Grunde wollte ich nichts als davonrennen) und willentlich gebremst wurde. Es war wie ein gewaltiger elektrischer Schlag, der mich durchzuckte und der in einem unbeschreiblichen, noch nie erlebten Angstgefühl mündete.

Damals konnte ich das alles nicht erklären, und selbst heute beim Niederschreiben bin ich mir nicht sicher, ob der Briefträger als Symbolfigur für die Übermittlung schlechter Nachrichten (ein paar Tage zuvor hatte Clemens mich um die Scheidung gebeten) dabei wirklich eine entscheidende Rolle gespielt hat.

Vermutlich lagen die Dinge viel tiefer. Vermutlich hätte es ebensogut der Bäcker oder die Kollegin von nebenan sein können. Fest steht, daß ich nichts mehr an mich herankommen lassen wollte und auf Menschen und Dinge fortan mit diesem inneren verschreckten Zurückweichen reagierte, welches man schlicht als Angst bezeichnen kann.

Ich schreibe Dir dies, obwohl ich Dir keine traurigen Briefe mehr schreiben wollte, weil es zu unserer gemeinsamen Geschichte gehört und ich eher mit Dir darüber sprechen kann als mit irgend jemand anderem.

Zu Beginn der Krankheit beeilte ich mich noch, einen Pulli für Dich fertigzustricken. Von Tag zu Tag gelang es mir weniger, mich darauf zu konzentrieren. Als ich das Ganze liegenließ, fehlte nur noch der rechte Ärmel. Unter Tränen erinnerte ich mich des Märchens von den sieben Brüdern, die durch Zauberkraft in Schwäne verwandelt waren. Die Schwester strickte für jeden von ihnen ein Hemd aus Brennesseln und warf es ihnen über, um sie zu erlösen. Nur beim Jüngsten fehlte noch der Ärmel, und er mußte mit einem Schwanenflügel durch die Welt gehen.

Mit dem Untergang meiner Sorgfalt und meines Pflichtgefühls sah ich unsere ganze kleine Welt untergehen.

Unter Depression hatte ich mir immer Traurigkeit vorgestellt. Deshalb hätte ich es in den ersten Tagen meiner Erkrankung weit von mir gewiesen, an einer Depression zu leiden. Denn eigentlich war ich nicht traurig, sondern begreiflicherweise verzweifelt über diesen seltsamen Zustand, in den ich mich eingezwängt fühlte wie in ein Gewand, das hinten und vorne nicht paßte. Alles schmeckte anders, hörte und fühlte sich anders an, Hoffnung wurde zu einem Fremdwort, und über mir lag eine zu jeder Zeit zuschlagende, allmächtige Angst. Hättest Du mich gefragt, so wie ich Dich immer gefragt habe: Wie sieht sie aus, diese Angst? so hätte ich Dir geantwortet: gelb, gelb, gelb.

Sie hatte nichts gemeinsam mit der Angst, die man gewöhnlich empfindet, wenn man sich bedroht fühlt.

Im Gegenteil: Niemals bin ich so oft nach Einbruch der

Dunkelheit im Wald spazierengegangen wie damals, ohne dieses Gefühl von Mulmigkeit zu empfinden, das einen überkommt, wenn man seine Umgebung nur erahnen kann.

Meine Angst war anderer Natur, sie war vom Verstand her überhaupt nicht zu beeinflussen, sondern hatte sich meines Körpers bemächtigt und übte eine unberechenbare Herrschaft über mich aus. Ich meinte, alles an mir festhalten zu müssen, damit es nicht – von Angst getrieben – auseinanderflog und verlorenging. Meine Mitte befand sich außerhalb meiner selbst, und wenn ich damals irgendeinen Gedanken zu Ende hätte denken können, so wäre es mir aufgegangen, was es heißt, »außer sich« zu sein. In meinem Kopf hatten jedoch nur zwei Gedanken Platz: Was ist es, und wird es jemals wieder aufhören?

Ich schlief nicht mehr, magerte ab und wurde für einige Monate arbeitsunfähig. Über allem schwebte die Aussicht auf Dein Heimkommen in den Ferien wie eine düstere, unheilbringende Wolke. Woher würde ich die Kraft für zwei nehmen, wenn sie doch kaum für mich alleine ausreichte? Wie sollte ich die täglichen Einkäufe bewältigen, wenn mich schon bei dem Gedanken an einen Laden Panik überkam?

Nachträglich erscheint es mir wie ein Wunder, daß ich es fertigbrachte, Dich in den zwei Jahren, in denen die Depression mein Leben bestimmte, vom ersten bis zum letzten Ferientag bei mir zu haben. In meiner Psychoanalyse, die ich dann machte, war viel von diesem Verantwortungsgefühl die Rede. Ich lag zweimal in der Woche auf der Couch und weinte so hemmungslos, daß die Analytikerin mir bereits zur Begrüßung Papiertaschentücher auf mein Kissen legte. »Wenn Sie nicht loslassen können, besteht die Gefahr, daß Sie keine Kraft mehr haben«, sagte sie, und dieser Satz peinigte mich lange, weil er die Problematik auf den einfachsten Nenner brachte und mir mein Unvermögen aufzeigte, die Dinge so zu nehmen, wie sie kamen. Wie aber hätte ich meine Lebensumstände ändern können? Ich saß wie ein des Segelns Unkundiger in einem Boot, unfähig, dem Gefährt irgendeine Richtung zu geben. Meine Kraft reichte gerade noch aus, es am Kentern zu hindern.

Ich war damals nicht einmal in der Lage, Wichtiges von Unwichtigem zu unterscheiden. Zum Beispiel erinnere ich mich, daß mich eine Autopanne in Tränen ausbrechen ließ (was sicherlich seine tiefere Bedeutung hatte, denn ich träumte zu jener Zeit fast jede Nacht von einem defekten Auto ohne Bremsen, Räder, Licht oder Gänge – welches natürlich ich war).

Das wichtigste in meinem Leben warst zweifellos Du – zugleich mein größter Krafträuber –, und ich mußte lernen, zwischen uns das gerecht aufzuteilen, was mir an Energie zur Verfügung stand. Es ist mir, um ehrlich zu sein, bis heute noch nicht so recht gelungen. In Zeiten Deiner Abwesenheit kann ich mich relativ frei machen, wenn Du aber da bist, überfällt mich noch immer dieser panikartige Zustand, indem ich glaube, von den Problemen überwältigt zu werden.

Die zwei Jahre damals – so bedrückend sie auch waren – haben eine eigenartige Leuchtspur in meinem Leben hinterlassen, vertraut und fremd zugleich. Ich erinnere mich meiner Person als einer entfernten Verwandten, die sich in mein Haus eingenistet hat und dann wieder abgereist ist. Von Zeit zu Zeit ruft sie über den Ozean an, um mich daran zu erinnern, daß es sie noch gibt.

Zu meinen Zwangshandlungen gehörte, daß ich nur ebene, überschaubare Strecken gehen konnte, und so gingen wir an heißen Sommertagen den Bahndamm entlang, an dem Blumen wuchsen, die es sonst nirgendwo mehr gab. Von Zeit zu Zeit fuhren Züge über die in der Hitze bebenden Gleise. Fahrgäste winkten uns zu, und Du standest etwas unbeholfen da und öffnetest Deine Hände zu einem Kleinkindergruß. Die atemberaubende Geschwindigkeit der Züge ließ Dich fassungslos zurück. Du schautest ihnen lange nach wie einer Vision und konntest keine Worte finden für das, was Du gesehen hattest.

Wir waren allein, zum ersten Mal. Deine Geschwister entwuchsen allmählich den gemeinsamen Ferien. Es zog sie fort zu Freunden und in andere Länder, und ich war froh, daß ihnen auf diese Weise mein desolater Zustand erspart blieb. Bei Dir, so dachte ich, spielte es keine Rolle, wenn ich mich gehenließ.

Ich lag ganze Vormittage auf dem Bett, unfähig, etwas zu tun, während du vor dem Plattenspieler zu Beatles-Musik tanztest.

Here comes the sun
little darling
I say its alright

Ich war froh, daß es diese Musik gab, die Dich von mir ablenkte, so daß ich mich ganz meiner Verzweiflung hingeben konnte.

Wie sehr habe ich mich doch getäuscht, als ich dachte, Du würdest nichts merken! Als mir eines Nachmittags auf dem Bahndamm die Tränen herunterliefen, hast Du Dich vor mich hingestellt und sie mir mit einer verlegenen Geste abgewischt. Du standest auf den Zehenspitzen, um mein Gesicht zu erreichen. Es war Dir ganz offensichtlich ein Bedürfnis, das gewohnte Mutterbild wiederherzustellen. »Nicht w-w-weinen«, sagtest Du, aber meine Tränen liefen und liefen, und Du kamst mit dem Wischen nicht mehr nach. Vielleicht konnte ich nur deshalb nicht aufhören, weil ich Deine Hände auf meinen Wangen verspüren wollte.

Wenn wir nicht am Bahndamm spazierengingen, so fuhren wir mit dem Auto durch die Gegend, was uns beide beruhigte. In meiner mir so fremden Unruhe fühlte ich mich Dir plötzlich sehr verwandt. Nun wußte ich, was es bedeutet, von einer unbekannten Macht ziellos umhergetrieben zu werden und nicht mehr Herr seiner selbst zu sein. Du wachtest mit zusammengekniffenen Augen darüber, daß die Spazierfahrten nicht zu Ende gingen. Ich konnte noch so geschickte Manöver veranstalten, um zu vertuschen, daß es am Abend heimwärts ging. Du merktest es sofort und fingst lautstark zu protestieren an, selbst wenn ich nur geringfügig die Richtung änderte. Ich betrachtete im Rückspiegel Dein Gesicht, in dem die Krankheit noch kaum Spuren hinterlassen hatte. An uns flog die bunte Sommerlandschaft vorbei, die in jenen Tagen für mich unbelebt und fahl aussah. Er kriegt so vieles mit, dachte ich, am Ende weiß er mehr als wir alle.

Es gab auch Tage, an denen es mir besser ging und wir miteinander Blödsinn trieben. Wir schauten in eine Regenpfütze, und ich machte Dir mit meinen Händen zwei lange Ohren. »Igitt, ist das ein häßlicher Hase«, sagte ich, und Du brachst nach einem Moment der Verwunderung in schallendes Gelächter aus.

»Und du bist eine häßliche Taube«, kam Deine Antwort.

Du konntest nicht genug von diesem Spiel bekommen. Wir wanderten an den grasenden Kuhherden vorbei und warfen uns die albernsten Ausdrücke an den Kopf, wobei Du Schwierigkeiten hattest, aus dem Dir zur Verfügung stehenden Wortschatz wirklich Deftiges auszuwählen. So wurde ich abwechselnd »häßlicher Baum, Türe, Banane« beschimpft. Immerhin hast Du Dich köstlich dabei amüsiert und auch in späteren Zeiten noch oft zu mir gesagt: »Sag häßlicher Hase zu mir!«

Du wolltest eine fröhliche Mutter, während ich nur immer weinen und Deine Hände auf meinen Wangen verspüren wollte.

An einem dieser Nachmittage hattest Du einen Anfall, der in seiner Art heftiger war als die vorangegangenen. Nach zwei Stunden Schlaf warst Du nicht wie sonst wiederhergestellt, sondern müde und abwesend, wie aus einer anderen Welt kommend. An Spazierengehen war nicht zu denken, und so packte ich Dich ins Auto, zusammen mit dem kleinen Nachbarmädchen Manuela, das Du »Mayonnela« nanntest, weil Du alles, was Dir lieb und wert war, mit Essen in Verbindung brachtest. Dein Kopf sank auf ihre Schulter – eine schwere Last für ein so kleines Mädchen – aber sie hielt still, um Dich nicht zu wecken. Wir fuhren übers Gebirge, und ich sagte mir, daß wieder etwas zu Ende gegangen war und ein neues Kapitel anfing. Deine Krankheit glich einer langen Kette, an der sich Stein um Stein reihte, einer immer größer als der andere. Der Vergleich stimmte nicht ganz, aber es fiel mir kein anderer ein.

Nach diesem Sommer – Moritz war inzwischen 10 Jahre alt – hielt man im Heim eine Einzelbetreuung für unumgänglich. Zum Glück gab es jedes Jahr junge Seminaristen, die sich dieser Aufgabe annahmen, so daß Moritz bis zu seinem Ausscheiden im fünfzehnten Lebensjahr immer von einer männlichen Bezugsperson betreut wurde, die sich ausschließlich ihm widmete. Eine Frau war kaum mehr in der Lage, den wilden Jungen zu bändigen oder ihn bei einem Anfall aufzufangen. Für sein Alter war er groß und sehr kräftig. Wenn er seinen Willen durchsetzen wollte, bediente er sich ausgeklügelter Schliche oder körperlicher Gewalt, wobei er sein Gegenüber blitzschnell taxierte und sich entsprechend unterordnete oder auf Konfrontationskurs ging. Im großen und ganzen hatten auch diese jungen Männer alle Hände voll zu tun, um den Alltag mit Moritz zu meistern.

Wenn ich Jahre später Moritz nach den Namen seiner Betreuer fragte, so zählte er sie in richtiger Reihenfolge auf und sah dabei sinnend in die Ferne, so als wäre ihm durchaus bewußt, daß ihre Gesichter und Geschichten der Vergangenheit angehörten.

Unglücklicherweise passierte dem ersten von ihnen eines Tages ein bedauerliches Mißgeschick.

Beim Anstehen vor dem Speisesaal, wo Moritz sich wieder einmal recht ungebärdig aufführte und ein Kind zu Boden warf, wollte ihm der junge Mann einen Denkzettel verpassen und schubste ihn gegen die Wand. Moritz sackte zusammen und konnte nicht mehr aufstehen. Im Krankenhaus stellte man den Bruch eines Lendenwirbelkörpers fest. Die Folge war eine mehrwöchige Liegezeit in einer Gipsschale, was sich wegen der heftigen Anfälle schwierig gestaltete. Ich telefonierte täglich mit ihm. Er schien guter Dinge zu sein. Krankenhaus bedeutete für ihn immer Schlaraffenland. Niemand achtete wirklich darauf, was er aß. Mehr noch: Die Schwestern glaubten, ihm etwas Gutes zu tun, wenn sie ihm Süßigkeiten zusteckten. Als ich ihn besuchte, lag er wohlgenährt und zufrieden in seiner Liegeschale. Die Gewichtszunahme hatte zumindest bewirkt, daß er träge wurde und sich nicht gegen sein unbequemes Gefängnis wehrte.

»Wird er jemals wieder laufen können?« fragte ich die Ärztin.

»Warten wir das Ende der Behandlung ab«, sagte sie.

Auf der Heimfahrt malte ich mir voller Gewissensbisse aus,

was es bedeuten würde, wenn Moritz von nun an im Rollstuhl fahren müßte. Hatte ich mir nicht immer gewünscht, wenn ich es wieder einmal leid war, ihn einzufangen, daß er nicht mehr weglaufen könne. War das nun die Strafe?

Es vergingen Wochen, in denen ich nur unter Herzklopfen die Nummer der Klinik wählen konnte. Eines Tages rief die Ärztin von sich aus an und sagte: »Er *kann* gehen! Wir haben es zuerst gar nicht gemerkt, bis wir die Sachen unter seinem Kopfkissen fanden.«

»Welche Sachen?« fragte ich.

»Nun, die Süßigkeiten, die er aus den Nachtkästchen der anderen Kinder geholt hat, als sie beim Baden waren. Er hat sich dann wieder artig in seine Liegeschale gelegt.«

Sie lachte herzlich.

»Der Bruch ist verheilt, Ihr Sohn kann wieder abgeholt werden.«

Ich blätterte in den zwei dicken Leitz-Ordnern, die sich im Laufe der Jahre angesammelt haben, und finde aus dem Jahre '74 nur noch zwei Briefe: Ein Antwortschreiben des Epilepsiezentrums L., welches wegen der stationären Aufnahme um Geduld bittet. Sie fand tatsächlich erst neun Monate später statt. Ich nehme an, daß Moritz' Anfallssituation sich so besorgniserregend entwickelte, daß auch das Heim auf eine Kontrolle der medikamentösen Einstellung drängte. Obwohl die Lehrer und Betreuer in ihrer nie ermüdenden Geduld stets nach Erklärungen suchten (Mondphasen, Jahreszeiten, Vorpubertät etc.), mit denen sie akute Krisenzeiten überstanden, war nicht zu übersehen, daß Moritz' Zustand sich in jeder Hinsicht verschlechterte.

Der zweite Brief stammt von ihm selbst.

Liebe Mama, wir waren im Zirkus. Das war toll. Die Tiger und die Clowns haben mir am besten (Viele liebe Grüße von Moritz). Die letzten fünf Worte sind von fremder Hand ergänzt. Seine Schrift ist dünn und zittrig, in ungefähr zwei Zentimeter großen Druckbuchstaben. Er war immer schon schwer zum Schreiben zu bewegen gewesen. Man mußte ihm die einzelnen Buchstaben vorsagen, und er malte sie dann meist richtig auf, wobei er allerdings dazu tendierte, das kleine e oder das g spiegelverkehrt zu schreiben. Auffallend war sein fast klebriges Verweilen an den Buchstaben. Er fuhr die Linien immer wieder nach, bis sie doppelt oder dreifach zu sehen waren. Ich konnte nie herausfinden, ob es Folge einer gewissen Verträumtheit war oder einem Hang zum Perfektionismus entsprang. Jedenfalls zeigt auch dieser Brief die typischen Doppellinien-Buchstaben, an denen ich jede Moritz-Schrift erkennen würde.

Es kam das Jahr '75, von dem ich definitiv nur noch weiß, daß Ndunge sich nach einigen Spendenaufrufen innerhalb der Familie einen dunkelbraunen Wallach namens Motzel kaufte, der im Stall des Nachbarhauses von ihr selbst versorgt wurde und so viel Zeit und Aufmerksamkeit beanspruchte, daß sie wegen zwei banaler Lernfächer das Klassenziel nicht erreichte.

Sie hörte auch mit dem Klavierspielen auf, wohl wissend, daß ich zu matt und gleichgültig war, um sie zum täglichen Üben zu bewegen. Die großen Ferien verbrachte sie murrend in einem Paukstudio und bemühte sich immerhin so weit, daß sie die Nachprüfung mit einer 5 und einer 4 schaffte. Vor dem Hintergrund der Tatsache, daß sie vor zwei Monaten mit der Note 1 zum Dr. phil. promoviert wurde, erscheinen mir die damaligen Aufregungen lächerlich und übertrieben, aber ich erinnere mich, daß ich im Jahr '75 fest davon überzeugt war, es ginge alles den Bach runter.

Leon wurde vom Hausmeister zusammen mit Freunden im Speicher beim Durchblättern von Pornoheften erwischt, was im Haus für erhebliche Aufregung sorgte. Seit seinem zwölften Lebensjahr rauchte er wie ein Schlot, pflegte seinen Raucherhusten und machte sich in der Schule durch Respektlosigkeit, schlechte Noten und eine nicht recht einzustufende fahrige Genialität einen berühmt-berüchtigten Namen. Ndunge sagte, sie sei es leid, von den Lehrern immer wieder auf diesen Bruder angesprochen zu werden. Am Schuljahresende stellte ich fest, daß er für die meisten Fächer gar keine Bücher besaß, weil er sie entweder verloren oder irgendwo vergessen hatte. Schrieb er in einer Prüfung einmal eine Drei, so war das Anlaß zu einem Freudenfest, an dem die ganze Familie teilnahm.

Vom ersten April bis neunten Juni des Jahres '75 war Moritz

in stationärer Behandlung des Epilepsiezentrums L. Diesmal umfaßt der Entlassungsbericht – im Gegensatz zu früher – bereits vier Seiten. Allein die Diagnosen nehmen einen breiten Raum ein:

> Epilepsie (psychomotorische und tonische Anfälle, linksseitige Hemi Grand mal und generalisierte Grand mal)
> Organisches Psychosyndrom
> (Imbezillität, autistische Züge, Unruhe- und Erregungszustände)
> Residualsyndrom
> V. a. prae-perinatale cerebrale Laesion.

Auch dieser Bericht ist erst Jahre später in meine Hände gelangt. Als ich ihn las, wurde mir schmerzlich bewußt, daß es neben der Ebene, in der ich Moritz erlebte, noch eine andere gab: die Ebene der wissenschaftlich nüchternen Betrachtungsweise, auf der ein Mensch, der nicht in die Norm paßt, kategorisiert und mit einem Stempel versehen wird, von denen die Medizin die Schränke voll hat. Man nennt das Diagnose, und eine Diagnose bleibt einem Patienten ebenso treu wie sein Geburtsdatum. Ich schreibe das ohne Vorwurf, denn ich habe keine andere Lösung anzubieten. Moritz hat es den Ärzten nicht leicht gemacht, und ich bin überzeugt davon, daß die meisten von ihnen nach bestem Wissen gehandelt haben. Aber leider ist es so, daß auch sie (wie alle anderen Berufe) lieber Erfolge als Mißerfolge sehen und bei einem Patienten mit einer langen Vorgeschichte eher eine resignative Haltung einnehmen.

In L. führte man die üblichen Untersuchungen durch, die bis auf das EEG ohne Befund waren. Das EEG zeigte eine »leichte Allgemeinveränderung und unspezifische rechtsseitige Herdveränderungen, vorwiegend temporo-parietal in Form unterlagernder polymorpher Deltaabläufe, gelegentlich als kurze Gruppen rhythmischer Thetaabläufe. Durch Schlaf und Hyperventilation aktiviert intermittierende sharp-waves im Herdgebiet. Phasenumkehr von temporal-Mitte nach parietal.«

Mit anderen Worten: In seinem Gehirn herrschten aufrührerische Zustände. Die Beurteilung seiner Psyche spricht davon, daß in Einzelsituationen nur kurzfristig Kontakt hergestellt werden könne, dabei zeige sich ein erstaunlich guter Wortschatz. »Spricht von sich selbst häufig in der dritten Person, geht jeweils nur kurzfristig auf Anregungen ein – lebt im allgemeinen in seiner eigenen Welt und sondert sich gern von der Gruppe ab.« Sobald ein Mindestmaß an Anpassung gefordert werde, reagiere Moritz mit Unruhe und Aggressivität. Schwierigkeiten bereite seine hemmungslose Sucht, sich Süßigkeiten zu verschaffen.

Zusammenfassend schreibt die junge Stationsärztin: »Das größte Problem dieses Jungen ist nicht seine Epilepsie, sondern seine abnorme Persönlichkeit. Seinen besonderen Bedürfnissen kann ein übliches Heim mit großen Kindergruppen niemals gerecht werden. Es ist daher gut, daß er sich in einem anthropo sophischen Heim befindet, wo auf seine individuellen Erfordernisse besser eingegangen werden kann.«

In den neun Wochen des stationären Aufenthalts versuchte man, die Wirkung des Ergenyls nachzuprüfen, indem man es absetzte. Es zeigte sich jedoch »eine Frequenz von bis zu vier Hemi Grand mal an einem Tag«. Also setzte man das Medikament wieder ein und erhöhte die Dosis. Statt des Neocitrullamons gab man Tegretal (»das erstaunlicherweise noch nie gegeben worden war«).

Unumwunden gab die Ärztin zu, daß Moritz wegen seines schwierigen Verhaltens entlassen werden mußte, »ehe wir uns ein Bild über die Wirksamkeit dieser antiepileptischen Einstellung machen konnten«.

Wie zu erwarten war (ich schreibe das aus heutiger Sicht, damals war ich noch voller Zuversicht), brachte die Umstellung keine Verbesserung. Fotos, die nach der Entlassung aus der Klinik gemacht wurden, zeigen Moritz zum ersten Mal in seinem Leben mit einem Sturzhelm, einem weichen, in helles Leder gehüllten Schaumgummihelm, der seine ohnehin schon stattliche Körpergröße von 1,60 Meter optisch noch verstärkte.

Ich konnte ihn nur noch mit Mühe halten, wenn er fiel, auf

keinen Fall aber mehr tragen, so daß unsere Spaziergänge sich immer schwieriger gestalteten. War das Wetter schön, so spielte es keine Rolle, wenn er nach einem Anfall zwei Stunden auf einer Wiese schlief. Ich hockte mich dann neben ihn, las ein Buch und wartete auf sein Erwachen. Wir wankten zum Auto zurück, ein trauriges Gefährt, dem die Leute mit Verwunderung und Bedauern nachblickten.

Im Winter oder wenn es regnete, konnte ich ihn natürlich nicht liegenlassen. Wir unternahmen seltsame Wanderungen, immer darauf bedacht, im Ernstfall schnellstens nach Hause zu gelangen. Einmal umkreisten wir eine Stunde lang im tiefen Schnee unser Auto wie zwei Ochsen unter dem Joch. Moritz schaute mich verdutzt an. Er hatte ein Gefühl für absurde Unternehmungen, fügte sich dann aber, weil er wohl ahnte, daß es klüger war, einen trockenen, warmen Platz in Reichweite zu haben.

So waren wir im Grunde immer vom Wetter abhängig, und wenn ich am Morgen die Vorhänge zurückzog, so teilte ich den Tag unwillkürlich ein in Haustag oder Spaziertag, wobei die Haustage bei weitem die belastendsten waren. Spaziertage waren zwar voller Risiko, doch Moritz verflüchtigte sich sozusagen in der freien Natur, während er in der Wohnung überall auf Widerstand stieß. Dabei erinnerte er mich an einen Tiger, der unentwegt an den Gittern seines Käfigs entlangläuft.

Nach und nach gingen Fensterscheiben, Geschirr, Lampen und Blumenvasen kaputt. Denke ich an die Zeit zurück, so sehe ich meist einen gedeckten Tisch vor mir, an dem wir voller Hast speisten, immer ein Auge auf Moritz gerichtet. Alle Schüsseln und Kannen mit Inhalt waren außer Reichweite gestellt. Vor dem Anfall kam eine kurze Vorwarnung, ein starrer Blick, ein Anhalten der Luft, auf die wir beinahe reflexartig reagierten. Ich hielt den Jungen, damit er sich nicht verletzte, Leon und Ndunge retteten vom Geschirr, was noch zu retten war. Oft ging alles über Bord, und mehrmals fiel sogar der Tisch um. Wenn alles vorüber und Moritz weggetragen war, machten wir uns an die Aufräumarbeiten, wie Ameisen in einem Ameisenbau, der durch äußere Einwirkung aus seiner Ordnung geraten war.

Daneben erschienen mir die Autofahrten am unproblematischsten. Im Auto kam Moritz' Unruhe zum Erliegen. Er schaute aufmerksam aus dem Fenster und wies mit dem Zeigefinger auf alles, was seine Neugier erregte: Kuh, Tankstelle, junges Kind, Tannenbaum.

Doch gab es auch beim Autofahren dramatische Zwischenfälle. Der bereits erwähnte Fußtritt durch die Hintertür ist zum Glück ein Einzelfall geblieben, aber es kam wiederholt vor, daß Moritz mir unabsichtlich mit dem Fuß einen Schlag über den Kopf verpaßte, so daß ich ganz benommen war und anhalten mußte. Aber im großen und ganzen waren die Autofahrten das kleinere Übel.

Damals entstanden die ersten Verletzungen an seinem Körper, die sich eingeprägt haben wie Brandmale bei einem Tier. Jede einzelne Narbe erzählt ihre Geschichte. Wenn ich mit Moritz zum Arzt ging und er sich ausziehen mußte, beeilte ich mich immer zu sagen, daß diese Narben durch die Stürze hervorgerufen waren, denn im ersten Moment sah der Junge wie ein mißhandeltes Kind aus.

Unser Leben wurde mehr und mehr von Notverordnungen diktiert. Ich hatte schon frühzeitig gelernt, daß Moritz' heimtückisches Leiden (damals erst ging mir die Bedeutung dieses Begriffs so richtig auf) ein ausgeklügeltes und nicht minder tückisches Tricksystem meinerseits erforderlich machte. Ich haßte diese Krankheit, so wie eine Partisanin die fremde Herrschaft hassen mag, und war immer auf der Hut. Freilich befielen mich nach dem Aufenthalt in L. erhebliche Zweifel, ob es jemals gelingen würde, eine Besserung herbeizuführen. Eine ganze Reihe von Medikamenten war bereits ausprobiert, ohne Erfolg. Wenn, so sagte ich mir, sich jemals eine wirkungsvolle Medizin finden wird, so wird sie wahrscheinlich mit starken Nebenwirkungen behaftet sein. Es war abermals eine Frage von Kraft und Gegenkraft.

Ich begann nun, auch andere Ärzte zu konsultieren, Heilpraktiker, Handaufleger, Wünschelrutengänger, Elektroakupunkteure. Mein Verständnis für die Menschen, die von Arzt zu Arzt rennen, wuchs in dem Maß, in dem ich Fehlschläge erlitt. Seit meiner Depression, die übrigens eines Tages ebenso abrupt endete, wie sie begonnen hatte, fühlte ich mich solidarisch mit dem großen Heer von Kranken, deren Leiden sich im toten Winkel zwischen Faßbarem und Unfaßbarem bewegen. Moritz gehörte auch dazu. Da gab es irgendeinen Herd in seinem Gehirn, der wie ein Störsender alle anderen Bereiche durcheinanderbrachte. Aber warum führte das an manchen Tagen zu Anfällen und an anderen wieder nicht? Warum halfen bei ihm die üblichen Medikamente nicht?

Bisweilen verspürte ich den Wunsch, ein Blutkörperchen zu sein, das sich in Moritz' Gefäße einschifft, seinen Körper durchschwimmt und das Geheimnis auskundschaftet. Clemens sagte mir zum Trost: »20% therapieresistente Fälle, das sind allein in Deutschlaned 120000 Menschen, die betroffen sind. Das ist weltweit ein ungeheurer Markt. Schon aus diesem Grund wird die Forschung auf Hochtouren laufen.«

Ich baute auf Clemens' Worte, so wie ich überhaupt immer einen Hoffnungsschimmer brauchte, um die ständigen Rückschläge wegzustecken. Noch bevor sie wirklich einsetzte, tendierte ich dazu, alles der Pubertät anzulasten. »Wenn die Pubertät vorbei ist, wird es ihm besser gehen«, tröstete ich mich.

Jetzt im Mai ist der Boden so trocken, daß sich tiefe Furchen gebildet haben. Am Himmel eine sengende Augustsonne, die erbarmungslos auf die abgemähten und matt daliegenden Wiesen scheint.

Als ich meiner Kollegin sagte, daß ich Dich fürs Wochenende abhole, weil ich Sehnsucht nach Dir habe, konnte sie mich nicht verstehen. Wie sollte sie auch! Es ist mir ja selber ein Rätsel, wieso durch all die Jahre meine Liebe zu Dir nichts von ihrer Kraft eingebüßt hat. Ich hatte Sehnsucht nach Deiner kindlich-ernsthaften Art, ein Brot aufzuessen und dann gottergeben auf das nächste zu warten.

»Du, ich hab so Hunger wegen Brot.«

Wir sitzen in unseren Liegestühlen und essen nach und nach unseren Picknickkorb leer. Ich fühle einen schwer zu beherrschenden Drang in mir, Dich zu füttern wie eine Vogelmutter ihr Junges. Das muß so eine Art Urinstinkt sein. Dazu kommt, daß ich Dich blaß und sehr mager finde und mir Sorgen um Dich mache. Zwischen zwei Bissen schnellst Du in die Höhe, fällst zu Boden und drehst Dich auf der ausgedörrten Wiese wie ein angeschossenes Kaninchen zuckend ein paarmal um Dich selbst. Dabei passiert Gott sei Dank nichts weiter, als daß Du buchstäblich ins Gras beißt und ich Dir den Mund auswischen muß.

Der Bauer, der in einiger Entfernung mit seinem Traktor die Wiesen düngt, hat kurz herübergeschaut, als Du fielst. Von weitem mag das wie eine ausgefallene Turnübung ausgesehen haben. Die Wiese ist übersät mit kleinen weißen Kügelchen wie nach einem Hagelschauer. Noch vor wenigen Jahren wuchsen hier üppige Trollblumen, aber jetzt scheint es einen stillen Wettbewerb unter den Landwirten zu geben, wer als erster seine Wiesenblumen ausgerottet hat.

Mit meiner Erinnerung an Dich geht es mir so wie sehr alten Leuten, denen die Zeit, die am weitesten zurückliegt, nämlich die Jugend, am gegenwärtigsten ist. Die zweite Hälfte Deines bisherigen Lebens läuft vor meinen Augen wie im Zeitraffer ab.

Irgendwann kamst Du in den Ferien mit dunkler Stimme nach Hause. Die Wandlung zum jungen Mann hatte sich abrupt vollzogen – zumindest für meine Augen. Dein Körper war Dir davongelaufen, die Extremitäten in die Länge geschossen wie junge Pflanzentriebe, die Gesichtszüge hatten sich verfeinert. Deine Geschwister starrten Deine Füße an und meinten, das wären keine Füße, sondern Hasenläufe. Daneben war die geistig-seelische Entwicklung, wie es schien, zum Stillstand gekommen.

Der eine Moritz, der noch immer im »Kleinen Bären« blätterte, stand am Bahndamm und schaute dem anderen Moritz, der sich mit Bartflaum und dunkler Stimme rasch entfernte, fassungslos nach. Dein Bruder Leon war Dir um ein Jahr voraus. Die Pubertät hatte ihn in eine heftige Verwirrung der Gefühle gestürzt. Längere Zeit hindurch war er Kind und Mann in einem, ohne sich dessen bewußt zu sein. Ich erinnere mich an eine Szene, als ich den vierzehnjährigen Leon aus Übermut aufforderte, sich auf meinen Schoß zu setzen. Er fügte sich wi-

derstrebend, sagte dann aber sofort mit dunkler Baßstimme: »Wenn ich in der Pubertät bin, tu ich das nicht mehr.«

Mit Rührung bemerkte ich, daß Du zu einer Zeit, in der Deine Geschwister und ich noch ungeniert halbangezogen durch die Wohnung liefen, ein starkes, unbestechliches Schamgefühl entwickeltest, das wir nach anfänglicher Belustigung respektierten und bis heute respektieren. Eines Tages hast Du einfach aufgehört, um fünf Uhr früh zu mir ins Bett zu steigen, um Dich zu wärmen. Mußtest Du auf einem Spaziergang verschwinden, so bist Du hinter einen Baum getreten und hast gesagt: »Bitte geht weiter.« Im Klo wolltest Du allein sein und im Stehen pinkeln wie ein Mann, was zu katastrophalen Überschwemmungen führte.

Ich war durch die ungewohnte Situation völlig verunsichert und sah mit Sorge ein neues Kapitel herannahen. Die Bücher, in denen ich eine Antwort auf meine Fragen zu finden hoffte, klammerten bezeichnenderweise das Kapitel »Sexualität« aus. Zwar gab es damals schon Stimmen, die sich für eine ungehinderte sexuelle Entfaltung geistig Behinderter aussprachen, aber ich erfuhr nichts darüber, wie man sich das praktisch vorstellte. Leon war ganze Nachmittage mit dem Fahrrad unterwegs, um zu den Mädchen seiner Träume zu gelangen. Was würde passieren, wenn Du Dich mit der gleichen Hartnäckigkeit und Vehemenz, mit der Du beispielsweise Deine Essens-Raubzüge unternahmst, den Mädchen nähertest?

Ich war wirklich ratlos, zumal in meiner eigenen Erziehung Fragen zur Sexualität immer ängstlich vermieden worden waren. Zu dieser Zeit habe ich Deinen Vater am meisten vermißt. Welch absurde Situation, dachte ich, als Frau allein mit zwei pubertierenden Söhnen unter einem Dach zu wohnen. In einer intakten Familie regeln sich diese Probleme von selbst. Es wuchsen mir ja nicht nur die Probleme über den Kopf, sondern auch Du und Dein Bruder. Ich konnte nicht mehr wie früher Konflikte zwischen Dir und mir dadurch beenden, das ich Dich entschieden bei der Hand nahm und wegführte. Du warst jetzt der Stärkere und mir in jeder körperlichen Auseinandersetzung überlegen. Es erforderte immer eine ganze Reihe diplomatischer Schachzüge, um Dich umzustimmen. Mit Bestür-

zung nahm ich wahr, daß die Leute auf der Straße ängstlich vor Dir zurückwichen, wenn Du wieder einmal außer Rand und Band warst.

Für alle, die Dich nicht näher kannten, warst Du schwer einzuordnen. Es gab Momente, vor allem, wenn Dein schauspielerisches Talent durchbrach, da hatte nicht nur ich das Gefühl, daß es nur eines ganz kleinen Stupses bedürfe, um Dich gesund zu machen. So wie ich für mich immer glaubte, daß mein »wirkliches Leben« in der Zukunft läge, so sah ich Dich eine Art Parallelleben zur Wirklichkeit führen. Der einzige Kontakt, den Du mit der Wirklichkeit hattest, waren die Anfälle. Alles andere spielte sich wie auf einer Bühne ab. Ich sehe Dich noch mit Deinen langen Beinen vor uns, der Familie, den Freunden, auf und ab stelzen und Deinen Text sprechen.

Ins Bett gehen?
Ich denk nicht dran.
Überhaupt nicht ist es dunkel.
Wirklich Du wirklich?
Ich muß nämlich aber auch so
trinken (dringend) aufs Klo.
Ruhig sein, Moritz Doermer, ruhig sein!
Dinuidinui

Vor allem kleinere Kinder waren fasziniert von dem Riesen, der sich auf ihre Sprache verstand und dazwischen komische Wortgebilde wie »nitzinitzi« oder »dinuidinui« einstreute. Die Erwachsenen fanden in ihrer Ratlosigkeit meist nur ein einziges Wort: »Süß.«

Wie seltsam, daß ich fast ausschließlich diese Bilder vor Augen habe, die Dich von dieser witzigen, unbelasteten Seite zeigen. Wo ich doch weiß, daß die Stimmung oft abrupt umschlug und Dein Verhalten in keiner Weise mehr zu steuern war. Daß dieselben Leute, die eben noch belustigt Deiner Vorstellung gelauscht hatten, sich ängstlich und verlegen abwandten, daß ich, Deine Mutter, Deiner Heftigkeit nichts anderes als Heftigkeit entgegenzusetzen hatte, wodurch wir uns in Kämpfe verstrickten, die meinen Kämpfen mit Leon erschreckend ähnlich waren.

Ein merkwürdiger Mechanismus in unserem Gedächtnis läßt offenbar schlimme Zeiten vergessen oder zumindest verblassen. Eines Tages werde ich auch die weißen Kügelchen auf diesen ehemaligen Moorwiesen vergessen und nur noch den Zauber dieses verfrühten Sommertages in Erinnerung haben, an dem über den Bergen ein Gewitter aufzieht, ein paarmal grollt und dann wieder verschwindet, ohne einen Tropfen Regen hinterlassen zu haben.

Du stapfst mit mir wortlos über die Felder. Es gibt nicht mehr viele Dinge, die wir miteinander tun können – dieses gemeinsame Stapfen, bei dem Du ab und zu neben einer Wurzel verweilst, um sie mit Deinen Stiefeln zu treten, gehört dazu.

Deine Entwicklung zum jungen Mann verlief so ganz anders, als ich befürchtet hatte. Rückblickend würde ich sogar sagen, daß selbst die Epilepsie von der Pubertät unbeeinflußt blieb. Die Anfälle wurden zwar mehr, aber hinterher auch nicht weniger. Es war insgesamt eine aufsteigende Tendenz, die durch die Pubertät keine Veränderung erfuhr.

An Deinem vierzehnten Geburtstag standest Du enttäuscht vor Deinem Geburtstagstisch, den Monika und ich mit Geschenken beladen hatten. Alles was Du sagtest war: »Und keine Semmeln!«

Es war die Zeit, in der Deine Vorliebe fürs Essen in eine neue Phase eintrat. Im Gegensatz zu früher, wo alles sofort aufgegessen wurde, wanderten jetzt die Sachen unter Dein Kopfkissen, wo sich eine Art Hamsterlager befand. Du konntest Dich einfach nicht überwinden, irgend etwas zu essen, weil es dann ein für allemal verschwand. Auch die Semmeln, die wir Dir kauften, wurden alt und trocken, aber sie waren eine Zeitlang Dein kostbarster Schatz, den Du stets mit Dir herumtrugst.

Einen Nachmittag lang ließ mich Dein Lehrer beim Unterricht zuschauen. Dein Platz in der ersten Reihe – neben Dir die Tüte mit den Semmeln – war aus rein strategischen Gesichtspunkten ausgewählt, denn von all den Schülern warst Du zwar der größte, aber bei weitem der unruhigste, so daß Dein Lehrer Dir ab und zu seine beruhigende Hand auf den Arm legen mußte. Gleichwohl entstand an diesem Tag mit sauberen Druckbuchstaben ein Eintrag in Dein Spruchheft:

Es war einmal ein Kater, der brummte täglich sehr.
Da sprach zu ihm sein Vater: Komm Söhnchen einmal her!
Du sagst, es sei der Braten zu wenig gut geraten.
Du kannst, statt Fleisch und Kuchen, die Rute da versuchen.

Von Zeit zu Zeit schautest Du Dich nach mir um, um Dich zu vergewissern, daß ich noch da war. Neben Dir saß ein Mädchen, dessen Name seit Monaten immer wieder in Deinen Reden aufgetaucht war: Donatella.

Von all den Mädchen in der Klasse war sie zweifellos die Attraktivste, aber offensichtlich auch die Begehrteste. Du warst hauptsächlich damit beschäftigt, die zarten Bande, die sich zwischen ihr und Deinem Erzfeind Jens anspannten, zu durchtrennen. Dazu mußtest Du Dich eindrucksvoller Gesten wie Krallenzeigen und Zähnefletschen bedienen, was an eine Raubkatze erinnerte und umwerfend komisch aussah. Dazwischen immer wieder ein triumphierender Blick auf Mutter und Semmeln – kein Wunder, daß der Spruch mit dem unzufriedenen Kater nur unter Stocken zu Ende geschrieben wurde.

Da wußte ich, daß Du noch ein rechtes Kind warst. Vielleicht würde das Schicksal ausnahmsweise Milde walten lassen und Dir diese Kindlichkeit bewahren. Nichts wünschte ich mir damals sehnlicher. Erst sehr viel später habe ich Dich ein paarmal im Bett onanieren sehen. Ich wäre unehrlich, würde ich behaupten, es hätte mir nichts ausgemacht. Daß ich mir schließlich sagte: Wenn es wichtig für ihn ist, so soll es geschehen! war allein vom Kopf her bestimmt. Mein Gefühl wehrte sich dagegen, Deine Kinderseele mit den Bedürfnissen eines Mannes in Verbindung zu bringen.

Wieder ein paar Jahre danach trat ich eines Morgens unbekleidet aus dem Bad. Du fuhrst mir mit der Hand leicht über die Brust und wandtest Dich wieder ab. Es war eine Geste ohne Begierde, eher der Hauch einer Erinnerung an die Zeit, wo Dir meine Brust als Nahrungsquelle gedient hatte. Die Bewegung kam völlig überraschend für mich. Noch ehe ich reagieren konnte, war sie zu Ende. Mich befiel eine tiefe Trauer, *weil mir plötzlich bewußt wurde, wie einsam Du warst. Ein einsamer junger Mann in einem leeren Haus, dessen Fenster sich nicht öffnen ließen.*

Zu dieser Zeit las ich, daß vom Schläfenlappen ausgehende Epilepsien zu einer Abnahme der sexuellen Aktivität führen. Die Zufuhr von Primidon, das auch im Mylepsin enthalten ist, tut ein übriges. Es war mir Beruhigung und Besorgnis zugleich.

Noch eine letzte Erinnerung an das Jahr '78: Während eines schweren Gewitters laufen wir über ein freies Feld. Ich habe Angst, daß mein Schlüsselbund die Blitze anziehen könnte und werfe ihn, um ihn nicht in der Hand tragen zu müssen, immer wieder in hohem Bogen vor mir her. Moritz lacht so, daß er nicht mehr weiterlaufen kann. Über sein Gesicht rinnt der Regen, seine Kleider triefen vor Nässe, aber er lacht und lacht.

Kurz zuvor waren wir in das Haus umgezogen, in dem wir auch heute noch wohnen und von dem ich mich freiwillig nicht mehr trennen werde. Es ist ein bescheidenes Häuschen am Rande eines kleinen Dorfes und wurde im selben Jahr gebaut, in dem ich geboren bin. Deshalb spielt sich zwischen uns einiges ab, was man nicht in Worte fassen kann.

Schon in meiner Kindheit habe ich solche Häuschen gezeichnet: Unten die Tür, rechts und links davon ein Fenster und oben noch einmal zwei Fenster, dazu ein rotes Dach und ein Schornstein, aus dem fröhlich der Rauch aufsteigt (was man heute nur noch mit schlechtem Gewissen als anheimelnd empfinden kann). Es ist weiß Gott auch heute noch kein schönes Haus, und in der Nachbarschaft der protzigen Neubauten nimmt es sich aus wie ein armer Verwandter, der am Dorfeingang stehengeblieben ist und sich nicht hineintraut. Noch dazu ragt es auffallend hoch und dürr in die Landschaft – keine Baubehörde würde heute noch so etwas genehmigen.

Damals war es in einem unbeschreiblich verwahrlosten Zustand. Der alte Mann, der es zuletzt bewohnt hatte, war auf dem Küchensofa gestorben, und da er im Alter kaum mehr auf die Straße gegangen war und alle Fensterscheiben mit Zeitungspapier blickdicht gemacht hatte, bemerkten die Leute im Dorf seinen Tod erst nach vierzehn Tagen.

Die Menschenscheu des Alten hatte dazu geführt, daß er seinen Abfall nicht einmal mehr bis zur Mülltonne trug, sondern einfach die Treppe hinunter in den Keller warf, aus dem ich ihn – zwei Lastwagen voll – mühsam wieder entfernte. Die Wände der Küche waren mit einer dicken Fettschicht bedeckt, in den übrigen Zimmern fiel der Verputz herunter, das Dach ließ den Regen durch, und die sanitären Einrichtungen schienen aus dem vergangenen Jahrhundert zu stammen. In den Zimmern standen noch wackelige Möbel, die die Erben für zu wertlos hielten, um sie mitzunehmen.

Monatelang lebten wir in einem Provisorium, das sich über vier Etagen erstreckte. Ein Grund für den Kauf des Hauses war ja Moritz gewesen, der mit seiner Unruhe die Wohnung in N. geradezu explodieren ließ. Ich war mir durchaus bewußt, daß ich das den Mitbewohnern auf Dauer nicht zumuten konnte. Das neue Haus hatte dagegen keine unmittelbaren Nachbarn, dafür einen kleinen Garten. Ein großer Nachteil war, daß Moritz' Zimmer im ersten Stock liegt, also außerhalb unseres gewöhnlich sich im Parterre abspielenden Lebens. Zudem konnten ihm jederzeit die Treppen zum Verhängnis werden. Gleichwohl empfand ich allein den Umstand als Erleichterung, nicht mehr bei jedem Lärm, den er verursachte, Pssst sagen zu müssen.

Nach und nach kam der Zauber des Hauses zum Tragen. Moritz' Zimmer mit Blick auf den Kirchturm auf der einen Seite und Blick auf die Berge auf der anderen widmete ich besonders viel Mühe, und als es fertig war, fiel mir auf, daß ich genau die Farben des alten »Hildegarten« gewählt hatte. Auch die Kinderbücher, die Holzkühe, Tannenbäume und Zwerglein, die Handpuppen und Kuscheltiere standen in den Regalen. Ich mußte nicht lange nachdenken, warum ich das getan hatte: Es war die Sehnsucht nach den alten, vergleichsweise unbelasteten Zeiten, es war der Versuch, etwas am Leben zu erhalten, was es längst nicht mehr gab: Moritz' Kleinkinderzeit, in der die Segel noch auf Hoffnung standen.

Über seinem Bett hängt ein von ihm selbst gefertigtes Batiktuch, das auf entfernte Weise an einen Sonnenuntergang erinnert und von ihm »Rot gewesen« genannt wird. Hatte er Lust, in sein Zimmer zu gehen, so sagte er: »Ich möchte zu Rot gewesen.« Freilich sonderte er sich damals nur zu dem Zweck ab, nach Herzenslust ungestört zu toben, während er heute oft still und scheinbar nachdenklich in seinem Bett liegt und mit seinen langen Fingern spielt.

Wie oft habe ich mich nach den Ferien auf dieses Bett geworfen und geheult. Es wohnten tatsächlich zwei Seelen in meiner Brust. Die eine, die kraftlose und überforderte, sehnte den ersten Schultag herbei, an dem sie die Verantwortung wieder los wurde, die andere – ich will sie die animalische nennen – konnte die Tür des leeren Zimmers nicht öffnen, die Spielsachen nicht aufräumen, die Wäsche nicht riechen, ohne daß sich die Augen mit Tränen füllten. Zwar war ich nach Beendigung meiner Psychoanalyse viel stabiler geworden. Gerade das furchtbare Tief, in das ich gefallen war, war mir ein Indiz dafür, daß es aller Hoffnungslosigkeit zum Trotz weitergegangen war. Meine Gedanken, die wie ein Bienenschwarm stetig um Scheinprobleme gekreist waren, waren zur Ruhe gekommen. Auch die bösen Träume hatten aufgehört. Die wirklichen Probleme waren immer noch vorhanden, aber ich fühlte mich stark genug, ihnen ins Auge zu blicken.

Geblieben war eine große Sensibilität gegenüber den Schwankungen, denen Moritz' Befinden unterworfen war. An Tagen, an denen es ihm gutging, fühlte ich mich zum Bäume ausreißen, während ich an anderen Tagen still mit ihm litt, Zahnweh und Bauchweh hatte, Wundschmerz verspürte und selbst die Erschöpfung, die ihn nach den Anfällen befiel, mit ihm teilte. Meine Schwiegermutter hatte recht mit ihrer Bemerkung, die Nabelschnur zwischen mir und dem Jungen sei nie durchtrennt worden.

Unsere neue Heimat hatte eine therapeutische Wirkung auf mich. Das Hochtal, in dem wir nun wohnten, war in der Späteiszeit das Becken eines Sees gewesen, dessen Wassermassen eines Tages den ihn umgebenden Moränenring sprengten und zu Tal stürzten. Viele Jahrhunderte hindurch galt das Gebiet mit seinem dichten Schilfwuchs und den schwankenden, blubbernden Böden, aus denen braunes, dickes Wasser aufstieg, als unbewohnbar. Die ersten Menschen, die heraufzogen, schufen sich kleine Eremitagen, wahrscheinlich haben sie gelebt wie Insekten auf den Blättern der Seerose inmitten einer Welt, die vom Wasser geprägt war. Der karge Boden konnte die Leute kaum ernähren. Er war ungeeignet zum Getreideanbau, so daß die Bauern ihr »Traid« teuer einkaufen mußten. In einer Chronik aus dem Jahre 1671 lese ich über einen unserer Nachbarn:

2 Roß, 3 Khüe, 1 Ziehkalb, 1 Schaf, 1 Gaisl, 5 Frischling. Kann aber merer nicht vuedern als 1 Roß, 1 Fühl, 3 Khüe, 3 Jungrinder, mueß sich übrigens mit der Saumbfahrt ernähren.

Die Männer zogen mit ihren Rössern los, um sich als Lastenträger zu verdingen, trugen Salz und Getreide übers Land, und wo sie erschienen, spotteten die Leute:

Samerglöckei
um a Kreuza Spitzlweckei,
um a Kreuza Roggers Brot,
Samer liegts vor Hunger tod.

Es fehlte ihnen nicht nur am Getreide, sondern auch am Fleisch. Um ihren Eiweißbedarf zu decken, zogen sie in ihren kleinen Hausgärtchen Bohnen, die sie zu Knödeln verarbeiteten und die heute, so man sie nicht mehr aus Not essen muß, zu einer Spezialität geworden sind. Aber wenn in früheren Zeiten die Leute aus dem Tal hochstiegen, trugen sie an ihren Hüten Bohnenranken, um die armen Bauern zu ärgern.

An nebeligen Tagen hängen in der Talsohle weiße Schleier, die Bilder aus vergangenen Zeiten heraufbeschwören. Aber auch wenn die Sonne scheint, ist die Luft erfüllt von einem grauen, wassergeschwängerten Dunst, der den Duft der letzten Moorwiesen heraufträgt bis zu unserem Haus.

In den alten, verlassenen Torfstichen wippt der Boden unter den Füßen, und wenn es lange genug geregnet hat, so bekommt man noch eine Ahnung von seinem suppigen Untergrund. Im nachhinein frage ich mich, ob ich nicht unbewußt gerade diesen Platz ausgewählt habe, um die Gefahr zu mildern, die Moritz bei seinen Stürzen droht. Es gibt kaum einen weicheren, sanfteren Untergrund als diese weichen Torfwiesen – die einzigen Plätze, an denen ich Moritz fast mit einer Art Gelassenheit stürzen sehe.

Unser Garten hingegen ist klein, zu klein für ein so hohes Haus und zu klein für Moritz. Um dessen Ausbruchsversuche zu verhindern, habe ich ihn mit Maschendraht eingezäunt, dessen oberer Rand mit Stacheln bestückt ist. Das war nicht die allerbeste Idee, denn Moritz überstieg ihn mühelos, ohne mit den Stacheln in Berührung zu kommen. Bei den Anfällen hingegen flog er über den Zaun und verletzte sich. Es blieb uns nichts anderes übrig, als mit einer Beißzange die spitzen Drahtenden nach unten zu biegen.

In der Anfangszeit war der Garten überwuchert mit Meerrettich, für den der alte Mann wohl eine Leidenschaft gehabt hatte. Unter den dunkelgrünen Blättern lebten Igel, Kröte, Blindschleiche, Maus und Wiesel, die sich als eine Art Ureinwohner verstanden und nicht vertreiben ließen. Ich habe es auch nie versucht, nur unsere Katze erlegte eine Maus nach der anderen, aber als sie selber starb, zogen die Mäuse wieder ein. Neben der Dachrinne nisten in einer Nest-an-Nest-Reihe unzählige Spatzen, die sich in einem ständigen Kriegszustand befinden.

Grauschnäpper und Gartenrotschwanz bevorzugen die vornehmere Einzellage unter dem Vordach. Das ganze Haus ist wie von einem Netz aus Gezwitscher umgeben. Jeden Herbst versammeln sich hier Hunderte von Schwalben in den Obstbäumen und auf den Stromleitungen, bevor sie über die Berge in südliche Länder ziehen.

Ich habe die Nähe der Tiere immer als gutes Omen betrachtet, und am liebsten würde ich jetzt schreiben, daß wir mit dem Einzug ins neue Haus aller Sorgen ledig waren und unser Leben, von äußeren Zwängen befreit, in gemächlichere Bahnen geriet.

Es stellte sich jedoch sehr bald schon heraus, daß Ndunge und Leon keine Wurzeln mehr schlugen. Sie waren bereits zu groß, um in unserem Dorf noch neue Freundschaften zu knüpfen, und jammerten den alten Zeiten in N. nach. Das bergige Gelände war zum Ausreiten ungeeignet, so daß das Pferd in einem entfernten Reitstall untergebracht werden mußte. Mit dem Pferd war auch Ndunge dahin. Der Unterricht in der Kreisstadt war unregelmäßig. Meist erreichten die Kinder den

Mittagsbus nicht mehr und blieben bis fünf Uhr in der Stadt, wo sie in Kneipen herumsaßen und Weißbier tranken. Leon war grundlos und unentschuldigt ganze Nachmittage verschollen, während mein Mittagessen vor sich hinköchelte und seinen Geschmack verlor. Ich stand, von großer Unruhe erfüllt, am Fenster und konnte nichts anderes denken als: Was ist mit Ndunge? Wo ist Leon? Wie geht es Moritz? Immer wieder. Nachts lag ich wach im Bett, hörte das Husten der Kühe vor meinem Fenster, das wie Altmännerhusten klang, und wartete auf die Rückkehr der Kinder aus der Stadt. Sobald Leon das Haus betrat – es konnte noch so leise und heimlich geschehen –, war die Luft erfüllt von einem durchdringenden Nikotingeruch. Ich drehte mich schweren Herzens zur Seite und schlief ein. Leon nannte mich spöttisch Glucke und meinte, er könne auf sich selbst aufpassen.

Seine Mittlere Reife bestand er mit dem wie üblich kalkulierten Notenminimum und einer Portion Glück. Allerdings gab die Schule unverhohlen zu verstehen, daß sie auf einen weiteren Verbleib Leons keinen Wert lege. Mit sechzehn verließ er unser Haus, das eine Heimat für ihn werden sollte und nicht mehr wurde, um in ein englisches Internat zu gehen.

Als Leon fort war, hatte ich kaum mehr etwas zu tun, deshalb fing ich eine Lehre als Arzthelferin an. Von den wenigen Ausbildungsmöglichkeiten für eine Frau meines Alters erschien mir diese noch am interessantesten. Natürlich war es belustigend, mit fünfzehnjährigen Mädchen wieder die Schulbank zu drücken und Fächer wie Sozialkunde und Betriebswirtschaftslehre zu lernen. Ein Grund für diese Wahl war jedoch mein Interesse an der Medizin und meine Hoffnung, dem Problem Moritz auf diese Weise näherzukommen.

Im nachhinein erscheinen mir die Jahre '78/'79 als tiefe Zäsur in Moritz' Leben. Würde man dieses Leben in Akte einteilen, so könnte man sagen, daß damals der erste Akt zu Ende ging. Er war gekennzeichnet von zwar geradlinigen und konsequenten, aber erfolglosen medikamentösen Therapiebemühungen, einer engagierten heilpädagogischen Führung, die jedoch immer wieder an ihre Grenzen stieß, und einer Atmosphäre der Geborgenheit im Heim und zu Hause.

Der zweite Akt wurde eingeleitet durch einen Brief der Heimleiterin.

»Ich habe immer viel Mühe, einen Erzieher für Moritz zu finden. Er paßt ja in keine unserer Kindergruppen mehr hinein, und der Jens, den wir zu ihm legten, um eine Gruppe um Moritz neu zu bilden, konnte Moritz doch nicht verkraften. So ist Moritz wieder einmal in Einzelbetreuung bei einem jungen Seminaristen. Herr A. und Herr C. hatten ihn abgegeben, weil sie glaubten, es nicht mehr schaffen zu können. Er ist im Augenblick sehr aggressiv, beschimpft die Kinder und Erwachsenen und schlägt sie. Eigentlich brauche ich Ihnen das gar nicht zu sagen, da ich immer mit Bewunderung erlebe, wie Sie Moritz all die vielen Jahre hindurch in den Ferien selbstverständlich zu sich nehmen. Manchmal denke ich auch, daß wir ihm gar nicht mehr helfen können, und es erscheint mir nicht ganz sinnvoll, daß wir ihn hier mit so viel Mühe und Einsatz versorgen.«

So schwer es mir auch zu begreifen fiel: Moritz' Kindheit und Jugend gingen ihrem Ende entgegen. Ich konnte ihn nicht länger von der Erwachsenenwelt, die mir rauh und kantig (ja, vor allem kantig) erschien, fernhalten.

In der Tat war er dem Heim in E., das seine Kinder bis zum sechzehnten Lebensjahr behielt, entwachsen. Sein Bett war zu kurz, sein Zimmer zu klein. Wenn ich ihn von weitem auf dem Spielplatz sah, wo er die Aufgabe hatte, mit einem langen Stekken Papierabfälle aufzuspießen und in einen Behälter zu werfen, so erschien er mir mit seinen endlosen Beinen wie ein Storch, der sich unter eine fremde, wesentlich kleinere Vogelart gemischt hat, ein artfremder Einzelgänger, der alle Blicke auf sich zog. Jedesmal, wenn es ihm gelungen war, ein Papier aufzuspießen, drehte er sich triumphierend zu mir um. Ich sagte mir: Wie weniger Dinge bedarf es, damit du stolz auf ihn bist und ihn lieb hast.

Die Ankündigung der Entlassung aus E. löste eine Flut von Bemühungen aus, für Moritz einen anderen Heimplatz zu finden. Diese waren so vielfältig und gingen in so verschiedene Richtungen, daß es mir schwerfällt, sie nachträglich zu ordnen. Eines hatten sie alle gemeinsam: Sie waren erfolglos.

Mit einer gewissen Rührung lese ich die Kopien meiner Anfragen, in denen ich den Jungen »anpries« und gleichzeitig zwischen den Zeilen zu verstehen gab, wie hoffnungslos und kleingläubig ich im Grunde war. Ein großes Handicap war die Bemerkung der Heimleiterin, sie könne sich nicht vorstellen, daß irgendein anthroposophisches Heim in Deutschland Moritz aufnehmen würde.

Wir fuhren kreuz und quer über die Lande. Viele Einrichtungen schieden von vornherein aus, weil die Behinderten relativ selbständig in irgendwelchen Werkstätten arbeiteten. Gehbehinderte saßen an Webstühlen, andere wiederum harkten stumm in der Gärtnerei das Unkraut. Unvorstellbar, daß Moritz auch nur eine Viertelstunde freiwillig und ohne Druck eine Arbeit vollführte. Unvorstellbar, daß er in der Nähe von Maschinen, Gewächshäusern oder kostspieligen Vorrichtungen arbeitete. Neben all den jungen Männern und Frauen wirkte er auf den ersten Blick gesund und wohlgestaltet, aber in Wirklichkeit war er viel kränker als sie. Die Natur hatte ihm für sein Leben als Behinderter neben einem makellosen Aussehen ein Kreuz auferlegt, das erst nach und nach sichtbar wurde und ihn um so schwerer niederdrückte.

Die wenigen Male, wo man uns freundliches Interesse entgegenbrachte und es zu einem orientierenden Gespräch kam, endeten in einem Mißklang. Einmal fegte Moritz bei einem Anfall den Kaffeetisch des Leiters leer, ein anderes Mal verschwand er spurlos auf dem Heimgelände und mußte lange gesucht werden, ein drittes Mal wohnten wir als Gäste einer Musikaufführung bei, die Moritz, als sie ihn langweilte, mehrmals mit eigenem Gesang, dem Beatles-Song *Lucy in the Sky with Diamonds*, zu beleben suchte. Das geschah ausgerechnet in einem sehr orthodoxen anthroposophischen Heim, und nur wer diese von Feierlichkeit getragenen Lieder zur Leier kennt, kann ermessen, was Moritz' Sondereinlagen bewirkt haben.

Manche Heime kamen nicht in Frage, weil ich die Atmosphäre dort kalt und unpersönlich fand und mir sagte: Dann lieber nicht.

Am Ende unserer Reisen standen wir mit leeren Händen da. Spaßeshalber sagte ich zu Moritz: »Niemand will uns haben.« Er antwortete in offensichtlicher Betrübnis: »Schade du.«

Ich weiß nicht, wie sich diese Unternehmungen in seinem Bewußtsein niederschlugen. Er genoß es ja immer sehr, etwas neues zu erleben. Diese Fahrten, bei denen wir aus Angst vor den Restaurants in den Wäldern picknickten und Mittagsruhe hielten, machten uns zu Verbündeten. Wie zwei Vertreter, die einen Ladenhüter an den Mann bringen wollen, reisten wir herum und erfuhren, was es heißt, wenn man seinen Spruch immer wieder von vorne aufsagen muß.

Am Ende sagte ich zu Moritz: »Wenn ich dich auch nicht mehr halten kann und auch sonst nicht mehr mit dir fertig werde: Eines schwöre ich dir, Wutzi. Bevor ich dich irgendwo hingebe, wo du unglücklich bist, nehme ich dich lieber wieder nach Hause.«

Kennzeichnend für den Beginn des »Zweiten Aktes« sind auch die verstärkt einsetzenden Bemühungen, die Anfälle unter Kontrolle zu bringen. War bisher eine klare, vom Vertrauen in die jeweils letzte Medikation bestimmte Linie verfolgt worden, so setzte jetzt eine fast panikartige Aktivität ein, die von zwei Gedanken bestimmt war:

1. Irgend etwas könnte bisher übersehen worden sein.
2. Im Ausland könnte man schon einen Schritt weiter sein und über Erkenntnisse bzw. Medikamente verfügen, die es in Deutschland noch nicht gab.

Die Heimärztin (das Heim hatte sich inzwischen bereit erklärt, Moritz noch ein Jahr zu behalten) erstellte noch einmal sämtliche Laborparameter, die allesamt ohne pathologischen Befund waren. Sie verordnete morgens nach dem Erwachen eine Tasse starken schwarzen Kaffee, abendliche Bäder mit Kalium sulfuricum, Verdauungstees, 2 × 5 mg Valium und eine Reihe homöopathischer Medikamente, dies zusammen natürlich mit dem Ergenyl und Tegretal. Ein EEG zeigte »unregelmäßige bis dysrhythmische Kurven ohne erkennbaren Herdbefund und ohne Zeichen erhöhter Krampfbereitschaft, die damit allerdings nicht ausgeschlossen ist«.

Dabei nahmen Moritz' Anfälle jetzt einen lebensbedrohlichen Charakter an. Eines Nachmittags in den Ferien saßen wir mit Freunden beim Picknick im Gebirge, als er plötzlich hochschnellte und auf einen Abgrund zulief. Es war eine der Attakken, die wir Brüller nennen, weil ursprünglich diese seltsamen Laute, die sich anhören wie »Was? Was?« im Vordergrund standen. Erst nach und nach kam die starke motorische Komponente hinzu. Diese Anfälle trugen ihn weiß Gott wohin, schleuderten ihn herum und ließen ihn krachend zu Boden fallen. Als ich ihn einmal fragte, wo denn der Anfall säße – im Kopf, im Bauch oder in den Beinen –, antwortete er mit Entschiedenheit: In den Beinen.

An diesem Nachmittag trug es ihn bis zu dem Abgrund. Wir saßen vor Entsetzen wie gelähmt da, unfähig, ihm zu Hilfe zu kommen. Irgendein Mechanismus, man nenne es Lebenswillen oder Vorsehung, ließ ihn auf den letzten Metern zu Boden stürzen. Ich sagte mir voller Verzweiflung, daß er – wenn schon nicht an den Anfällen – eines Tages an seinen Verletzungen sterben würde.

Clemens, dem ich lange Zeit heimlich vorwarf, er bagatellisiere Moritz' Erkrankung, weil er sich von ihr nicht unter Druck setzen lassen wollte, begann nun, alle möglichen Leute zu kontaktieren: ehemalige Schulfreunde, die in der Pharmaindustrie arbeiteten, Ärzte aus der Familie, Bekannte in Amerika. Seine zahlreichen Briefe ließen den Moritz-Ordner rasch anschwellen. Von nun an geht alles ziemlich durcheinander, und das ist vielleicht typisch für diesen zweiten Akt, den ich – müßte ich ihn charakterisieren – als den Akt der aufbegehrenden mannigfaltigen Bemühungen bezeichnen würde, die leider auch für Moritz viel Unruhe und Qual brachten.

Seit Tagen sitze ich vor den Blättern und drücke mich vor dem Weiterschreiben.

Auf Umwegen gelangten wir an die Adresse von Professor Gastaut im Hôpital de la Timone in Marseille. Ich wußte nicht, daß es sich um den großen alten Mann der Epilepsieforschung handelt, dessen Name eines Tages in Moritz' Diagnose erscheinen würde: Lennox-Gastaut-Syndrom.

An dieser Stelle muß ich meine Bemerkung über die Diagnosen, die einem Patienten ein Leben lang anhaften, berichtigen. Nicht die Diagnose ist es, sondern die Einschätzung über Aufwand und Nutzen ärztlicher Bemühungen. Die Diagnosen können sich mit jedem Arzt ändern. Gastaut glaubte damals, mit Sicherheit ein Gastaut-Syndrom ausschließen zu können, Professor N. hingegen ist sich sicher, eines vor sich zu haben. Diagnosen sind ein willkommener Anlaß, über den Kollegen lächelnd den Kopf zu schütteln. Dazwischen steht ratlos und verschüchtert der Patient. Letzten Endes sind Diagnosen aber nicht viel mehr als Krückstöcke, an denen wir uns festhalten.

Im Frühjahr des Jahres '78 unternahmen Clemens und ich die lange Reise nach Südfrankreich, ohne Moritz, dem wir diese Strapazen nicht zumuten wollten. Gastaut empfing uns, aus einer Art Alkoven tretend, in einem geblümten Morgenrock. Er war von außerordentlicher Liebenswürdigkeit und las eingehend die Arztberichte durch, die France ins Französische übersetzt hatte. In einem Brief an einen Freund schrieb Clemens später: »Ein beeindruckender älterer Herr mit vielen Diplomen im Hintergrund. Bei so erfolgreichen Ärzten hört die Angst vor einem Mißerfolg auf – die können sich auch einmal einen Rat leisten, mit dem sie ihrem sechsten Sinn folgen.«

Clemens spielte zwei Anfallstypen vor. Er stürzte mit hocherhobenen Armen und angstverzerrtem Gesicht auf Gastaut zu, schrie Was? Was?, versuchte den Professor zu umklammern, ließ ab, wirbelte herum und fiel zu Boden, stand aber sofort wieder auf.

Er imitierte perfekt die tonische und klonische Phase eines Grand mal-Anfalls bis hin zum Verdrehen der Augen und überließ mir die vergleichsweise unspektakuläre Demonstration einer Absence.

»L'Ergenyl ne sert à rien«, sagte Gastaut. Er machte eine wegwerfende Handbewegung. »On le laisse, tout de suite, tout de suite.«

Sollen wir es langsam ausschleichen?

»Non, non, on le laisse comme ca.«

Er holte sich ein großes Buch heran und blätterte darin herum. Da er nicht sofort fand, was er suchte, kam ihm seine Sekretärin zu Hilfe. Dann nahm er einen Briefbogen, auf den er mit runder, jugendlich wirkender Schrift schrieb:

> prendre regulièrement matin, midi et soir
> 1 comprimé et demi de Tegretal

1/2 comprimé de Phenaemal à 100 mg,
soit 4 1/2 Tegretal et 1 1/2 Phenaemal par jour.

Mit dem Phenaemal wurde zum ersten Mal die Empfehlung gegeben, ein Barbiturat einzusetzen. Es gibt ja bei den Antiepileptika nur eine begrenzte Reihe von Pharmaka: Diphenylhydantoin (Phenhydan, Zentropil etc.), Carbamazepin (Tegretal, Timonil), Valproinsäure (Ergenyl etc.), Benzodiazepin (Mogadan, Rivotril etc.), Primodon (Mylepsin etc.) und noch einige wenige unbedeutendere.

Bis auf die Barbiturate (und die Mittel zweiter Wahl) war bereits alles ausprobiert. Die Barbiturate gehören zu den ältesten Antiepileptika. Professor Gastauts Empfehlung leuchtete uns ein. Im übrigen schätzte er die Chancen eines Therapieerfolges bei einem so schweren Fall fünfzig zu fünfzig. Er fragte, ob bereits ein »Scanner« gemacht worden sei. Wir verneinten. Die Computertomografie war noch relativ neu in Deutschland. »Alors«, sagte Gastaut, »laissez faire un scanner et envoyez-moi le résultat.« Er gab uns freundlich die Hand und zog sich in seinen Alkoven zurück.

Ich weiß nicht, warum es noch ein ganzes Jahr dauerte, bis die Empfehlung Gastauts in die Tat umgesetzt wurde. Wahrscheinlich hing es mit der Bemerkung jener Oberärztin des »Herrlicher Krankenhauses« zusammen, Phenobarbitel habe Moritz bereits mit dem Mylepsin erhalten. Es sei also nicht damit zu rechnen, daß eine Umstellung auf Phenaemal etwas bewirke. Sie war es auch, die ausdrücklich betonte, das Ergenyl sei »kein Gift« und sollte um Gottes willen nicht abgesetzt werden.

Im übrigen war das CT, das wir dort machen ließen, bis auf eine leichte Aufweitung des Subarachnoidalraums links temporal und einer schwachen Dichteerhöhung des medialen Anteils des rechten Linsenkerns unauffällig.

Wir betrachteten lange die Bilder, die uns zum ersten Mal einen Einblick in Moritz' Gehirn gestatteten. Sie waren uns Beruhigung und Besorgnis zugleich, jedenfalls ergaben sie einen nur vagen Befund, den jeder Arzt achselzuckend zur Kenntnis nahm und der keine weiteren Konsequenzen hatte.

Trotzdem fragte ich mich und frage mich noch immer, wie es zu einer solchen Aufweitung und Parenchymverdichtung kommt. Das Nervengewebe muß an dieser Stelle doch anders aussehen. Wie anders? Narbig? Ist da eine Narbe, von der alle Störungen ausgehen? Gliazellen bilden solche Narben, und sie wuchern meines Wissens immer da, wo Nervengewebe untergegangen ist. Wenn es wirklich eine Narbe ist: Wird es jemals den chirurgischen Eingriff geben, der diesen Bezirk so schonend entfernt, daß die vitalen Funktionen nicht beeinträchtigt werden? (Damals war mir der Gedanke noch so fremd, daß ich ihn nur kurz streifte und wieder verwarf – heute, zehn Jahre später, wagt sich die Neurochirurgie in immer geheimnisvollere Bezirke des menschlichen Gehirns vor. Professor N. sagt zwar, bei Moritz gäbe es nichts zu operieren, aber Professor E. sagt, man sollte die Entscheidung von einer bestimmten Diagnose abhängig machen. Wir haben uns daran gewöhnt, daß da, wo zwei Ärzte sind, es auch zwei Meinungen gibt.)

Mit ihrem Rat, an der medikamentösen Einstellung nichts zu ändern, so naiv und verantwortungslos es auch war, denn weder ist das Ergenyl »kein Gift« noch ist das Mylepsin ein Phenobarbital (sondern wird zu diesem metabolisiert), hat die Ärztin – gewollt oder ungewollt – Moritz noch ein Jahr seiner überschäumenden, ausgeflippten, anfallsgeplagten, aber irgendwo doch lebendigen Kindheit geschenkt.

Denn erst im Mai '79 unternahmen wir einen erneuten Versuch, die von Professor Gastaut empfohlene Medikation durchzusetzen. Ich möchte nicht den Eindruck erwecken, als sei ich ständig auf der Suche nach neuen Ärzten gewesen. Im Grunde hatte ich resigniert und erhoffte mir nichts mehr. Es war Clemens, der mit unverbrauchten Kräften und einem grenzenlosen Optimismus an das Problem heranging. So wie er auch sonst allen Widrigkeiten des Lebens frontal gegenübertrat, ohne Furcht oder Ermüdung zu zeigen, so glaubte er, Moritz' Krankheit durch eine Art Staatsstreich besiegen zu können. »Es muß ein Arzt sein«, sagte er beispielsweise, »der intuitiv handelt. Der sagt: Solche Anfälle habe ich schon einmal gesehen, und da hat ein Malariamittel in Kombination mit Vitamin C (oder ähnlich verrücktes Zeug) geholfen.«

Daß wir uns an das Epilepsiezentrum in B. wandten, bedeutet nichts anderes, als daß die Anfälle wieder einmal ein Ausmaß erreicht hatten, die nicht mehr tolerierbar waren. Das hatte ich in der Vergangenheit zwar schon oft erlebt: Es kam immer ein Punkt, an dem ich glaubte, schlimmer könne es nicht werden. Sein Organismus hält das nicht aus, dachte ich, das ist das Ende. Doch immer ging es weiter. Aus dem Rinnsal war ein Strom geworden, und ich fragte mich, wo das enden würde. Es gab kein Versickern, kein Eindämmen, keine Rückentwicklung der Krankheit. Das Neue war immer stärker als das Alte. Nachdem ich diese schmerzhafte Erfahrung gemacht hatte, daß die Krankheit über ein ungeheures Entwicklungspotential verfügte, malte ich mir in Angstträumen den Tag aus, an dem sie Moritz überwältigt und endgültig kaputtgemacht haben würde.

Sommer. Es sind noch nicht die großen Ferien. Vier Wochenenden nacheinander hole ich Dich nach Hause, weil der Hauptverantwortliche Deiner Betreuer in Urlaub und das Heim personell dünn besetzt ist.

Wir kochen Spaghetti im Wald. Das kleine Feuer flackert lustig zwischen drei Steinen. Um uns herum stehen die Schüsseln mit Käse, Tomatensauce und Salat. Ich kann, als der Anfall kommt, Dir nur noch einen Schubs weg vom Feuer geben. Du fällst in ein Brombeergestrüpp, das dicht und dornig den Boden überzieht, wälzst Dich ein paarmal darin, und als Du schließlich aufstehst, rinnt über Dein blasses Gesicht in feinen Rinnsalen Blut, das ich in Ermangelung eines Taschentuchs mit Klopapier abwische. Die Spaziergänger, die vorbeikommen, werfen uns verstohlene Blicke zu. Ihr sonntäglich-friedliches Weltbild ist zerstört, unsere Tischordnung sozusagen aufgelöst. Die stumme Botschaft, die sie uns zukommen lassen, läßt sich auf einen Nenner bringen: Zigeuner!

Aber davon wollte ich nicht schreiben.

Wir müssen uns entscheiden. Wir müssen uns entscheiden, ob wir diese präoperative Diagnostik in Bonn machen lassen wollen oder nicht. Nichts kann mehr darüber hinwegtäuschen, daß das Frisium an Wirkung verliert. Sonntage, Montage,

Dienstage, die früher frei von Anfällen waren, werden wieder zu Risikotagen, der Mittwoch, ein Tag, auf den man sich verlassen konnte, ist zu einem typischen Anfallstag geworden, und das trotz des Frisiums. Es ist bekannt, daß der menschliche Körper eine Resistenz gegen das Medikament entwickelt. Hätte es nicht dieses Manko, so wäre es das ideale Antiepileptikum, zumindest für Dich. Jetzt, wo es seine Wirkung zu verlieren beginnt, eine Wirkung mit Pferdefuß freilich, ist es mir, als beraube man uns unseres letzten Trumpfes. Diese Schaukeltherapie, so unvollkommen sie auch ist, hat Dir zumindest an vier Tagen der Woche ein halbwegs normales Leben gestattet. Vorher war es entsetzlich. Ganze Tage dämmernd im Bett, unterbrochen von Anfällen – unvorstellbar, woher Du überhaupt noch die Kraft hattest, sie zu produzieren. Es war eine endlose Kette von Eruptionen in einem scheinbar toten Land.

Es wäre viel einfacher, wenn wir Dich fragen könnten, ob Du dieses Risiko auf Dich nehmen willst. Selbst Dein Vater, der in unseren Entscheidungen den Part des Risikofreudigen übernommen hat (während ich zwangsläufig die Vernünftige und Ängstliche bin), zögert. Bei allen Überlegungen spielt das Urteil von Prof. N. eine große Rolle: Da gibt es nichts zu operieren.

Aber was soll aus Dir werden?

Bei allen Gedanken, die mir durch den Kopf gehen, bin ich von einem mit nichts zu begründenden Optimismus erfüllt: Es wird sich eine Lösung finden, es wird weitergehen. Das Ende ist es nicht.

Nach dem kurzen Regenschauer, der wie eine warme Brause niederging, dampft das Tal mehr denn je. Die Wiesen duften nach eingesprengter Wäsche. Ich erinnere mich an die Tage, wo ich als Kind barfuß dem Sprengwagen nachlief, der unsere staubigen, heißen Vorstadtstraßen mit Wasser besprühte. Für eine kurze Zeit roch die Stadt nach eingesprengter Wäsche, war der Staub auf den Straßen in kleine, feuchte Kügelchen eingebunden, dann gewann die Hitze wieder Oberhand.

Du sitzt neben mir und kratzt mit Hingabe den Spaghettitopf leer. Das schabende Geräusch läßt mich fast einschlafen. In einem unbewachten Moment verspeist Du leider einen alten schwarzen Pilz mit breiter Krempe, von dem ich nicht weiß, was er früher dargestellt hat. Zum Glück hat Dir der Herrgott neben Deiner Anfälligkeit gegenüber extravaganten kulinarischen Ausschweifungen einen Roßmagen mitgegeben. Du meinst, es ginge Dir gut.

Der Kopf Deines Vaters ist schlafend in seinen Dessertteller gesunken. Die Unordnung, seine ständige Begleiterin durch den Tag, ist ihm in den Schlaf gefolgt. Inmitten dieser Unordnung, von der keiner von uns unberührt bleibt, faltest Du – gleichsam im Auge des Zyklons – still und mit Bedacht Deine Serviette.

Ich will schildern, wie wir mit Dir nach B. fuhren, in das größte Epilepsie-Zentrum Deutschlands, dessen brandrote Backsteinmauern so alt sind wie die Geschichte der Epilepsieforschung in Deutschland überhaupt, hohe ehrwürdige Mauern, die viel Leid gesehen haben. Dazwischen moderne Neubauten, die ein Zeugnis davon ablegen, daß die Krankheit nie ausgerottet werden konnte, alles in allem eine kleine Stadt mit Straßen, Läden und Restaurants, in der die Menschen ungezwungen hin und her gehen können, sofern auf sie Verlaß ist. Du, so dachte ich voller Trauer, gehörst sogar hier zu denen, die in einer geschlossenen Abteilung zu leben hätten.

In ihrer Isoliertheit und fast puritanischen Ernsthaftigkeit wirkte die kleine Stadt deprimierend auf mich, obwohl ich mir immer wieder sagte, daß hier bewundernswerte Arbeit geleistet wird.

Ich bin gegen eine organisierte Anhäufung von Leid, sei es in Mammutkrankenhäusern, Gefängnissen oder Erziehungsanstalten, weil ich glaube, daß sich ab einer bestimmten Größe der Einrichtung das Leid potentiert. Der Kontakt mit der Welt, so wie sie ist, ist für die Kranken ebenso wichtig, wie es für die Gesunden wichtig ist zu erfahren, daß diese Welt nicht nur aus heilen Menschen besteht. Der Gedanke, Dich in der Anstalt zurücklassen zu müssen, und sei es auch nur für wenige Wochen, machte mich todunglücklich. Selbst Clemens, der mit dem Gedanken gekommen war, Dich hier einer nochmaligen ausgedehnten Diagnostik und sorgfältigen Neueinstellung zuzuführen, änderte angesichts der rauhen Erwachsenenwelt auf der Station des Krankenhauses, das für Dich vorgesehen war, seinen Entschluß. Zwar warst Du den Männern dort an Größe und Kraft nicht unterlegen, jedoch erschienst Du uns (trotz Deines ungebärdigen Benehmens und Deines losen Mundwerks) neben diesen Männern, die zigarettenrauchend herumsaßen und sich einer Dir fremden Sprache bedienten, von einer kindlichen Unschuld. Die neun Jahre Anthroposophie hatten Dich geprägt. VERWUNSCHENER PRINZ *nannte Dich Dein Vater.*

Wir waren den Ärzten dankbar, daß sie einwilligten, Dich nur für zwei Tage stationär aufzunehmen, um die nötigen Untersuchungen durchzuführen.

In der Zwischenzeit war der medizinische Fortschritt weitergegangen. Man wußte jetzt den Serumspiegel zu bestimmen und stellte fest, daß bei Dir alles im Normbereich lag. Es konnte somit ausgeschlossen werden, daß die Medikamente unterdosiert waren. Das EEG zeigte eine Störung der allgemeinen hirnelektrischen Aktivität und eine zentrencephale Funktionsstörung, eine ausgeprägte Krampfaktivität, die über die gesamten Hemisphären generalisierte.

In den zwei Tagen Deines Dortseins konnte die ganze Skala Deiner Anfallstypen beobachtet werden: Serien einfacher Absencen, ein generalisierter tonisch-klonischer Anfall typischen Gepräges und ein Krampfanfall mit Bewußtseinstrübung, wildem Schreien und tobenden, motorischen Entäußerungen. »Anfälle in dieser Intensität und Schwere wurden von uns äußerst selten beobachtet«, schrieb der leitende Arzt, und dieser Satz eines Fachmannes, der wahrscheinlich mehr Epilepsiekranke in Deutschland beurteilt hat als alle anderen Spezialisten zusammen, stellte eine Relation her, die mir bisher gar nicht bewußt war. Es handelte sich um eine schwerste symptomatische Epilepsie (mit uncharakteristischer Symptomatik, wie der Arzt hinzufügte).

Wie weit war es doch gekommen!

Trotz aller Bemühungen hatte sich das unfaßbare, unerklärliche Etwas in Deinem Gehirn ausgedehnt und alle Bereiche erfaßt. Generalisiert heißt ja nichts anderes, als daß sich alles diesem einen Befehl beugt, diesem strengen »General« ge-

horcht, der einmal ganz klein angefangen hatte. Ich dachte an die kleinen »Wegrutscher«, das Schaukeln Deines Kopfes, den kurzen Schlaf, die Bachkantate, Deine ersten Leseversuche.

Jetzt war der Diagnose klipp und klar ein Wort hinzugefügt worden, das nicht wieder auszumerzen war: Demenz.

Du fügtest Dich während der zwei Tage »grundsätzlich« gut auf der Station ein, zeigtest aber immer wieder eine »ausgeprägte psychomotorische, erethisch getönte Unruhe mit schaukelnden Bewegungen, stöhnenden Mechanismen, stereotypen Redewendungen«. Du tendiertest dazu wegzulaufen, fandest Dich aber nirgendwo zurecht, so daß die Station abgeschlossen werden mußte.

Ach Moritz, wie lange ist das her! Was mir damals als das absolute Ende erschien, war nur ein weiteres Glied der langen Kette, aus der unser Leben besteht.

Ich bin mit Deinem Vater für ein paar Tage ins Engadin gefahren, um meine ständigen Kopfschmerzen loszuwerden. Alle Hotels waren ausgebucht, so daß wir nur noch in einem Altersheim untergekommen sind.

Vor unseren Füßen liegt der stille, sich kräuselnde tiefblaue See wie ein Auge Gottes, über das Betrübnis hinwegzieht.

Das Altersheim, ein Patrizierhaus aus dem 16. Jahrhundert, riecht nach Zirbelholz, und auch den sechs alten Frauen, die es bewohnen, haftet dieser Duft an. Heute nahm mich eine bei der Hand und redete in Rätoromanisch, dieser Sprache, die so klingt wie ein Italienisch, in dem ein Kobold alle Vokale vertauscht hat, auf mich ein. Sie hatte den gleichen müden, vertrauensvollen Blick wie Du. In einer Anstalt würde sie wahrscheinlich nur aus Diagnosen bestehen, hier aber ist sie ein lebendes Inventar des alten Hauses, vom Tod vergessen. Ich bin Dir dankbar dafür, daß Du es mir leicht machst, mit solchen Menschen umzugehen. Wir saßen eine Weile beieinander und hielten uns an der Hand.

Moritz wurde uns nach zwei Tagen wieder mitgegeben. Der Stationsarzt hatte keine Bedenken dagegen, daß der Versuch mit dem Barbiturat im Heim unternommen wurde. Er händigte uns eine Packung Luminal aus. Zwei halbe Tabletten dieses Medikaments sollten zusätzlich zu dem bereits verordneten Ergenyl und Tegretal gegeben werden. Er empfahl, die Dosis allmählich auf 2 × 1 Tablette zu steigern. Zur Sedierung kamen noch täglich zwanzig Tropfen Haldol hinzu. Es waren jetzt insgesamt vier verschiedene Medikamente, elf Tabletten pro Tag.

Nach der ersten halben Tablette Luminal, welches ja gleichzeitig ein starkes Schlafmittel ist, schlief Moritz sechs Stunden im Auto.

Es war trotz der fortgeschrittenen Jahreszeit ein kalter Regentag. Graue Regensalven peitschten gegen die Windschutzscheibe. Die Ausläufer des Ruhrgebietes wirkten öde und deprimierend. Hinter uns lag zusammengerollt der verwunschene Prinz. Ich hatte beim Einsteigen versäumt, meinen weiten Glockenrock ins Auto zu ziehen. Mehrere hundert Kilometer schleifte der Stoff über die Autobahn und war beim Aussteigen nur noch ein nasser, schmutziger Fetzen. Ansonsten kann ich mich noch daran erinnern, daß wir guter Dinge waren. Moritz' promptes In-den-Schlaf-Fallen erschien uns als hoffnungsvolles Zeichen für die Wirkung des Luminal. Außerdem hatte der Arzt in einem Abschlußgespräch unsere Ängste zerstreut, es könnte sich um eine erblich bedingte Epilepsie handeln. Es lag vielmehr der Verdacht auf eine frühkindliche Hirnschädigung vor, sei es durch einen perinatalen Schaden, sei es durch die durchgemachten Infektionskrankheiten im ersten Lebensjahr. Insgeheim hatten wir ja immer befürchtet, das Leiden könne sich bei Ndunges und Leons Nachkommenschaft wiederholen. Diese Bedenken versuchte der Arzt aus dem Weg zu räumen. Es ist ihm nur teilweise gelungen. In trüben Stunden sehe ich noch immer einen Zusammenhang zwischen meiner (und Leons) Migräne und Moritz' Epilepsie und fühle mich als eine Art Urmutter allen Unglücks in der Familie.

Am dritten Mai lieferten wir den schlafenden Moritz im Heim ab. An den folgenden Tagen hielt ich engen telefonischen Kontakt mit seinem Betreuer. Zu meiner großen Freude erfuhr ich, daß es zu keinen Anfällen mehr gekommen war. Allerdings, so meinte Herr K., ginge die Anfallsfreiheit auf Kosten einer erschütternden Wesensveränderung seines Schützlings.

Bei aller Besorgnis, die ich dabei empfand, bat ich Herrn K., durchzuhalten. Der Körper brauche wahrscheinlich eine gewisse Zeit, um sich an das Medikament zu gewöhnen. Ich hatte dabei nur die zum Greifen nahe Anfallsfreiheit im Sinn, der wir dreizehn Jahre lang wie einem Phantom nachgejagt waren. Dafür lohnte es sich, auch Nebenwirkungen in Kauf zu nehmen.

Nachträglich ist es mir unverständlich, weshalb das Krankenhaus in B. der Empfehlung von Professor Gastaut nicht Folge geleistet hat, das Ergenyl sofort abzusetzen und vom Luminal (= Phenaemal) nur $3 \times {}^1/_2$ Tablette zu geben. Bei der starken Wirkung, die das Medikament zeigte, hätten vielleicht sogar schon $3 \times {}^1/_4$ Tabletten pro Tag genügt.

Ich will mich davor hüten, all dem Patientengejammere über ärztliche Versäumnisse noch eines hinzuzufügen. Eine Bemerkung sei mir jedoch gestattet: Die meisten Ärzte entscheiden lieber selbst über eine Therapie, als daß sie eine Anregung von anderen Kollegen übernehmen. Sie reagieren mit fast kindischem Eigensinn und strikter Abwehr besonders dann, wenn solche Anregungen über den Patienten selbst oder dessen Angehörige an sie herangetragen werden. Muß das so sein? In Moritz' Fall wurde die Empfehlung eines erfahrenen Epileptologen, vielleicht des erfahrensten überhaupt, im wesentlichen außer acht gelassen.

Bereits zwei Wochen nach der ersten Einnahme lag der Serumspiegel von Phenobarbital im obersten therapeutischen Bereich, alles sprach für eine anlaufende Intoxikation.

Moritz' Lehrer schrieb an die Heimärztin:

»Seitdem Moritz mit einer neuen Medizinierung bei mir in der Klasse ist, hat sich sein Bild als Persönlichkeit sehr verändert. Die ersten drei bis vier Tage zeigte er sich sehr unausgeglichen und zum Teil spontan aggressiv gegenüber seinen Mitschülern. Dann verfiel er in einen Bedenken erregenden Zustand von Apathie. Er scheint in seiner Persönlichkeit fast völlig blockiert. Ich habe auch den Eindruck, daß er bis hin zu den einfachen animalischen Äußerungen in seinem Willensleben keinen richtigen Kontakt mehr zu seinem Bewußtsein findet. Menschlich halte ich diesen Zustand für untragbar...«

Und Moritz' Betreuer schickte uns einen langen Bericht, der

den damaligen Zustand so treffend schildert, daß ich ihn in Auszügen wiedergeben will:

»Moritz hat sehr deutlich seinen Halt verloren, sein Wille scheint ganz weit weg, gedämpft zu sein. Er zeigt nun viele Verhaltensweisen, die er sonst nur nach großen Anfällen zeigt. Seine Bewegungen sind sehr schwer und müde, die täglichen Aufgaben werden jetzt viel langsamer und unordentlicher erfüllt (wenn überhaupt!).

Es fließt ihm den ganzen Tag über Speichel aus dem Mund, beim Gehen zeigt er gewisse Gleichgewichtsstörungen, wankt hin und her, steht nicht mehr so sicher auf den Beinen.

Versucht man ihn zu aktivieren, so wird er leicht aggressiv, was bis zu Tätlichkeiten führen kann (kratzt, versucht zu beißen, wenn auch unbeholfen).

Im ganzen scheint er auch unruhiger zu sein, da er nun gar nicht mehr weiß, was seine Hände, sein Mund, seine Füße da eigentlich machen, reißt Bilder von den Wänden, klatscht immer wieder sehr laut in die Hände, schlägt gegen die Wand oder auf den Boden.

Moritz hat nun auch schon mehrere Nächte gehabt, in denen er drei- oder viermal aufgewacht ist, laut redete und nur schwer wieder zur Ruhe zu bringen war. Er spielt jetzt oft mit den Händen mit ungewöhnlicher Fingerstellung, wedelt dabei mit den Händen, nickt mit dem Kopf, der Mund ist leicht geöffnet und ein wenig verzerrt. Er hat häufig Lachphasen, und alles, was er tut, wird von einem leicht spöttischen Grinsen begleitet, ein Bild, das sehr erschütternd auf mich wirkt.

Beim Essen hat er auch ganz den Halt verloren, er schlingt das Essen einfach runter, schmatzt, würde das, was auf den Boden fällt, auch aufessen. Zwischendurch hält er inne, schaut zur Decke oder blickt einfach in den Raum und ist einfach weg.

In seiner Sprache wird deutlich, daß er wieder öfters hängenbleibt, Sätze immer wieder wiederholt oder bei bestimmten Wörtern in der Aussprache hängenbleibt.

Neulich benötigte er drei Stunden, um einen Apfel zu essen. Er muß jetzt ständig etwas in den Fingern haben. Draußen sucht er sich immer ein Hölzchen, das er dann zwischen den Fingern dreht und dabei ziellos herumläuft.

Die ganze Pädagogik scheint zu einer ›Kurzzeitpädagogik‹ zu werden, da er über einen längeren Zeitraum nichts bewußt behält oder erinnern kann. Er verlernt alle Dinge, die man vorher mühsam mit ihm erarbeitet hat. Einmal hat er selber gesagt: ›Mir wird schwarz vor den Augen‹, und es dauerte fast zehn Minuten, bis er wieder ansprechbar war.

Seit kurzem summt er fast nur noch vor sich hin: na-na, na-na, Thomas-Thomas usw. Er summt des öfteren bis Mitternacht und wacht morgens gegen fünf Uhr auf und beginnt sogleich zu summen. Ich mußte ihn mehrere Male aus dem Unterricht nehmen, weil er durch dieses Summen zu sehr störte. Vor wenigen Tagen hatte er eine solche Lachphase, daß er währenddessen einnäßte. Seit der Einnahme des Luminal hat sich Moritz' Wesen auf erschütternde Weise verändert.«

Zu Pfingsten holte ich Moritz nach Hause. Noch immer hatte er keinen Anfall gehabt. Die Berichte der Menschen, die im Heim mit ihm zu tun hatten, hörten sich zwar besorgniserregend an, andererseits war die Aussicht, mit dem Jungen, der dreizehn Jahre lang wie in einem Ghetto gelebt hatte, endlich am Leben teilzunehmen, überwältigend. Ich schmiedete Pläne für einen Urlaub am Meer, wo unter der Sonne und dem Salzwasser alle Wunden seines geschundenen Körpers rasch heilen würden. In Gedanken sah ich ihn am Strand sitzen und übers weite Meer blicken, ganz still und klein vor dem regelmäßigen Atem des Wassers. Das Leben lag vor ihm wie das Meer, reich an Schätzen und von fast unendlicher Weite. Einmal zur Ruhe gekommen, bot sein Kopf noch Platz für viele Dinge, er würde das Versäumte nachholen und fortan keine Mühe haben, mit dem Leben Schritt zu halten.

Ich glaube, ich brauche nicht zu sagen, daß alle diese Wünsche und Gedanken völlig irreal waren und bei Moritz' Anblick sich auflösten wie eine Fata morgana.

Von einer Besserung seines Zustandes konnte keine Rede sein. Offensichtlich war ein Übel einem anderen gewichen. Die Anfallsfreiheit ging auf Kosten einer schweren Störung seiner Persönlichkeit. Es kam mir vor, als sei mein Kind durch ein anderes, welches ihm in groben Zügen ähnelte, ersetzt worden.

Zuerst schien er mich gar nicht wahrzunehmen, jedenfalls ließ er sich nicht bei seinem Summen unterbrechen.

Das Geräusch erzeugte eine Vibration in seinem Kopf und tat ihm allem Anschein nach gut.

Plötzlich brach er in schallendes Gelächter aus, das kein Ende fand und immer wieder in Wellen seinen Körper durchschüttelte. Dabei hatte ich den Eindruck: Nicht ER lacht, sondern ES lacht ihn, nicht ER singt, sondern ES singt ihn. Seine Haltung drückte eine eigenartige Wurstigkeit aus. Mag man es nun »Verlust des Haltes« nennen wie sein Erzieher oder »Blokkierung der Persönlichkeit« wie sein Lehrer – ein Kontakt mit ihm war nicht herzustellen. Sein Blick war leer und ohne jedes Erkennen. Hatte er früher nur behindert gewirkt, so wirkte er jetzt idiotisch. Der unterschwellige Vorwurf seines Erziehers füllte den Raum, ohne daß ein Wort fiel. Es bedurfte auch keiner Worte, damit ich mich schuldig fühlte. Dies war ein Endprodukt all unserer Bemühungen, die Krankheit kleinzukriegen, es war sozusagen der entscheidende Rundumschlag.

Zu Hause wird alles anders, dachte ich, laß uns nur erst zu Hause sein.

Wir fuhren im Auto zurück, und Moritz' Singsang vermischte sich mit dem Dröhnen des Motors.

»Hör auf mit dem Singsang«, sagte ich, »sing ein anderes Lied!«

Ich versuchte, die Monotonie seines Gesangs mit Kinderliedern zu unterbrechen, ohne Erfolg.

»Du wirst ganz dumm von dem Singsang«, sagte ich.

»Warumduwarum?« fragte er, und ich war froh, das vertraute Wort zu hören.

»Weil du dabei alles verlernst, was du kannst«, antwortete ich.

Er schien mir gar nicht zuzuhören.

In den folgenden drei Wochen war der Singsang allgegenwärtig. War ich früher immer auf der Suche nach Moritz gewesen, so wußte ich jetzt sofort, wo er sich befand. Es war wie ein Tonband, das morgens unmittelbar nach dem Erwachen – nicht viel später als fünf Uhr – eingeschaltet und abends wieder ausgeschaltet wurde. Na$_{n}$aNa$_{n}$aNa$_{n}$aNa. Sogar nachts lief es zwischen den kurzen Schlafpausen. Es machte mich aggressiv, nicht aggressiv gegen Moritz, sondern aggressiv gegen das ES, welches die Macht besaß, Moritz auf diese entwürdigende Weise zu knechten. In Gedanken konstruierte ich eine Maschine, eine Art Elektroschock-Apparat, der kleine Stromstöße austeilte, wenn ES anfing. Zwischendurch schrie ich ihn einfach nur an. Er kam für einen Augenblick zu sich und sagte: »Aufhören mit dem Singsang, Wutzi Doermer.« Dann wurde ES wieder allmächtig.

Unsere Spaziergänge, die sich früher immer in einem wilden Tempo vollzogen hatten – Moritz mit Siebenmeilenstiefeln vorweg und ich fast im Laufschritt hinterher –, versackten jetzt in einem Umkreis von wenigen Metern. Bisweilen verharrte Moritz eine halbe Stunde an derselben Stelle, den Blick zum Himmel gerichtet. Der Blick zum Himmel war überhaupt typisch für jene Zeit, das langsame Heben des Kopfes und das scheinbar aufmerksame Suchen nach irgendwelchen Fixpunkten. Bei dem Gedanken, daß er sich da oben einen Platz aussuchen könnte, brach ich einmal in Tränen aus und drückte seinen Kopf gewaltsam zur Erde zurück.

Die Wiesen standen voll mit verblühtem Löwenzahn. Wie Grabeslichter, dachte ich und pflückte ein paar davon ab. Ich pustete Moritz die Samen ins Gesicht, um ihn zu irgendeiner spontanen Reaktion zu bewegen – vergeblich.

»Blas selber mal«, forderte ich ihn auf.

Er nahm die Backen voller Luft, unendlich langsam, brachte aber nicht die Energie auf, sie auszustoßen.

»Sag: Pusteblume!« bat ich ihn.

Er sah mich mit abwesendem Blick an.

»Pu-Pu-Pu-Pu-.« Dann fing er wieder zu summen an.

Über die Tage und Nächte verteilt ganze Kaskaden unmotivierten Gelächters, bei dem ihm der Speichel wie ein langer Faden aus dem Mund lief.

Ich las über die Nebenwirkungen von Luminal nach und fand den Hinweis auf die Gefahr einer enechetischen Wesensveränderung bei Langzeittherapie. Was bedeutet enechetisch? Damals wußten nicht einmal die Ärzte in meinem Bekanntenkreis eine genaue Antwort auf meine Frage. Einer sagte schließlich, enechetisch hieße so viel wie »nach innen gekehrt«. Erst heute ist mir klar, wie zentral diese Nebenwirkungen für Moritz waren. Und ich habe mir eben noch einmal einen Waschzettel aus der Apotheke geholt und finde immer noch keinerlei für den Laien verständlichen Hinweis.

Es waren traurige Ferien. Mehrere Anrufe in B. bewirkten zumindest, daß das Luminal um eine halbe Tablette reduziert wurde. Die Ärztin, mit der ich sprach, erklärte mit entschiedener Freundlichkeit, das Summen und Lachen sei keineswegs Folge der Medikation, sondern ein Symptom der Krankheit. Sie war wirklich sehr freundlich. Man kann ja der Mutter eines Kindes mit einer ganzen Reihe von Diagnosen (Demenz!) nicht sagen: Sie gehen mir auf die Nerven. Im übrigen sei alles weitere jetzt Sache des Hausarztes.

Im Sommer '79 – Moritz war fünfzehneinhalb Jahre alt – räumte ich seinen Kleiderschrank in E. leer und verstaute seine Sachen in meinem Auto. Alles, was ihm zu klein geworden war, ließ ich für andere Kinder zurück. Beim Anblick der kurzen Unterhemdchen und ausgewaschenen, oftmals geflickten Hosen wurde mir bewußt, wie rasch die Zeit vergangen war. Ein anderes Kind, krank wie er, würde jetzt sein Leben in dem kleinen Zimmer leben und ebensowenig wie Moritz je wieder in seine zu klein gewordenen Sachen schlüpfen, würde das, was er in E. erlebt hatte, wiederholbar sein. Das stimmte mich nachdenklich und traurig. Die wichtigste Erfahrung für Moritz dort war vielleicht, daß sie ihn zu jeder Zeit, selbst in seinen schwierigsten Phasen, ernstgenommen und respektiert haben. Es soll mir keiner sagen, ein Behinderter merke das ohnehin nicht, wie man ihm begegnet. Ich glaube, niemand ist so sehr auf Respekt und unsentimentales Miteinander angewiesen wie Menschen, die an einer geistigen Behinderung leiden.

Moritz' Abschied von E. erinnerte an den Aufbruch eines Weltreisenden. Man steckte ihm Briefchen und Geschenke zu, wünschte ihm Glück und sprach voller Zuversicht über kommende Zeiten. »Wann kommst du wieder?« fragte ein kleines Mädchen. Alle waren sich bewußt, daß mit ihm ein Stück Unterhaltungsprogramm verschwand. Selbst sein Singsang, so lästig er für die Erwachsenen war, übte auf manche Kinder eine

Faszination aus, weshalb er – ähnlich dem Rattenfänger von Hameln – ständig eine kleine Begleitschar hinter sich herzog.

Ich fragte mich voller Wehmut, ob er je wieder einen solchen Heimplatz finden würde. Die Aussichten standen schlecht. Leider hatte die Heimleiterin mit ihrer Prophezeiung recht behalten: Kein anthroposophisches Heim erklärte sich bereit, Moritz aufzunehmen. Wir fuhren gänzlich ins Ungewisse. Noch gaben uns die großen Ferien ein wenig Spielraum.

Moritz' Zustand hatte sich nach der Reduzierung des Luminal etwas gebessert. Es hatten sich keine Anfälle mehr gezeigt, jedoch wechselten Phasen von extremer Müdigkeit mit solchen von großer Unruhe, so daß nichts mit ihm anzufangen war. All die Spiele, die wir früher miteinander gespielt hatten – Mensch ärgere Dich nicht, Memory, Puzzles –, hatten ihren Reiz für ihn verloren. Er nahm wohl das eine oder andere Stück in die Hand, vergaß dann aber offensichtlich, was er damit tun wollte, und schaute an die Decke. Ich gab mir Mühe, ihn am Vergessen zu hindern. Die Vorstellung, daß er alles vergessen könnte, was er gelernt hatte, ängstigte und alarmierte mich. Ich griff zu allerlei Tricks, um Worte aus ihm herauszuholen. Zum Beispiel bekam er nicht zu essen, was er nicht vorher benannt hatte. Manchmal mußte ich aber einfach kapitulieren. Unser Verhältnis erinnerte an zwei Menschen unterschiedlicher Sprache, die sich nicht verständigen können.

Eines war mir klar: Die Behinderung, die Moritz vom Schicksal auferlegt worden war, folgte ihren eigenen Gesetzmäßigkeiten. Ihr Verlauf war schleichend und progredient. Ich hatte in all den Jahren ein Gefühl für ihr Tempo, ihre Schwingungen und Eigentümlichkeiten entwickelt. Dies hier, was sich seit der Einnahme des Luminal abspielte, hatte mit der Krankheit ebensowenig zu tun wie ein Esel mit seinem Reiter. Es waren zwei völlig verschiedene Dinge, die zwar in einem fast symbiotischen Verhältnis aneinandergekoppelt, aber eben doch unterschiedlicher Natur waren. Deshalb beschlich mich mehr und mehr ein Gefühl der Bedrückung und Sorge, wenn ich mir vorstellte, mit welcher Gewalt das Medikament Moritz' krankes Gehirn beherrschte.

Das war die eine Seite. Die andere hatte ganz entschieden

ihre Vorteile. Die anhaltende Anfallsfreiheit ließ mich zum ersten Mal in seinem Leben unverkrampft mit ihm umgehen. Es war nicht mehr nötig, ständig wie eine Glucke hinter ihm herzulaufen, um ihn notfalls aufzufangen. Von mir sozusagen abgekoppelt, ging Moritz seine eigenen Wege. Leider mißbrauchte er seine neue Freiheit auf seine Weise, indem er immer wieder Vorstöße in Richtung Speisekammer unternahm. Daraus ergab sich ein fast ritueller Dialog, der darin bestand, daß ich ihn aus der Ferne fragte »Lieb oder bös?« Wenn er antwortete »iieb«, so wußte ich, daß es höchste Zeit war, ihn vom Kühlschrank wegzuholen.

Die – wenn auch unter Opfern – erreichte Anfallsfreiheit eröffnete hinsichtlich einer Heimunterbringung neue Möglichkeiten. Elf Wochen war Moritz bei mir zu Hause, als das Angebot eines Heimes in Nordbayern kam, welches ihn in der Gärtnerei beschäftigen wollte. Ndunge und ich hatten bei einem Besuch übereinstimmend festgestellt, daß es unter all den Heimen, die wir gesehen hatten, noch den besten Eindruck machte, wenngleich es ein Mammutbetrieb war und einer den anderen offensichtlich gar nicht mehr kannte. Neben einer Reihe alter, düster wirkender Gebäude war ein moderner Neubau entstanden, von außen nicht unähnlich einer Turnhalle, mit Zimmern, deren glatte, gekachelte Ästhetik an Naßzellen erinnerte. Dort sollte Moritz zusammen mit zwei Jungen seines Alters untergebracht werden. Ich habe alles, was das Heim betrifft, verdrängt, bis auf drei Momentaufnahmen:

Ich stehe vor dem Zimmer, das wirklich eine Mischung aus Bad, Gefängniszelle und Mönchsklause ist, und bitte angesichts der leeren Wände, ein paar Bilder mitbringen zu dürfen. Der Betreuer meint, das wäre zwecklos, die jungen Männer würden alles wieder zerstören. Warum, so frage ich mich, war das in E. möglich? Die Muttergottesbilder, die Batiken, die Blumen, die Mineralien, die malerisch auf purpurroten Tüchern angeordnet waren. Die Kinder dort waren doch sicherlich nicht weniger gestört als diese hier, und doch habe ich nie davon gehört, daß irgend etwas jemals einer blinden Zerstörungswut zum Opfer gefallen war, wenn man von Moritz' allerschlimmster Zeit absieht.

Das zweite Bild: Ndunge und ich sitzen mit den behinderten jungen Männern beim Kaffeetrinken an einem Tisch. Einer von ihnen, der wesentlich älter ist als die anderen, streicht um Ndunge herum. Es ist offensichtlich, daß er irgendeine Berührung sucht. Seine Hand fährt immer wieder in einem Sicherheitsabstand von wenigen Zentimetern über ihr Haar. Er möchte, aber er traut sich nicht. Da unentwegt Spucke aus seinem Mund rinnt, trägt er ein Lätzchen, was in Anbetracht seines Alters entwürdigend aussieht, aber sicherlich zweckmäßig ist. Da nimmt Ndunge seine Hand und legt sie auf ihren Kopf. Vielleicht hat er noch nie ein Mädchen berührt. Der Betreuer sagt: Ich fühle es, Sie haben Bedenken, Ihren Sohn hierzulassen. Sie meinen, daß er etwas Besonderes sei und nicht hierher paßt. Das geht allen so.

Ich schäme mich, daß er meine Gedanken erraten hat.

Das letzte Bild: Ich gehe anläßlich eines Besuches über das Gelände. Moritz ist seit ein paar Wochen im Heim aufgenommen. Da sehe ich zufällig in einem offenen Hausflur seinen Mantel hängen, den er seit Tagen vermißt. Ich sage mir: Wenn ich den Mantel nicht zufällig hier gesehen hätte, so wäre er in dem großen Betrieb unweigerlich verlorengegangen. Und genauso verloren ist Moritz hier.

Er hatte die Aufgabe, Erde vom Freiland in die Gewächshäuser zu karren. Manchmal blieb er für eine Tanzeinlage stehen, sehr zum Ärger des Chefs. Aber im großen und ganzen machte er seine Sache angeblich gut. Abends telefonierte ich immer mit ihm. Seine Stimme klang klar und völlig normal, wenn er mich fragte: Wann holst du mich. Der Heimarzt hatte ihm zusätzlich dreimal eine halbe Tablette Lexotanil verordnet (wenn erzieherische Maßnahmen nicht ausreichen...).

Am 21. Dezember holte ich ihn in die Weihnachtsferien ab. Im Auto sagte er mit Entschiedenheit: »Also ins Heim will ich nicht mehr.« Dann summte er für den Rest der Strecke nur noch vor sich hin. Auf seinem Anfallskalender waren Anfang Dezember drei isolierte große Anfälle eingetragen, die mich jedoch nicht sonderlich beunruhigten. Vielleicht hatte man die Medikamente nicht rechtzeitig gegeben. Abgesehen davon, war der Junge nun fast acht Monate anfallsfrei.

Beim Auskleiden fand ich an seinem Körper einundzwanzig Abszesse, zum Teil mandarinengroß. An seiner rechten Ferse ein tiefes, blutiges Loch. Offenbar hatte er immer wieder geduldig seinen defekten Stiefel angezogen und sich an dem durchstehenden Nagel verletzt.

Die Streptokokkeninfektion erwies sich als hartnäckig. Kaum war ein Abszeß abgeheilt, brach ein neuer auf. Alles in allem war ich vierzehn Tage damit beschäftigt, die Wunden mit Kamille zu betupfen. Seltsamerweise war Moritz in dieser Zeit mustergültig und sehr kooperativ, wie übrigens immer, wenn er krank war. Ich sagte zu ihm: »Schau, ich will dich gesund kriegen und kann das nur mit deiner Hilfe. Bleib liegen, tob nicht herum, faß nicht in die Wunden! Ich glaube mich zu erinnern, daß selbst der Singsang in dieser Zeit aussetzte und ich tageweise das Gefühl hatte, es mit einem fast normalen Jungen zu tun zu haben.

Nach Neujahr bekam er hohes Fieber mit anfänglich nicht lokalisierbarer Schmerzsymptomatik. Später konzentrierte sich alles Unwohlsein auf das linke Ohr, das nach ein paar Tagen durchbrach und eine trübe Flüssigkeit ausschied. Trotz der Antibiotikagaben des Hausarztes hatte sich die Infektion auch auf das Mittelohr ausgedehnt. Moritz ertrug die Schmerzen mit großer Tapferkeit. Er lag neben dem geheizten Kachelofen, von wo aus er alle meine Schritte beobachtete und unwillkürlich auch dirigierte.

Es war zu meiner Urlaubszeit. Ich sehnte mich nach Spaziergängen und frischer Luft, kam aber nicht aus dem Haus. Der Schnee lag hoch in diesem Winter – damals gab es noch Schnee –, und es schneite immer weiter. Der Wind wehte den Schnee unter die Haustür hindurch in unseren Flur. Vor den Fenstern türmte er sich meterhoch, schuf Fallen aus einem weichen, leichten Nichts, begrub Zäune und Hecken und legte sich den Fichten so schwer aufs Geäst, daß sie sich von Zeit zu Zeit schütteln mußten.

Wir lebten wie in einem Iglu, aßen alle Vorräte auf und ließen uns dann vom Dorfladen beliefern. Das lautlose, emsige Treiben der Schneeflocken machte mich blicksüchtig. Ich stand am Fenster und schaute hinaus. Wenn es nicht aufhört, so dachte ich, so werden wir der Welt verlorengehen, Moritz und ich, und man wird unsere letzten Tage anhand des Fieberthermometers und der Abfalltüten rekonstruieren. Diese Art von Tod hatte nichts Schreckliches für mich. Im Gegenteil. Gefiltert durch eine dicke Verpackung aus Schnee, drangen alle Geräusche in schlaftrunkener Harmonie zu uns, die mir alle Angst nahm. Meine Visionen wurden durch einen heftigen Föhnsturm beendet, der eine Nacht lang tobte und die stattlichen Schneeberge zu kleinen, grauen, sabbernden Häufchen einschmolz.

Der Anfall kam völlig unerwartet und noch ehe das Ohr aufgehört hatte, seine gelbliche Flüssigkeit abzusondern. Ich sprang hinzu, um das Schlimmste zu verhindern. Ich hatte sie nicht verlernt, all die Handgriffe: das Drehen des Kopfes zur Seite, das Umklammern der Stirn, das Bändigen der Extremitäten. Und ebenso wie ich in eine gewohnte alte Rolle schlüpfte, so schien auch der Anfall sich seines Parts zu erinnern. Es war wie nach dem hundertjährigen Dornröschenschlaf (leider hat er bei uns nur acht Monate gedauert), wo der Koch seinem Küchenjungen die Ohrfeige gab, bei der er unterbrochen worden war. Das Raubtier, welches eine Weile eingesperrt gewesen war, hatte eine Lücke im Luminalzaun entdeckt und war entwichen. Noch glaubte ich allerdings an einen Zufall und unterdrückte meine Angst, daß das Luminal an Wirkung verloren haben könnte.

Aber schon die Eintragungen der nächsten Tage in Deinem Anfallskalender zeigen, daß die Anfälle in regelmäßigen Abständen und steigender Zahl wiederkamen. Einmal den Fuß ins Haus gesetzt, übten sie alsbald eine unumschränkte Herrschaft aus. Dann stieg das Fieber wieder an, das Ohr lief ohne Unterbrechung. Der Hausarzt wies Dich auf die Hals-Nasen-Ohrenabteilung des fünfzehn Kilometer entfernten Krankenhauses ein.

Inzwischen hatte es von neuem zu schneien begonnen. Unter Mühen setzte ich mein Auto in Gang, polsterte es mit Decken aus und fuhr Dich hin. Beim Anblick Deines Sturzhelmes streikten die Schwestern und setzten eine Unterbringung auf der Kinderstation durch, mit mir als Begleitperson. Es war mir recht. In der Aufregung hatte ich dem roten Streifen an meinem rechten Unterarm keine Bedeutung beigemessen, aber der Aufnahmearzt diagnostizierte eine Blutvergiftung und schiente meinen Arm. So stammt der erste Eintrag in meinem neuen Tagebuch, geschrieben mit zittriger Schrift, von Dir: MAMI UND ICH SINT IM KRANKENHAUS.

Ich lag auf dem Bett, während Du mit Riesenschritten die Station durchstreiftest. Ich hatte Dir eingeschärft, den kleinen Kindern nichts wegzunehmen, aber die Schwestern steckten Dir, wohl um Dich wieder loszuwerden, allerhand zu, was Dich zu der Feststellung veranlaßte, dies sei ein »gutes Krankenhaus«.

Mein Gewissen Dir gegenüber war belastet wegen des Heims, in das zurückzugehen Du Dich mit einer Entschiedenheit weigertest, die ich nie zuvor bei Dir erlebt hatte. Hinsichtlich Deiner Behandlung dort ergaben sich aus Deinen Erzählungen einige Fragezeichen. Ausgelöst durch gewisse Andeutungen aus Deinem Munde, die immer dann kamen, wenn wir Dich auf dieses Heim ansprachen, begann ich langsam, Deine Lebensbedingungen dort zu erforschen. Unvermutet tauchten bruchstückhaft Bilder auf, die bestürzend glaubhaft waren. So behauptetest Du, daß Dir ein Mann mit einer schwarzen Mütze in der Gärtnerei mit der Schaufel auf den Kopf geschlagen habe, weil Du mit dem Singsang nicht aufhören wolltest. Und der Nachtwächter, der nachts vor den im übrigen verschlossenen Türen Eurer Zimmer die Runde machte, habe Dir seinen Schlüsselbund auf den Kopf geschlagen, weil Du an die Tür geklopft hattest. Auch die Geschichte mit dem Erzieher, der Dich kalt abduschte, weil Du Dir nicht schnell genug die Zähne geputzt hast, kannst Du nicht erfunden haben, dazu reichte erfahrungsgemäß Deine Phantasie nicht aus.

Es war ein Haus mit einem kirchlichen Träger, und ich bin fest davon überzeugt, daß die Leitung von dem willkürlich-autoritären Stil seiner Bediensteten gar nichts wußte. Um so schlimmer. Wahrscheinlich haben die auch nicht damit gerechnet, daß einer ihrer Schützlinge »auspacken« würde. Gleichzeitig dachte ich an all die schwerstbehinderten Kleinkinder, die ich auf einer anderen Station dieses Hauses gesehen hatte. Kinder mit Glasknochen, buchstäblich in Watte verpackt, Kinder mit Nasensonden, unbeweglich und stumm, Kinder, die in einer Art Gummizelle gehalten wurden, damit sie sich bei ihren Anfällen nicht verletzten. Es wurde ein ungeheurer Aufwand betrieben, um sie am Leben zu erhalten. Es war ein Job für Auserwählte, von denen es nicht viele gibt. Ich könnte diese Art von Arbeit nicht leisten. Wer will es einem Nachtwächter verdenken, wenn er seine Vorstellungen von Ruhe und Ordnung auf seine Weise verwirklicht. Jedoch ist jedes Heim so gut wie sein schwächster Mitarbeiter. Nach allem, was vorgefallen war, hätte ich Dich mit gutem Gewissen nicht mehr dorthin zurückschicken können. Deshalb sagte ich zu Dir kurz vor dem Einschlafen: Du bleibst bei mir, bis wir das Richtige gefunden haben. Irgendwie wird es schon gehen.

In dieser Phase, da das Luminal an Wirkung verlor, erschienst Du mir besonders wach und interessiert. Du versuchtest, auf Deine ungestüme Weise Kontakt zu einer Gruppe von etwa zehnjährigen Jungen zu knüpfen, die tagaus, tagein kartenspielend in ihrem Zimmer saßen. Die Tür stand offen, Du tratest mit Riesenschritten ein und setztest Dich auf eines der Betten. Dein Singsang war gutgemeint, er war alles, was Du anzubieten hattest. Begreiflicherweise mißverstanden sie ihn und brachen in hemmungsloses Gelächter aus. Es waren noch Kinder, wahrscheinlich war dies ihre erste Berührung mit einem Behinderten. Wie hätte ich Dir das erklären können? Zuerst merkte ich gar nicht, daß es Dir naheging, daß Deine Seele so verletzt wurde. Ich zog Dich aus dem Zimmer. Draußen fingst Du zu weinen an, und als ich die Tränen über Deine Bakken kullern sah, wurde mir bewußt, daß ich Dich seit der Kleinkinderzeit nie mehr weinen gesehen hatte. Es machte mich völlig fertig. Ich dachte: Nun wird alles gut. Eine solche Tränenflut muß das, was krank in Dir ist, einfach wegschwemmen.

Meine Hoffnungen, daß sich etwas geändert haben könnte, waren naiv und völlig unrealistisch. Man kann sie nur vor dem Hintergrund einer tiefen Verzweiflung sehen, die nach jedem Strohhalm greift. Es ist mir in späteren Jahren noch öfters pas-

siert – nach jeder neuen Diät etwa, nach neuen Medikamenten oder einer erneuten Akupunktur –, daß ich im ersten Moment versucht war zu glauben, Du seist geheilt, und wenn ich ehrlich bin, so muß ich gestehen, daß ich dieser Versuchung heute noch manchmal unterliege.

Damals schrieb ich, wie gesagt, ein Tagebuch, in dem ich auf der rechten unteren Ecke Deine Anfälle eintrug. Binnen kürzester Zeit waren wir wieder auf dem alten Stand.

Du wurdest in die Tagesstätte des Heilpädagogischen Zentrums in R. aufgenommen. Ich wollte Dich morgens immer pünktlich vor meiner Arbeit dort abliefern (noch stand ich in der Ausbildung), aber die Realität sah so aus, daß wir jeden zweiten Tag zu spät kamen.

Folgende Eintragungen sind typisch:

Extrem albern vor und nach dem großen Anfall am Morgen gegen sieben Uhr.

Große Unruhe und Albernheit am Morgen, die in einem starken Anfall gipfelt, bei dem er das Regal in seinem Zimmer umreißt.

Gleich am Morgen sehr unruhig. Dann Anfall. Schlafend im Auto ins HPZ. Dort weitere drei Anfälle.

Gewöhnlich fielst Du um, wenn wir gerade losfahren wollten. Ich mußte Dich waschen und wieder frisch anziehen. Mit Deiner Hilfe war nicht zu rechnen. Müde und schwergliedrig, konntest Du Dich kaum auf den Beinen halten, und ich habe Dich so manches Mal über den Boden zur Haustür geschleift, um Dich ins Auto zu hieven. Oft kam ich zu spät zur Arbeit und zur Schule.

Mit dem Wiederkehren der Anfälle war die lähmende Dumpfheit von Dir gewichen. Der Singsang bestand weiterhin. Aus dem anfänglichen Brummen war eine diatonische Arie im Fortissimo geworden, die im HPZ alsbald ihre Nachahmer fand. Wenn Du morgens die Schule betratest und die Kinder Dich hörten, gingen überall die Türen auf. »Moritz ist wieder da«, hieß es. Das Gesumme brach allerorten aus, und die Lehrer hatten Mühe, ihre Kinder zur Ordnung zu rufen. Diese bedienten sich auch gerne Deiner Wortschöpfungen. Shamtu Shamtu wäscht Spannspann ins Haar.

Obwohl Du keine Mühe hattest, die Namen Deiner Lehrer und Kameraden zu behalten, wurden sie von Dir umgetauft in »Dicker Zopf«, »Dünner Kopf«, »Neue Brille«, »Weiße Zähne«, »Matschiger Mund« usw. Diese Bezeichnungen wurden auch von anderen übernommen. Wen Du damit meintest, konnte ich nur vermuten. Beim Anblick mancher Leute in den Fluren des HPZ dachte ich: Das kann nur »Weiße Zähne« oder »Matschiger Mund« sein.

So warst Du trotz Deiner Außenseiterstellung und trotz Deiner Unfähigkeit, Freundschaften einzugehen, ein Junge, der sich der Bewunderung der anderen sicher sein konnte. Freilich gab es auch erbitterte Feindschaften, deren Ursprung nicht zu ergründen war. Vielleicht erging es Dir da nicht anders als einem ganz normalen Sechzehnjährigen.

Ich packte Dir wie früher am Morgen Dein »Postbrot« ein. Mit dem Luminal war jedoch Dein Appetit gebremst. Dein Interesse am Essen beschränkte sich jetzt mehr auf das Horten, das Ausrauben anderer »Posttaschen« und das Ausspionieren günstiger Gelegenheiten zum Mundraub. Das muß auch einmal gesagt werden. Niemand konnte Dir jedoch ernsthaft böse sein. Deine Schliche waren durchtrieben und ungeschickt in einem und immer von umwerfender Komik.

Es gibt die Geschichte der fünf Zwetschgendatschi, die im Gruppenzimmer nebenan liegengeblieben waren und die Dir keine Ruhe mehr ließen. Beim Spielen im Hof gelang Dir unter dem Vorwand, aufs Klo gehen zu müssen, ein erster Vorstoß. Leider wurdest Du erwischt, als Du den Kuchen gerade in Deine Posttasche stopfen wolltest. Alles, was Du sagen konntest, war: »A-a-a-ber ich wollte doch nur. Schaaade!«

Beim zweiten Versuch war die Erzieherin schon auf der Hut. Du konntest zwar unbemerkt in den ersten Stock gelangen, wo das bewußte Zimmer lag. Dein Gesang und Dein siegessicherer Storchenschritt über den Flur, den man von unten beobachten konnte, verrieten Dich jedoch. Zwetsch-gen-dat-schi. Es war alles zu laut und zu auffällig. Diesmal sagtest Du nur noch: »Schade.«

Die dritte Unternehmung geschah lautlos. Vom Hof aus sah man eine hocherhobene Hand die aufgetürmten fünf Kuchen-

stücke (wie in einem Werbefilm) über den Flur tragen. Die Geschichte ist bis heute noch im HPZ lebendig. Sie endete völlig unheroisch. Als Du Deiner Erzieherin ansichtig wurdest, hast Du auf dem Fuß kehrtgemacht und ohne weiteren Kommentar den inzwischen heillos ramponierten Kuchen zurückgetragen.

Bleibt noch die Geschichte von der »Dünnen Mütze«, dem Mädchen aus der Nachbargruppe, das immer mehr in Deinen Erzählungen auftauchte. Zuerst warf ich die »Dünne Mütze« mit dem »Dicken Zopf« und der »Neuen Brille« in einen Topf. Bald merkte ich jedoch, daß die »Dünne Mütze« eine Sonderstellung innehatte. Ihr Name wurde mit allen Nuancen, deren eine gewöhnlich mit Singsang beschäftigte Stimme fähig ist, liebevoll geflüstert. Dün-ne Müt-ze.

Leider wurde diese Liebe nicht erwidert. Das junge Mädchen, das auf mich nicht sehr behindert wirkte, bekam nach echter Backfischmanier einen Lachanfall, als Du verlegen vor ihm standest. Du griffst nach meiner Hand und zogst mich weg. Einen Moment lang dachte ich, Du würdest wieder zu weinen anfangen. Aber die Schleusen haben sich weder dieses Mal noch zu einem späteren Zeitpunkt je wieder geöffnet.

Im Auto sagtest Du, Du wolltest etwas für die »Dünne Mütze« kaufen. Das war ein ganz und gar ungewöhnlicher Wunsch, denn in der Regel wolltest Du nur für Dich selber etwas haben. Wir hielten vor einer Bäckerei. »Nein«, sagtest Du. »Keinen Kuchen! Nämlich aber auch Gold und Silber!«

Im Juni hatten die Anfälle wieder ein erschreckendes Ausmaß erreicht. Ich wollte, ich könnte mir diesen Satz ersparen. Diesmal war ich jedoch nicht ganz so hoffnungslos, weil ich mir sagte: Wenn ein Medikament (wenigstens vorübergehend) geholfen hat, so wird es auch ein zweites geben. Vielleicht genügte einfach eine Erhöhung des Luminal.

Zu diesem Zeitpunkt wußte ich (und auch die Ärzte) nicht, daß das Luminal seine Wirkung ein für allemal verloren hatte. Wie ein oftmals beleidigter Liebhaber – es fällt mir kein anderer Vergleich ein – hatte es sich zurückgezogen. Es gab auch praktisch keine anderen Medikamente mehr, allenfalls ein Aufstocken der bereits verabreichten.

Als ich Moritz tausend Kilometer quer durch Deutschland fuhr, ahnte ich nicht, wie sinnlos dieses Unterfangen war. Wir hatten den Kontakt mit dem Krankenhaus hoch oben im Norden auf den Rat von Freunden gemacht, die mit dem Chefarzt der Neuropädiatrischen Abteilung seit langem gut bekannt waren, und erhofften uns für Moritz eine besonders engagierte Behandlung. Um der Wahrheit gerecht zu werden, muß ich anmerken, daß der Chefarzt nach Sichtung der ihm zugesandten Krankengeschichte seine Bedenken geäußert hatte. Die Abteilung sei generell schlecht besetzt, eine Möglichkeit, Moritz am Weglaufen zu hindern, sähe er angesichts der räumlichen Gegebenheiten nicht. Gleichwohl wolle er einen Versuch machen.

An einem heißen Junitag fuhren wir mit dem Auto los. Es war, wie sich nachträglich herausstellte, der heißeste Tag des Jahres. Bei dem Gedanken an das, was ich Moritz jetzt von neuem zumuten mußte, wurde mir schwer ums Herz. Dabei spielte die räumliche Entfernung die größte Rolle. Er ging gerne ins HPZ. Nach dem Weggang aus E. und dem kurzen Zwischenspiel in dem anderen Heim war er eine Weile wie entwurzelt gewesen, und sicherlich waren viele seiner Verhaltensauffälligkeiten auch auf das Konto dieser Heimatlosigkeit gegangen.

Die Fahrt durch das vor Hitze kochende Deutschland auf verstopften Autobahnen war eine der letzten Fahrten mit dem »alten« Moritz. Wir rasteten in den vor Trockenheit knisternden Wäldern, kochten uns Tee, aßen unsere belegten Brote und hörten dazu die Kassette von Vivaldis Vier Jahreszeiten. In der Rhön fanden wir hinter einem Rastplatz einen Meilenstein mit kurfürstlichem Wappen aus dem 18. Jahrhundert, der halb in den Waldboden eingesunken war. Bei weiterem Suchen fanden wir noch mehrere dieser Steine, die einen alten, in seinem Verlauf nur noch zu erahnenden Weg säumten. Ich weiß nicht, warum dieser Fund eine solche Faszination auf uns ausübte. Wir entfernten uns immer mehr von unserem Auto und vergaßen darüber die Zeit. »Das ist unser Weg, Wutzi«, sagte ich. »Wir haben ihn entdeckt. Die Menschen, die auf der Autobahn vorüberfahren, ahnen nichts von diesem Weg. Er wird unser Geheimnis bleiben.«

Bei schönem Wetter hätte ich mit Moritz ganze Tage im Wald verbringen können. Er war ein Kind des Waldes, ein Fährtenfinder, Wurzeltreter, Fuchsbauentdecker, Bachüberquerer. Wenn man ihn von weitem sah, sehr schlank und hochgewachsen, so hätte man ihn für einen Baumstamm halten können, der auf wunderbare Weise zu wandern begonnen hat. Im Wald legte sich seine Unruhe und machte einer fast andächtigen Aufmerksamkeit Platz. Am meisten beeindruckten ihn entwurzelte Fichten, deren hochaufragendes Wurzelwerk er mehrmals umkreiste, bevor er sachlich feststellte: Baum gewesen.

An diesem heißen Tag schummelten wir uns praktisch durch die Wälder hoch bis zum Meer, wo die Klinik lag.

Der Aufnahmearzt gab sich viel Mühe mit uns. Oftmals mußte die Anamneseerhebung unterbrochen werden, weil Moritz das Weite suchte und ich ihn wieder einfangen mußte. Angesichts der nach allen Seiten hin offenen Abteilung und der zögernden Haltung der Schwestern hatte ich meine Bedenken, ob dies tatsächlich der richtige Platz für ihn war.

Aber jetzt war es zu spät.

Wir kamen überein, daß ich nach Hause fahren und die weitere Entwicklung dort abwarten sollte. Dazu finde ich folgende Eintragungen in meinem Tagebuch:

17. 6. Nasser, kalter Tag. Komme aber schnell voran. An einer Tankstelle lange Serie von Extrasystolen (Herzflattern), bei denen ich zu sterben glaube und in Todesangst das Fenster aufreiße. Um 11 Uhr auf dem Hofgut H., um für Moritz anzufragen. Alles noch im Aufbau. Wenig Chance für Moritz, wenn er nicht anfallsfrei wird.

18. 6. In der Praxis viel zu tun. Abends allein im leeren Haus. Unglaubliche Unordnung. Ich bin 4 Wochen lang nicht mehr zum Saubermachen gekommen. Einsamkeitsgefühle. Zukunftsängste. Schwäche. Verzweiflung.

19. 6. Anruf aus der Klinik. Man kann Moritz nicht behalten. Angeblich ist er eine zu große Belastung für die Schwestern. Alternative: Psychiatrische Abteilung für Akut-

fälle in S, bis die Klinik in B. (in der Moritz ja schon vor einem Jahr zwei Tage lang war) ein Bett frei hat. Auf jeden Fall bittet man mich, zum Wochenende zu kommen (!), um Moritz zu beaufsichtigen. Noch einmal durch Deutschland fahren! Ich habe keine Kraft mehr.

20. 6. Ich hab's mir überlegt: Ich fahre wegen eines Wochenendes nicht hin, wie man das von mir verlangt. Der Aufwand ist einfach zu groß. Nun geht es plötzlich mit einem Studenten, den ich bezahlen muß.

24. 6. Morgen verlegen sie Moritz in die Klapsmühle nach S. Ich will versuchen, ihn schon am 27. nach B. zu bringen.

26. 6. Auf der Heimfahrt von der Praxis Autounfall. Unschuldig. Totalschaden. Ein Mann fuhr frontal in meinen Wagen. Schürfwunden und Prellungen an den Knien und Schock. Sonst wie durch ein Wunder nichts passiert.

30. 6. Habe heute den Leihwagen abgeholt und bin Richtung Norden losgefahren. Scheußliches Wetter, Schmerzen an den Beinen und große Unsicherheit beim Fahren. Angst vor einem weiteren Unfall.

1. 7. Kleiner Schwächeanfall im Landeskrankenhaus in S., als ich Moritz aus einer Art Schlangengrube heraushole.

Der diensthabende Arzt war jedoch sehr nett. »Es kommt nicht alle Tage vor, daß eine Mutter fast tausend Kilometer fährt, um ihr Kind hier wieder herauszuholen«, sagte er. »Ich kann verstehen, daß Sie das alles schockierend finden.«

Wir waren in dem alten, traurig anmutenden Gebäude endlose Gänge entlangmarschiert, hatten Türen passiert, die er mit einem klirrenden Schlüsselbund aufgeschlossen und hinter sich gleich wieder versperrt hatte. Man hörte nur unsere harten Schritte auf dem Steinfußboden, und ich dachte die ganze Zeit: Nicht anders werden in amerikanischen Filmen die Gefängnisse dargestellt.

Vor einem anscheinend größeren Saal, aus dem wildes Geschrei ertönte, blieben wir stehen. Wenn ich Geschrei sage, so meine ich nicht das Geschrei von Jugendlichen auf dem Spielplatz oder Schulhof etwa, sondern ein unentwirrbares Durcheinander von spitzen, heulenden, orgelnden, jaulenden Lauten, die nicht erkennen ließen, ob sie der Freude oder dem Leid entsprangen oder ob sie nur Zeichen einer animalischen Lebensäußerung waren. Ich hatte so etwas noch nie gehört, und es machte mir angst. Es war die Geschlossene Abteilung.

»Da drin ist auch Moritz«, sagte ich, und ich sagte das eigentlich nur, weil ich etwas anderes hören wollte. Dr. G. drehte den Schlüssel um und machte die Tür einen Spalt auf. Sofort erschien übereinander ein Dutzend Gesichter, die von nachkommenden beiseite gedrängt wurden. Ein erbitterter Kampf um den Blick nach draußen entstand. Es erinnerte mich an Fische in einem Aquarium, die sich auf ähnliche Weise manchmal alle in eine Ecke drängen, um Luft oder Futter zu schnappen. Unter all den auf- und abtauchenden Gesichtern, von denen jedes auf seine Weise gezeichnet war, befand sich auch Moritz' kindliches Antlitz mit der reinen, blassen Haut und dem inzwischen fast schwarz gewordenen Haar. Noch ehe er wieder weggedrängt werden konnte, sagte ich zu Dr. G. »diesen hier« – nicht anders als beim Fischkauf –, und Dr. G. packte Moritz am Schopf und zog ihn durch die Tür. Dann sperrte er wieder zu.

In diesem Moment erlitt ich den besagten Schwächeanfall, den ersten übrigens in meinem Leben. Langsam wischte vor meinen Augen eine graue Wolke vorüber, die – eingebettet in das hohle und verfremdet klingende Schlüsselrasseln – für einen Moment den Flur verdunkelte. Wenn ich jetzt umfalle, so dachte ich, werde ich in einem Schneehaufen landen. Nicht anders muß es Moritz immer ergehen. Die Vorstellung hatte etwas ungemein Verlockendes. Umfallen als Ausweg.

Was aber wird aus Moritz? Ich fühlte ihn an meiner Hand zerren und kam langsam wieder zu mir. Alles, was noch lebendig an ihm war, drängte ins Freie. Wir verabschiedeten uns von dem wirklich sehr sympathischen Arzt, der sich unter all den Eingeschlossenen selbst wie ein Eingeschlossener ausnahm, und fuhren in die Lüneburger Heide.

»Du, die haben so geschrien«, sagte Moritz.

»Und du, du schreist doch auch«, entgegnete ich.

»Aber die haben soooo geschrien, kräfter (kräftiger) als ich.«

Zum Beweis, daß er es auch anders konnte, fing er leise zu summen an.

Wir pflückten einen Blumenstrauß für meine Schwägerin Claudia, bei der wir auf dem Weg nach B. übernachten wollten. Ich glaubte, Moritz für die schlimmen letzten Tage durch eine Fülle unzerstörter Natur, wie man sie hier noch fand, entschädigen zu müssen. Er stapfte mit seinen großen Schuhen auf die Regenpfützen zu, schaute mich provozierend an und sagte: »Lieber nicht.« Und dann: »Warum darf man da nicht reintreten, warumduwarum?« Es war ein altes Spiel zwischen uns, und niemand wird verstehen, warum es mich so glücklich machte. Im Gehen las ich den Bericht des Landeskrankenhauses: »... Wegen der schon von vornherein feststehenden Kürze des stationären Aufenthaltes hier bei uns verzichteten wir unter Berücksichtigung der vorher stattgefundenen ausführlichen Untersuchungen in S. auf weitere Untersuchungen. Wir beschränkten uns auf eine intensive Beobachtung des Patienten. Ganz im Vordergrund standen auffallende Verhaltensweisen. Der Patient war zeitweise von einer dranghaften inneren Unruhe getrieben und lief automatenhaft vor sich hin summend hin und her. Trotz allem konnte er auf einer geschlossenen Station mit anderen zum Teil aggressiven Patienten einigermaßen gut gehalten werden. Antikonvulsive Einstellung: 2 × 0,1 g Luminal, 3 × 2 Tabletten Tegretal.«

Man hatte also das Luminal wieder um 1/2 Tablette erhöht und das Tegretal um die doppelte Menge. Das Ergenyl war jetzt endgültig ausgeschlichen. Da es sich um einen noch nicht abgeschlossenen Versuch handelte, waren wir jetzt unterwegs nach B., wo man hoffte, Moritz über einen längeren Zeitraum beobachten zu können.

Es wunderte mich nicht sonderlich, daß er bereits bei diesem Heidespaziergang umfiel und – wie zu erwarten war – in einer Wasserpfütze landete. »Da bist du also wieder«, sagte ich laut wie zu einem guten Bekannten. Ich war zu kraftlos, um noch die alten Gefühle von Haß und Wut aufzubringen. Die Anfälle waren so sehr zu seiner zweiten Natur geworden, daß ich mir Moritz ohne sie gar nicht mehr vorstellen konnte.

Sie loszuwerden, erschien mir inzwischen ebenso unmöglich, wie es unmöglich war, seinen eigenen Schatten loszuwerden.

So gesehen, war unser zweiter Besuch in B. nur noch von einem winzigen Hoffnungsschimmer begleitet. Ich kam auch nicht mehr – wie vor einem Jahr – mit der Vorstellung, daß mein Kind zu jung, zu unschuldig, zu kostbar und wenig geschädigt für diese Männerstation sein könnte. Es gibt ein Ausmaß an Verzweiflung und Hilflosigkeit, wo man alle Bedenken über Bord wirft und sich mit hocherhobenen Händen – gleichsam als Geste der Kapitulation – dem anderen ausliefert. Alles, was ich sagen konnte, war: »Bitte, helfen Sie uns, wir wissen nicht mehr weiter.«

Die Station mit ihren Pflegern machte einen vorzüglichen Eindruck auf mich. Man war auf schwierige Fälle eingestellt. Es tat mir gut, daß man angesichts des negativen Berichts aus dem Krankenhaus in S. nicht die übliche Skepsis walten ließ, sondern Moritz bedenkenlos aufnahm.

Er blieb fast vier Monate dort. In meinem Tagebuch findet sich kein einziger Eintrag über einen Besuch von mir, wohl aber über mehrere Telefonate, bei denen er einen »sehr verfremdeten, gedämpften und unglücklichen« Eindruck machte. Eines der Gespräche kam nicht zustande, weil er keine Antwort gab. Deprimiert und beunruhigt legte ich schließlich den Hörer auf.

Ich kann mir nachträglich nicht erklären, warum ich mich nicht ins Auto setzte und ein Wochenende zu ihm fuhr. Spontan fallen mir zwei Gründe ein: Mit Moritz' Einlieferung wollte ich meine Rolle als überbesorgte, alles kontrollierende und hinterfragende Mutter einmal ablegen und die Verantwortung denen überlassen, die dafür die nötigen Voraussetzungen hatten. Diese Erklärung ist fadenscheinig, und während ich sie niederschreibe, schäme ich mich über meinen Versuch, mich selbst hinters Licht zu führen. Viel wahrscheinlicher ist, daß ich zu sehr mit eigenen Problemen beschäftigt war, um mir auch noch die des kranken Kindes aufzuhalsen. Die Prüfungen, ein restlos mißglückter Urlaub mit Clemens, der kühne Versuch, mich von ihm finanziell unabhängig zu machen, und gesundheitliche Sorgen standen damals im Vordergrund. Ich hatte das dringende Bedürfnis, mein Leben zu ändern, und die erste Tat bestand darin, daß ich meinen Vornamen änderte. Unsinnige Fastenkuren und ein Lehrgang zum Heilpraktiker, den ich nie fertigmachte, schlossen sich an. Eine neue Frisur war die Initialzündung zu einer Reihe amouröser Verstrickungen, bei denen ich mich an den Männern rächen zu müssen glaubte. Kurz, es war der Versuch, all das nachzuholen, was mir bis dahin entgangen war, und er führte neben der Erkenntnis, daß ich zum Vamp nicht taugte, zumindest zu einer Stärkung meines Selbstbewußtseins und zu einer realistischen Einschätzung meiner Möglichkeiten und Grenzen. Tatsache aber ist, daß ich Moritz während dieser ganzen Zeit nicht besucht habe.

Ende Oktober holte ich Moritz dann in B. ab. Wieder war es ein regenverhangener Tag. Die Wälder hatten sich zu verfärben begonnen. Ich hielt da an, wo wir die kurfürstlichen Meilensteine gefunden hatten, setzte mich auf einen von ihnen und wartete auf ein Orakel. Aber außer daß der Regen auf meinen Schirm tropfte und die Autobahn manchmal ihr Dröhnen unterbrach, geschah nichts. Bedeutete der Anruf aus B., ich könnte Moritz abholen, daß die Anfälle unter Kontrolle waren? Eigentlich glaubte ich nicht daran, wenngleich ich mir sagte, daß in vier Monaten vieles geschehen kann. Wie auch immer: Es bestanden gute Chancen, Moritz nun doch auf Probe in einem anthroposophischen Heim unterzubringen, das in unserer Nähe lag. Zwei der Betreuer, die ihn bei einem ersten Kontaktgespräch erlebt hatten (in einer wilden Phase), hatten sich besonders für ihn eingesetzt. Sie rechneten – wenn auch nicht mit völliger Anfallsfreiheit – zumindest mit einer Verbesserung seines Zustandes.

Ich betrat die Station C des Krankenhauses in B. In der Stationsküche stand ein junger Mann, der aus dem Abfalleimer aß. Da er mir den Rücken zugedreht hatte, in fremden Kleidern steckte und außerdem um gut zwanzig Kilo schwerer geworden war, erkannte ich Moritz erst beim zweiten Hinschauen.

Eine Schwester kam und sagte: »Moritz, da ist doch deine Mami.« Sie bugsierte ihn vorwärts in meine Richtung.

Deine Mami? In mir regte sich nichts. Der Anblick des blöde grinsenden, im höchsten Grade idiotisch wirkenden fetten jungen Mannes rief zuallererst ein Gefühl der Abscheu in mir wach. Erst dann kamen das Mitleid und die Verbitterung. Was, um Gottes willen, haben sie mit dir gemacht? Aus welcher chemischen Hexenküche haben sie dich bedient? Die Entfremdung war gegenseitig. Ebensowenig wie ich in ihm meinen Sohn erkannte, erkannte er in mir seine Mutter. Wir standen voreinander, und ich brachte es nicht über mich, ihn in meine Arme zu schließen. Er hatte ohnehin nur seinen Abfalleimer im Sinn.

In der Nacht notierte ich: Und wenn ich tausend Jahre alt werden sollte, so werde ich nie diesen Moment vergessen, in dem Moritz vor mir stand und ich die altgewohnte bittersüße Beziehung zu ihm nicht mehr herstellen konnte. Es dauerte nur wenige Sekunden, bevor das Gefühl, daß er dringend meiner Hilfe bedarf, wieder Überhand gewann. Aber diese Sekunden waren wie eine Ewigkeit.

Wir übernachteten bei Michael und Claudia. Moritz lallte albern vor sich hin und summte unablässig eine einfältige Melodie. Er bekam sechzehn Tabletten von sechs verschiedenen Medikamenten, vor allem Beruhigungsmittel, war aber aggressiv, nicht zu führen, schlief nicht und stand immer wieder auf. Bereits in dieser Nacht kam der erste Anfall. Wenn das das Ergebnis dieser viermonatigen Behandlung war, so wünschte ich, ich hätte ihn nie nach B. gebracht.

Die Nacht war in der Tat entsetzlich. Zu dritt versuchten wir Moritz zu bändigen. Mit seinen achtzig Kilo (zweiundsechzig hatte er gewogen, als ich ihn in B. ablieferte) machte er alles, was ihm an Geschicklichkeit fehlte, durch eine indifferente, unangreifbare Körperlichkeit wieder wett. Nichts schien ihn zu berühren, nichts zu schmerzen. Er erinnerte mich an eine Gestalt, die ich einmal in einem Film gesehen hatte, einen riesigen, unförmigen Neger, an dem alle Angriffe seiner Widersacher wie an einem Punchingball abprallten. Zum ersten Mal wurde Moritz auch aggressiv gegen mich. Sein Vokabular, mit dem er nie sehr wählerisch umgegangen war, hatte in den letzten Monaten eine fragwürdige Bereicherung erfahren. All das wäre nicht so schlimm gewesen, wenn es irgendeine Antwort auf die Frage gegeben hätte: Ist das alles nur vorübergehend, oder ist es ein Endzustand? Wie sollte es weitergehen? Ich sah die Chancen, ihn in dem anthroposophischen Heim unterzubringen, dahinschwinden. Wahrscheinlich kam überhaupt kein Heim, sondern nur noch eine Verwahranstalt in Frage. Vordringlich aber war die Bewältigung der nächsten Tage. Wie sollte ich mit ihm allein fertigwerden, wenn wir es nicht einmal zu dritt schafften?

Am nächsten Tag – wir waren bereits wieder zu Hause – fiel er rückwärts in der Küche um und hatte innerhalb der darauffolgenden Stunde etwa zwanzig schwere seitenbetonte Verkrampfungen. Alles sprach für einen Status epilepticus. Es war in diesem Moment, daß Moritz sagte, sein Gehirn täte ihm so weh. Die Stationsärztin in B., die ich sofort anrief, verwies mich an den Hausarzt. Dieser hatte mit Epileptikern allenfalls während seiner Ausbildung zu tun gehabt. Er gab unumwunden zu, daß er diesbezüglich keinerlei Erfahrung habe. Es war ein Sonntag, und ich kam mir so alleingelassen vor wie nie zuvor in meinem Leben. Angesichts dieser Anfälle, besonders weil sie sich in einem völlig neuen Gewand zeigten, fühlte ich mich hilflos und aufs höchste alarmiert. Sie haben immer etwas vom Ende an sich, auch wenn sie sich hinterher wie Gewitterwolken wieder verziehen.

Ich schreibe das alles nicht, um diese deprimierende Geschichte einer Therapieresistenz endlos fortzusetzen, sondern um zu verdeutlichen, daß es trotz einer Höchstdosierung von 2 Luminal, 6 Timonil, 3 1/2 Phenhydan (ja, man hatte es wieder eingesetzt!), 5 mg Valium, 25 mg Neurocil und 20 Tropfen Atosil zu einem Status epilepticus kommen kann, dem ersten übrigens in Moritz' Leben. Vielleicht waren gerade die hohe Dosierung und die Vielzahl der Medikamente der Auslöser dafür. Im übrigen war Moritz am nächsten Tag etwas besser zu handhaben. Dann allerdings baute sich der Erregungszustand wieder auf, um in einen erneuten Anfall zu münden. So ging es Tag für Tag, und ich begriff sehr bald, daß die Medikamente das Krampfpotential nur vor sich herzuschieben in der Lage waren, es aber auf keinen Fall auflösten. Es war wie ein Damm, der die Fluten eine Weile aufhalten kann, dann aber immer wieder bricht.

In diesem Zustand brachte ich Moritz nach H. in das Heim, in dem er heute, nach neun Jahren, noch immer ist. Es waren alle Voraussetzungen dafür gegeben, daß man uns auf der Stelle wieder zurückschickte. Ich kann mich nur noch daran erinnern, daß Moritz trotz guten Zuredens etwa eine Stunde lang nicht aus dem Auto ausstieg und dann – als ich ihn endlich soweit hatte – vor den Fenstern eines Klassenzimmers eine Art Veitstanz aufführte. Er war in voller Fahrt, und nach einem Moment blanken Entsetzens dachte ich mir: Nun gut, vielleicht ist es besser, sie wissen von Anfang an, woran sie mit ihm sind. Hinter den Glasscheiben wurden die Schüler sichtbar. Auch sein zukünftiger Betreuer zeigte sich. Auf seinem Gesicht lag ein herzliches, wohlwollendes Lachen, für das ich ihm mein Leben lang dankbar sein werde.

Erst Jahre später habe ich erfahren, wie schwer er es mit Moritz in dieser Anfangszeit hatte. Seine Gruppe bestand aus lauter Jungens, die alle zu schwierig waren, um noch länger im Heim gehalten zu werden. Als sie entlassen werden sollten, erklärten Herr W. und sein Freund sich bereit, sich ihrer anzunehmen. In diese Gruppe überwiegend sprachunfähiger, wenig selbständiger und sehr passiv wirkender Jungen kam nun auch noch Moritz, der vom ersten Tag an den größten Teil der Aufmerksamkeit seiner Betreuer für sich beanspruchte.

»Am ersten Abend lief er bis zwei Uhr morgens um den Tisch herum, immer im Kreis. Wir dachten, einmal muß er doch müde werden. Aber wir täuschten uns. Uns fielen die Augen zu, aber er fand keinen Schlaf.«

In einem unbeobachteten Moment entwischte Moritz aus dem Haus. Sie waren selbst zu zweit nicht in der Lage, ihn wieder in den ersten Stock zu schaffen. Er brüllte so, daß das ganze Haus davon wach wurde. Schließlich gelang es, ihn zu packen und hochzuschleifen. Angezogen legten sie ihn aufs Bett und sperrten hinter ihm zu. Er schlug die Fensterscheiben ein und hämmerte die ganze Nacht gegen die Tür.

Das wiederholte sich wochenlang.

Sehr bald wurden Stimmen laut, die sagten: So einen können wir hier nicht behalten, schon im Interesse der anderen Kinder nicht. Moritz hatte ja kein Einzelzimmer, sondern »schlief« mit zwei anderen zusammen. Herr W. holte ihn nachts heraus und unternahm lange Mondscheinspaziergänge mit ihm, um ihn vom Haus fernzuhalten. Alle, die unmittelbar mit ihm zu tun hatten, setzten sich für ihn ein. So wurde er wie ein »Illegaler« gehalten, dessen Spuren man verwischt und dessen Untaten man deckt, weil man an ihn glaubt. »Warum haben Sie das alles für ihn getan?« fragte ich Herrn W. »In seinen klaren Momenten kam ein ganz besonders feiner Mensch zum Vorschein«, erwiderte er, »an den habe ich mich gehalten.«

Freilich wußte auch Herr W. manchmal nicht mehr weiter. An den üblichen Aktivitäten des Heimes – Gottesdienst, Morgen- und Abendkreis, Chor – konnte Moritz nicht teilnehmen. Er war auch für das Korbflechten, das in seiner Gruppe praktiziert wurde, ungeeignet. »An manchen Tagen störte er uns so sehr, daß ich mir keinen anderen Rat wußte, als ihn ins Klo einzusperren.«

Ich weiß, wovon er sprach. In den Weihnachtsferien stand Moritz eines Tages mit gezücktem Messer vor mir. Obwohl er wahrscheinlich nicht vorhatte, mich anzugreifen, erschien mir die Situation so bedrohlich, daß ich mich ins Bad einsperrte und fieberhaft überlegte: Wer ist hier nun zuständig? Der Arzt oder die Polizei?

Ein paar Tage später schlug er bei einem Spaziergang durch den Wald, als ich ihn am Weglaufen hindern wollte, so auf mich ein, daß ich zu Boden fiel. Wild gestikulierend rannte er auf die Fahrstraße, wo er beinahe von einem Auto überfahren wurde. Es waren keine Aggressionen, die grundlos und aus heiterem Himmel entstanden. Sie waren immer nur Reaktion auf Verbote oder Forderungen an ihn. Alles, was ihm lästig war, versuchte er mangels verbaler Ausdrucksmöglichkeiten mit körperlicher Gewalt abzublocken. Aus dieser Erkenntnis schöpfte ich etwas Trost, aber es war mir klar, daß ich Moritz in den Ferien nie mehr ohne eine männliche Hilfskraft würde betreuen können.

Wieder ist es September, wieder liege ich am Strand der Adria, der heuer um so vieles leerer ist als im letzten Jahr, obwohl er letztes Jahr, wie man mir sagte, schon nicht mehr so voll war wie all die anderen Jahre. In den Schaufenstern der Geschäfte liegt noch die ganze Fülle des Saisonangebotes. Ich schäme mich, davor stehenzubleiben und nach günstigen Gelegenheiten Ausschau zu halten.

Mit Dir sind wir nie am Meer gewesen. Wo hätten wir Unterkunft finden können? Ich versuche, mir Deinen weißen, von Wunden und Narben übersäten Körper hier in der Sonne vorzustellen. Dein heimliches Streichen um den Kiosk, in dem es Eis und Bonbons gibt. Die Blicke der Leute. Wenigstens würdest Du weich fallen, wenngleich Dir sogar der Sand zum Verhängnis werden könnte. Beim letzten Anfall hast Du buchstäblich die Bettdecke aspiriert und wärst beinahe daran erstickt.

Mein Aufbruch hierher hat sich gegen meine Gewohnheit fluchtartig vollzogen. »Laß mich«, habe ich zu Deinem Vater gesagt, »vielleicht ist es für lange Zeit mein letzter Urlaub.«

Seither versuche ich, die Erinnerung an dieses letzte Wochenende mit Dir zu verdrängen – die ausgedehnte Venenentzündung am rechten Oberschenkel nach einem Sturz, die Temperaturen über 40 Grad, die Wunden, die nicht mehr abheilen wollen, die fünf schweren Anfälle innerhalb eines einzigen Samstages, der kurze Spaziergang im Wald, bei dem Du immer wieder stehenbleibst, weil Du zu erschöpft bist.

Dein Vater versuchte zwar, mir zu beweisen, daß es letztes Jahr mindestens ebenso schlimm war. An solchen Tagen, an denen wir zusammenhalten sollten, sind wir gereizter Stimmung und schreien uns an. Er nennt mich hysterisch, und ich nenne ihn unsensibel.

Wir brachten Dich fieberfrei, aber müde und angeschlagen ins Heim zurück, das zur Zeit unter einem beängstigenden Personalmangel leidet. Die Frau Deines Betreuers, eine der Stützen des Hauses, erwartet ein Baby und muß Dir fernbleiben. Zwei Leute sind weggegangen, eine weitere Mitarbeiterin hat gekündigt.

»Wenn Moritz zu einem Pflegefall wird...« Frau E. sprach den Satz nicht zu Ende. »Früher konnte ihn mein Mann an den

Frisium-Tagen wenigstens in den Wald mitnehmen, jetzt geht das nicht mehr.«

Wir müssen uns also mit dem Gedanken vertraut machen, daß der Tag kommen wird, an dem Du nicht mehr dort bleiben kannst. Dein Vater sagte auf der Heimfahrt: Wollen wir wirklich so lange warten, bis etwas passiert? Bis er sich so verletzt, daß wir uns ein Leben lang Vorwürfe machen müssen? Trotz unserer dringenden Bitten setzt Dir Herr E. nicht durchgehend den Sturzhelm auf.

Und wieder einmal taucht die Frage auf: Wie geht es weiter? Einen Tag lang werfen Dein Vater und ich uns immer wieder den Satz zu: WIR SCHAFFEN ES SCHON. *Auf der Treppe, in der Küche, vor der Haustür fallen wir uns in die Arme und sagen:* WIR SCHAFFEN DAS SCHON.

In Wahrheit wissen wir natürlich nicht, wie wir das schaffen sollen. Denn wenn wir uns auch einmal ausnahmsweise einig sind in unserem Vorsatz, Dich dann in kein Heim mehr zu geben, sondern zu Hause zu behalten, haben wir noch keine konkrete Lösung gefunden.

1981 wurde Moritz, getrennt von der Gruppe der übrigen Konfirmanden, eingesegnet. Er trug einen schwarzen Anzug, den ihm Herr W. geliehen hatte, mit blauer Krawatte. Sei es, daß dieser ungewohnte Aufzug ihn disziplinierte, sei es, daß ihm der besondere festliche Anlaß ins Bewußtsein drang, jedenfalls benahm er sich während der kleinen Feier im Festsaal mustergültig. Zwischen ihm und Herrn W. hatte sich ein liebevoller Kontakt ergeben. Moritz hat ein Gespür für Menschen. Herr W. nutzte die kurzen Intervalle, in denen Moritz nicht den Verrückten spielt, um mit ihm zusammen den Streichbaß zu streichen. Moritz konnte, in den Arm von Herrn W. eingeklemmt, nicht ausbrechen. Das vibrierende Summen lenkte ihn für eine Weile von seinem eigenen Summen ab und schien ihn zu beruhigen. Herr W. überlegte lange, wie er Moritz sonst noch beschäftigen konnte, und kam aufs Kardätschen von Schafwolle. So saß Moritz, wann immer es sein Zustand erlaubte, vor einem kleinen Berg gewaschener Schafwolle, die er mit Hilfe zweier Drahtbürsten durchkämmte.

Im Sommer engagierte ich zum ersten Mal einen Betreuer, der Moritz von seinem Zivildienst im HPZ her kannte. Es stellte sich leider sehr bald heraus, daß der junge Mann vor Moritz kapitulierte. Er hatte sich die Arbeit leichter vorgestellt. Moritz war nicht mehr der alte, sondern ungleich schwieriger zu handhaben. Es gelang Peter nicht, Moritz zu beschäftigen. Seine pädagogischen Maßnahmen erschöpften sich in einem von Zeit zu Zeit zwischen zwei Zigarettenzügen gestöhnten »Moritz, so hör doch auf«. Nach ein paar Tagen eröffnete er mir, daß er für diese Art von Tätigkeit ein monatliches Gehalt von 4000 Mark fordere, was ich ihm aber nicht zahlen konnte. Wir beschlossen, uns sofort zu trennen.

»Mach dir keine Sorgen«, sagte Clemens am Telefon, »bleib ruhig da unten. Ich wollte dir vorsichtshalber Bescheid sagen. Sie haben Moritz ins Krankenhaus eingeliefert. Das Fieber kam wieder und ging nicht mehr herunter. Sie stehen vor einem Rätsel. Das Krankenhaus macht einen guten Eindruck. Bleib, wo du bist. Du hast deinen Urlaub verdient. Ich ruf dich morgen wieder an.«

Nachts lag ich wach und hörte das Meer wie in einer großen Röhre rauschen. Immer wenn ein Wetterumschwung kam, führte das Meer sich so eigenartig auf. Scheinwerfer, die aus der Gegend von Venedig kamen, tasteten den Himmel ab. Seit dem Krieg hatte ich so was nicht mehr gesehen. Einen Moment lang war ich versucht, auf den Vorschlag deines Vaters einzugehen, dann stand ich abrupt auf und packte mitten in der Nacht die Koffer.

Ich fand dich auf der Intensivstation liegend, glühend wie ein Backofen, an einer Infusion hängend, und erschrak zu Tode, weil der Schutzengel nicht am Bett saß. Das Bett war wie immer zu kurz für dich, das Fußgitter hattest du bei einem Anfall bereits weggetreten, jetzt hingen die Füße zehn Zentimeter über den unteren Rand hinaus und wurden von einem Extrabrett gestützt. Vorsichtshalber gaben sie dir Valium.

Ich weiß nicht, wie es weitergegangen wäre, wenn damals nicht Volker in unser Leben getreten wäre. Ein Anruf in E., Moritz' altem Heim, genügte. Volker suchte gerade einen Ferienjob und war sechs Stunden später per Anhalter bei uns. Er betrat das Haus, wie Sheriffs es in Wildwestfilmen zu tun pflegen. Klein von Statur, jedenfalls viel kleiner als Moritz, und nicht einmal besonders stämmig, verkörperte er so etwas wie Unbestechlichkeit und wilde Entschlossenheit, für Ruhe und Ordnung zu sorgen. Vor allem aber war er völlig angstfrei.

Moritz warf einen kurzen Blick auf den in der Küche sitzenden Volker, der sich gerade eine Gabel mit Spaghetti zum Mund führen wollte. Die ganze Richtung paßte ihm nicht. Daß ein Mann außerhalb der Essenszeit von seiner Mutter mit Spaghetti verwöhnt wurde, weckte seine Mißgunst und seinen Zorn. Er schlug die Tür hinter sich zu, daß die Glasfüllung herausbrach und in tausend Stücke zersprang. Volker legte seine Gabel nieder und sagte ruhig: »Du machst die Tür jetzt noch einmal leise zu, dann kehrst du das Glas auf.«

»Wie bitte? Die Tür zumachen?« sagte Moritz. »Ich denk nicht dran.« Er rannte in den ersten Stock zu »Rot gewesen«. Volker stand langsam auf und ging ihm nach. Und dann hörte man von oben die eindeutigen Geräusche einer erbarmungslosen Keilerei. Obwohl es sich anhörte, als ginge es um Leben und Tod, und ich zeitweise nicht wußte, um wen ich mehr bangen sollte, war es eine wichtige rituelle Handlung, um die Herrschaftsbereiche eindeutig abzustecken. Nach einer Weile kam Volker wieder herunter, gefolgt von einem lammfrommen Moritz, der sich neben ihn setzte und ihm beim Essen zusah. »Übermorgen wird er es noch einmal versuchen«, sagte Volker, »dann wird er mich akzeptiert haben.«

Es ist Sonntag, der Stationsbetrieb läuft auf Sparflamme. Die anwesenden Schwestern geben sich eine rührende Mühe, messen alle Stunden das Fieber mit einem neuartigen Gerät, das regelmäßig bei 40,3 zu piepsen anfängt.

Ich versuche, Dich aus dem Fieberschlaf herauszuholen, um mich der alten, vertrauten Signale zwischen uns zu versichern. Dein Blick jedoch ist glasig und teilnahmslos. Der erste Ver-

such, eine fragliche Wundrose am linken Oberschenkel mit Antibiotika zu behandeln, wurde erfolglos abgebrochen. Das rechte Bein ist nach einem Sturz etwa doppelt so dick wie das linke, mit unförmigem Knie und Lymphknoten in der Leistengegend. Die Ärzte vermuten jetzt eine Sepsis und haben Blut für Blutkulturen abgenommen. Ich sitze an Deinem Bett, streichle Dein Bein und warte darauf, daß die Tür aufgeht und der Schutzengel hereinkommt und mich ablöst.

Nach der zweiten Rauferei mit Volker ging alles besser. Tagsüber fuhren wir mit dem Auto in den Bergwald, wo uns das Forstamt kranke oder überzählige Bäume zum Fällen ausgewiesen hatte. Volker hantierte mit der Kettensäge, die einen entsetzlichen Lärm verursachte und von Moritz treffsicher »Nervensäge« genannt wurde. Wir schleppten die Stämme an Seilen in einem Hohlweg den Berg herunter, zersägten sie in meterlange Stücke und luden sie in den Kofferraum meines Autos. Das war eine von Clemens' Ideen gewesen, und wenngleich Moritz sich gern vor der Arbeit drückte und sagte: »Heute lieber nicht«, so konnten wir seine Unruhe und Aggressionen doch ein wenig auffangen und in sinnvolle Bahnen leiten. Mittags kochten wir uns in einer kleinen Scheune Tee, brieten Pilze und aßen unsere Brote. Wir schlugen in diesem Sommer und in den beiden darauffolgenden so viel Holz, daß wir noch heute unseren Kachelofen damit heizen können. Zwischendurch warf es Moritz immer wieder um. Auf dem weichen Waldboden hat er sich jedoch nie ernsthaft verletzt. Ich hatte eine leichte Unterlage aus Alufolie gekauft, auf der er schlafen konnte, auch wenn der Boden feucht war. Trotz der hohen Medikation, die beibehalten worden war, hatte er die gewohnte Zahl von Anfällen, allerdings waren sie noch heftiger und dramatischer geworden – es war kaum zu fassen, daß es noch immer Steigerungsmöglichkeiten gab.

Montag. Nach den Aspisol-Infusionen geht das Fieber immer ein bißchen zurück, steigt dann aber sofort wieder an. Deine schlechten Venen sind bereits jetzt heillos zerstochen.

Wenn Du schläfst, so bleibt Dein rechtes Augenlid einen

Spalt offen, um sicherzugehen, daß ich noch da bin. Vielleicht bilde ich mir das nur ein. Dabei bin ich jetzt absolut nicht das, was Du zum Gesundwerden brauchst. Manchmal renne ich aus dem Zimmer, um auf dem Klo zu heulen und mich der verzweifelten Gewißheit hinzugeben, daß dies nach all den Tausenden von Zusammenbrüchen einer ist, von dem Du nicht nach einer oder zwei Stunden wieder aufstehst.

Keine Kraft in meiner Hand zu der Deinen. Unter der Bettdecke zwei schlaffe, kraftlose Hände, von denen die eine sehr heiß und die andere sehr kalt ist.

Am Nachmittag punktieren sie Dein Knie. Während der Fahrt ins Parterre liegt auf Deinem Gesicht fast so etwas wie wache Neugier, die mich für einen Augenblick hoffnungsvoll stimmt. Sie fördern ein Punktat zutage, von dem sie sich Aufschluß über den Erreger der Krankheit erhoffen.

Der eingefahrene Nachmittagsbetrieb einer internistischen Station. Der gewienerte Boden, der sein Alter nicht mehr verheimlichen kann. Die Schleifspuren der Betten an den Wänden. Da fast nur alte Leute hier liegen, geben sich die Schwestern gerne mit Dir ab. Trotzdem will ich so wenig wie möglich von ihnen verlangen, sondern mich anpassen. Es müßte einmal ein Leitfaden für Patienten geschrieben werden. »Wie verhalte ich mich im Krankenhaus, um zu überleben?« Wenn ich wieder zu arbeiten anfange, nächste Woche, so werde ich mir dieser schicksalshaften Rollenverteilung erst so richtig bewußt werden. In dem Krankenhaus, in dem ich arbeite, verfüge ich – wie alle anderen Mitarbeiter – über eine gewisse Machtstellung, und sei es auch nur die Macht, über die Belegung eines Bettes zu bestimmen oder einen Termin beim Chefarzt.

Der junge, sehr sympathische Arzt gibt unumwunden zu, daß sie noch im Dunkeln tappen. Es spräche vieles für eine bakterielle Sepsis. Wir warten auf die Ergebnisse der Blutkulturen. Inzwischen ist Dein Atem flacher und schneller geworden. Ich merke, wie ich mit Dir in diesem rasanten Tempo um die Wette atme und mir ganz schwindelig dabei wird.

1982 kehrte Clemens zu uns zurück. Das Leben hatte ein wenig von seinen Kanten abgeschliffen, nichts aber von seiner Fähigkeit, sich durchzusetzen und bis zum letzten zu kämpfen. Eines Tages bezog er das Dachzimmer, und von dort aus beschickte er das Haus mit einer undurchdringlichen und nicht in den Griff zu bekommenden Unordnung. Nachdem die Meister des Chaos, Ndunge und Leon, das Haus verlassen hatten, nistete sich also der Obermeister Clemens ein und ließ die alten Zustände neu erstehen. Aber alles, was mir an Mut und Zuversicht fehlte, brachte Clemens mit.

Fast mit dem Tag, an dem Clemens wieder bei uns war, hörte Moritz auf, mich Mami zu nennen. Zu meinem großen Erstaunen und Amüsement rief er mich jetzt Frau Doermer, während sein Vater zum Vater Bär wurde. Er blätterte stundenlang das Buch »Vater Bär kommt heim« durch. Sein Verhältnis zu Clemens war von Abwehr bestimmt. Er ließ ihn nicht an sich heran. Wenn Clemens ihn umarmen oder gar küssen wollte, so fletschte Moritz die Zähne und zeigte die Krallen, nicht anders als ein Tier, das sich verteidigt. Er sagte: »Das machst du aber wohl NICHT!«

Es war Clemens' Idee, Moritz Gedichte lernen zu lassen. Aus den Kindergedichten von Christian Morgenstern brachte ich ihm »Der See hat eine Haut bekommen« bei. Clemens war fest davon überzeugt, daß mit dem Aufsagen eines Gedichtes als einer automatischen Handlung der Zusammenbruch der Kraftverhältnisse in Moritz' Gehirn verhindert werden könne, einfach durch die Aufmerksamkeit, die Moritz dem Text zukommen lassen mußte. So begannen wir, wann immer einer der Anfälle auftauchte, die von außen zu steuern waren, mit den Worten

> Der See hat eine Haut bekommen,
> so daß man fast drauf gehen kann.
> Und kommt ein großer Fisch geschwommen –

und Moritz vollendete zitternd

> so stößt er mit der Nase an.

Freilich gelang das nicht immer. Die meisten Anfälle waren

ohnehin nicht zu beeinflussen, sondern kamen ohne Vorankündigung wie ein Blitz aus heiterem Himmel. Am schlimmsten waren die Nächte, in denen Moritz eine Art Pandämonium aufführte. Er ließ sich meist ruhig ins Bett legen, stand dann aber sofort wieder auf. Da unser Haus sehr hellhörig ist, konnten wir den Ausstieg aus dem Bett, wo immer wir uns befanden, miterleben. Ich will nicht verschweigen, daß mich dann immer die Wut packte und ich nicht gerade sanft mit Moritz umging. Es gab keine Möglichkeit mehr, ihn zu beruhigen. Er lief in seinem Zimmer bis zu den Morgenstunden polternd, lachend und verworrenes Zeug redend herum, bis er in einem Anfall zusammenbrach.

Es war in einer dieser Nächte, daß Clemens sich wutentbrannt im Bett aufsetzte und sagte: »Ich hole den Jungen aus dem Luminalgefängnis raus.« Es war offensichtlich, daß von der einstigen Wirkung des Medikaments nur noch diese fatalen Nebenwirkungen übriggeblieben waren. Trotzdem schleppte Moritz das Luminal wie einen Buckel jahrelang mit sich herum, weil wir alle Angst vor den Folgen des Absetzens hatten. Die Babiturate sind bekannt dafür, daß es beim Absetzen zu schweren Entzugserscheinungen kommen kann. Der ohnehin schon bedenkliche Zustand, in dem Moritz sich befand, erlaubte meiner Meinung nach kein Herumexperimentieren mehr. Am liebsten hätte ich die Finger davon gelassen, im Vertrauen darauf, daß eines Tages die Entscheidung sich von selbst ergeben würde.

Dienstag. Deine Schwester sagt: Laßt mich nur machen. Ich fahre hin. Sie packt Säfte, Kiwis, Käsekuchen und Nüsse in einen Korb und setzt sich in Bewegung. Zum Glück ist sie nach Deinem Vater geraten. Wenn eine Lage besonders vertrackt erscheint, findet Ndunge immer noch einen Ausweg. Sie lebt, bildlich gesprochen, in einem Fuchsbau, einem wahren Labyrinth, das ein reichliches Waffenarsenal an Schlauheit, List und Entschlußfreudigkeit beherbergt und viele Ausgänge hat.

Von ihr kommt am Vormittag die telefonische Meldung: Frißt wie ein Scheunendrescher, redet viel, fragt immer nach Dir.

Aber als ich sie mittags ablöse, hast Du wieder diesen glasigen Blick, das Fieber steht auf 40,3. Vielleicht tue ich Dir nicht gut. Oder Ndunge erzählt, um mich zuversichtlich zu stimmen, Märchengeschichten.

Blutkulturen bisher alle negativ. Mit kurzen Unterbrechungen seit vierzehn Tagen nun dieses hohe Fieber. Wie lange hält das ein so geschwächter Körper aus?

Noch immer kein Anfall, obwohl nach der Statistik längst einer fällig wäre. Das schlimmste für mich ist nicht das Fieber, sondern diese stumme, weltabgewandte Erschöpfung, die wie eine Wand aus Glas zwischen Dir und mir steht. Ich will nicht über meine Gefühle schreiben, diese deprimierenden Gefühle der Hilflosigkeit und Ungewißheit, sondern nur darüber, daß ich Dein Weggetretensein nicht anders interpretieren kann als: Ich kann und will nicht mehr.

Clemens aber ließ nicht locker. Und so saßen wir nach achtzehn Jahren wieder in einem Wartezimmer des alten grauen Krankenhauses am Ende der Stadt, an welches uns das Epilepsiezentrum in B. wegen der geringeren Entfernung verwiesen hatte. Dr. K. war nun Prof. K. Sein Sprechzimmer war um einiges größer, aber sein Schreibtisch um einiges leerer als zu der Zeit, da er noch Oberarzt war.

Prof. K. blätterte in Moritz' Krankenakte, die inzwischen wieder aufgetaucht war. Hatte ich erwartet, daß er sich erinnert. Ich glaube schon. Er sah mich sinnend an und sagte: »Moritz Droemer. Ich erinnere mich dunkel.«

Dunkel?

Ich erinnere mich hell. Hell das Haar, hell die Augen, das Nachthemd, hell die Haut, weiß die kleinen Zähne, golden der Schimmer, der ihn umgab, als er unter den ersten Tabletten Zentronal wie ein Lichtengel die Gänge auf und ab taumelte. Was wäre eigentlich passiert, wenn man nie damit angefangen hätte?

Ich stellte Prof. K. diese Frage, und zu meiner Verwunderung gab er mir die Antwort, die ich immer vermißt hatte: Ich weiß es nicht.

»Das Phenhydan ist Gift«, sagte Prof. K., »es frißt das Kleinhirn buchstäblich auf. Wenn es mein Kind wäre, so würde ich dieses Medikament als erstes ausschleichen, um so mehr, als es in der Vergangenheit nichts gebracht hat.«

Er blätterte das EEG durch. »Wie von einem Baby«, sagte er. »Es tut sich nichts mehr. Es sieht so aus, als ob der Junge ohne Medikamente auch nicht schlechter dran wäre.«

Wie viele Kinder mochten in der Zwischenzeit durch seine Hände gegangen sein! Kinder mit ähnlichen Krankheitsverläufen wie bei Moritz. Bevor ein Arzt solche Sätze sagt, muß er wohl einige Rückschläge hingenommen haben.

Ich war ihm dankbar für seine Offenheit. »Ich an Ihrer Stelle würde anstreben«, sagte er, »alle Medikamente nach und nach abzusetzen. Das ist ein Prozeß, der sich über Jahre hinziehen wird.« Er verschrieb uns für den Notfall Diazepam-Rectiolen, die bei einem Status epilepticus in den After einzuführen waren.

Mittwoch. Sie versuchen es jetzt, ohne den Erreger zu kennen, mit dem zweiten Antibiotika. Ndunge erzählt wieder Wunderdinge vom Vormittag.

Ab Mittag jedoch das gleiche trostlose Bild wie gestern. Meine Angst, Deine Tür aufzumachen, Angst vor dem ersten Blick in Dein blasses, schweißgebadetes Gesicht.

Am Abend 41,3 Fieber. Die Schwester ließ das Thermometer fallen und lief raus.

Wenn Du nicht mehr willst, so gib mir ein Zeichen. Ich würde dann alle meine verzweifelten Bemühungen einstellen, Dich durchzubringen. Ich glaube, ich könnte Dich sogar verstehen. Auch ich finde dieses Leben manchmal schrecklich. Einen Sinn kann ich hinter all dem sowieso nicht mehr sehen. Für welche Art von Leben versuchen wir Dich hier zurechtzuflicken? Wenn Du jemals wieder dieses Bett verläßt, mit verheilten Wunden, so Gott will, so wirst Du nach spätestens drei Tagen wieder der Länge nach hinfallen, und alles wird von vorne anfangen. Wozu also?

Dein Vater wird wütend, wenn ich in dieser Stimmung bin. »Alles, was der Junge will, ist weich fallen«, sagt er. »Und wir haben ihm bisher diese Möglichkeit nicht geboten. Weder in unserem Haus noch sonstwo. Wir müssen unser Leben umstellen.«

Wir fingen sofort mit der Reduzierung des Phenhydan um eine halbe Tablette an. Jedesmal, wenn Clemens seinem Sohn die Medizin gab, sagte er: »Warte, mein Junge, bald wirst du davon nichts mehr nehmen müssen.« Clemens stammt aus einer Familie orthodoxer Schulmediziner und hatte – anders als ich – überhaupt keinen Sinn für das, was sich außerhalb der Schulmedizin abspielte. Wenn er selbst krank war, was selten vorkam, so schluckte er bedenkenlos alles, was die Rote Liste zu bieten hatte. Die Erfahrungen mit Moritz bewirkten jedoch ein Umdenken bei ihm. Er war es schließlich, der das Absetzen des Phenhydan viel konsequenter vorantrieb als ich. Wir erwarteten uns keine Wunder mehr. Professor K. hatte uns sogar darauf vorbereitet, daß mit einer vorübergehenden Erhöhung der Anfallsfrequenz zu rechnen sei, die dann aber gar nicht eintrat.

Im Herbst des Jahres 1983 war das Medikament ausgeschlichen, ohne daß es zu größeren Zwischenfällen gekommen war. Dennoch wurde Moritz am 11. Dezember des Jahres 1983 mit Blaulicht in das Landeskrankenhaus in S. eingeliefert. Der niedergelassene Neurologe, der vom Heim konsultiert worden war, hatte ohne unser Wissen und vor allem, ohne Kontakt mit Professor W. aufzunehmen, die zwei Tabletten Luminal innerhalb einer Woche abgesetzt und durch Rivotril ersetzt. Barbiturate dürfen aber nur sehr langsam, über Monate hinweg ausgeschlichen werden, sonst kommt es zu lebensbedrohlichen Entzugserscheinungen.

Clemens und ich waren für vier Wochen in Afrika, als das passierte. Ndunge holte uns am 20.12. vom Flughafen ab, und das erste, was sie zu unserer Begrüßung sagte, war: »Es ist etwas passiert, aber keine Sorge, es ist schon wieder alles gut. Moritz liegt im Krankenhaus.«

Neun Tage zuvor war Moritz bei einem Anfall gegen einen Schrank gefallen und hatte sich verletzt. Im Krankenhaus lag er dann – wohl als Folge des Luminalentzugs – sechzehn Stunden lang mit Krämpfen, zwischen denen er nicht mehr zu sich kam. Ich kann das alles nur noch anhand des Entlassungsberichtes rekonstruieren: Fieber, erhöhte Blutsenkung, hochgradig pathologische Leberwerte.

Schon am Tag nach der Aufnahme war Moritz wieder ansprechbar, kooperativ und fieberfrei. Der Krankheitsverlauf war sehr zufriedenstellend, »jedoch erwies sich ein längerer stationärer Aufenthalt als höchst problematisch, da er nach Besserung seines Zustandes zunehmend aggressiv und unruhig wurde«.

Bis heute weiß niemand so recht, was er damals hatte. Da Moritz immer alle Schmerzen heldenhaft erträgt und nie klagt, konnte auch nicht herausgefunden werden, ob ihm etwas weh tat. Er wurde mit der Verdachtsdiagnose »Kontusionsblutung mit begleitender Entzündung« entlassen. Unsere Befürchtungen, durch die sechzehnstündige Ohnmacht könne sein Gehirn weiteren Schaden genommen haben, erwiesen sich zum Glück als unbegründet. Zumindest in seinem Verhalten hatte sich nichts geändert. Wir feierten ein sehr fröhliches und ausgelassenes Weihnachtsfest. Für uns war es unbegreiflich, wie er solche Schläge wegsteckte. Er glich einem Entchen, das nach dem Untertauchen die Wasserperlen von sich schüttelt und weiterschwimmt. Nichts schien ihm etwas anhaben zu können. Ich fragte mich manchmal, ob die Natur ihm nicht als Entschädigung für sein mysteriöses Leiden eine doppelte Menge an Lebenskraft mitgegeben hatte.

Donnerstag. Trotz der Antibiotika weiterhin das hohe Fieber. Der Arzt zeigt mir das Röntgenbild Deiner Lunge, auf der sich ein Erguß gebildet hat. Vor drei Tagen war sie noch ohne Befund. Dann punktieren sie Dich mit einer langen Nadel, um die Flüssigkeit abzusaugen. Dabei kommt keine Klage über Deine Lippen, nur ein Wort, das alle zum Lachen bringt: Wespe. Alle haben Dich lieb. Dein Gesicht, das trotz der vielen Heimsuchungen in Deinem Leben seinen kindlichen Ausdruck nicht verloren hat, übt auf die Menschen eine seltsame Faszination aus. Vielleicht ist es die Abwesenheit alles dessen, was Erfahrungen, Leidenschaften, Entbehrungen einem Gesicht aufdrücken. Vielleicht haben wir alle eine unbewußte Sehnsucht nach solchen Gesichtern.

Freitag. Da ich in allem ehrlich sein will, sollst Du auch wissen, daß mir heute bei der Fahrt ins Krankenhaus der Gedanke durch den Kopf ging, daß es ohne Dich in unserem Leben weniger Komplikationen gäbe. Zur Zeit sitzen wir alle abwechselnd von morgens bis abends an Deinem Bett – Dein Vater, Ndunge, Leon und ich. Ich allein fahre täglich hundertfünfzig Kilometer mit dem Auto, versäume meine Arbeit, nicht zu reden von der Kraft, die ich an Deinem Bett lasse. Ohne Dich würde es sich zweifellos leichter leben, aber keiner von uns würde diese Leichtigkeit eintauschen wollen gegen die Leere, die durch Dein Nichtmehrdasein entstünde. Du bist der langsame Läufer, und es bleibt uns nichts anderes übrig, als immer wieder stehenzubleiben und auf Dich zu warten.

Der kurze Aufenthalt im Landeskrankenhaus in S. hatte zur Folge, daß wieder mit einer Mylepsin-Therapie begonnen wurde. Daß das Medikament bereits einmal wegen Erfolglosigkeit abgesetzt worden war, war den Ärzten dort nicht bekannt. Immer mehr wurden wir uns des Nachteils bewußt, den eine Behandlung, die nicht in den Händen eines einzigen Arztes liegt, mit sich bringt. Dadurch, daß inzwischen eine ganze Reihe von Ärzten involviert waren, wurden wir zu einer Art medizinischem Freiwild, für das sich keiner mehr so recht verantwortlich fühlte. Natürlich hatten wir das unsere dazu beigetragen, daß es zu dieser vielgleisigen Strategie gekommen war. Wer möchte es aber Eltern verdenken, wenn sie bei einer erfolglosen Behandlung nach immer neuen Möglichkeiten Ausschau halten. Wie dem auch sei, der Patient Moritz war inzwischen zu einem aussichtslosen Fall geworden, aussichtslos in einem Maß, daß man glaubte, nur durch eine große Menge von Medikamenten Abhilfe schaffen zu können, so wie man auf ein Nest von Verschwörern, das mit konventionellen Mitteln nicht auszurotten ist, schließlich eine Bombe wirft.

Irgendwann kam zu dem Rivotril und dem Mylepsin wieder das Luminal, und als Moritz im Jahre '84 trotz der hohen Dosierungen abermals einen Status epilepticus hatte, fügte man das gute alte Phenhydan hinzu, das bereits dreimal wegen Erfolglosigkeit wieder abgesetzt worden war.

Samstag. Unsere Hühner legen für Dich blaugrüne Eier, die ich koche und Dir mitbringe. In diesen Hühnern habe ich mich sehr getäuscht. Sie fingen eines Tages trotz ihres ältlichen Aussehens zu legen an, kleine blaugrüne Eier mit unwahrscheinlich dunklen Dottern. Auf neun Eiern blieb Fräulein von Montgelas sitzen, und zu unserem Entzücken krochen nach 21 Tagen Küken aus – ein Wunder. Jetzt sind sie schon groß. Dein Vater bleibt oft vor ihnen stehen und sagt: Ich kann es nicht glauben. Die Bäume werfen ihre Äpfel für Dich ab, rotbackige Riesen der Sorte Löwe und Boskop, am Weinstock reifen die Trauben. Dein ungebrochener Appetit ist das einzige, was zur Zeit die Hoffnung in mir aufrechterhält.

Trotz der Gabe eines zusätzlichen zweiten Antibiotikums zeigt sich keine Besserung. Ist das Fieber am Morgen mal auf 38 Grad abgesunken, so steigt es am Abend wieder auf 40 Grad an. An der Zeit, die vergeht zwischen dem Einführen des Thermometers und dem Piepsen des kleinen Apparates, kann ich so ungefähr die Höhe des Fiebers abschätzen. Es sind Augenblicke, in denen mein Herz wie wild schlägt. Eine tagaus, tagein dasitzende Mutter, die darauf wartet, daß sich endlich eine Besserung einstellt, ist für Ärzte und Schwestern eine Herausforderung. Eigentlich kann man mich nur mit schlechtem Gewissen zur Kenntnis nehmen. Dazu kommt, daß Mütter von behinderten Kindern mit beinahe überirdischen Kräften ausgestattet sind, die fast provozierend wirken können. Ohne es zu wollen, werde ich zu einer stummen Anklage, wenn ich hier so sitze und warte. Deshalb wünschte ich, der Schutzengel könnte mich ablösen.

Noch immer kein Anfall, seit acht Tagen keiner mehr. Das ist ein Zustand, an den man sich rasch gewöhnen könnte. Die Anfälle sind jetzt weit weggerückt, man kann sich überhaupt nicht mehr vorstellen, daß sie wiederkommen. Ist dieses Fieber ein Fluchtweg? Schafft es Verhältnisse, in denen Dein armes Gehirn endlich ausruhen kann? Unter dem Fieber liegst Du jedenfalls warm und sicher. Andererseits hat sich Dein Körper vielleicht darauf eingerichtet, daß Du in diesem geschwächten Zustand Dir gar keinen Anfall leisten könntest. Am Abend wieder 40 Grad.

Sonntag. Spätestens heute müßte sich ein Erfolg der Antibiotika-Behandlung eingestellt haben. Wir warten vergeblich. Unter der Fieberglocke plötzlich Deine Stimme: »Hast Du mich noch lieb?«

Mittwoch. Die Antibiotika-Behandlung wurde abgebrochen. Statt dessen geben sie Dir sehr hoch dosiert Cortison, welches das Fieber innerhalb weniger Stunden auf 37,6 Grad fallen läßt. Dein Gesicht ist aschfahl. Ich schaue zu, wie sich auf Deiner Stirn die Schweißtropfen bilden, über Augen, Wangen und Kinn in kleinen Bächen laufen und unentwegt in den Halsausschnitt tropfen, bis ich ihn mit Handtüchern abdecke.

Ich weiß nicht mehr, welches Datum wir haben. Irgendwann bin ich aus Italien weggefahren, wo ich dieses röhrende Meer zurückgelassen habe, voller Sehnsucht, irgendwann muß ich wieder zu arbeiten anfangen. Dazwischen liegen Tage, in denen ich an Deinem Bett sitze und warte. Tage, die aus dem normalen Zeitablauf herausfallen, Tage, mit denen nicht zu rechnen ist. Alle Fragen, wie es weitergehen soll, sind auf Eis gelegt. Ich schreibe diese letzten Seiten teils auf der Autobahn im Stau, teils an Deinem Bett. Der Arzt sagt, Du befändest Dich nicht in Lebensgefahr, allerdings wisse man auch nicht, was der Auslöser für dieses Fieber sei. Alle Blutwerte seien normal bis auf ein paar Entzündungsparameter. Mit dem Cortison wolle man einen anderen Behandlungsweg einschlagen, der aber rein symptomatisch sei.

Im darauffolgenden Jahr hat uns Volker Siegfried geschickt. Als ich ihn zum ersten Mal sah, blieb mir fast das Herz stehen, denn Siegfried war – ganz im Gegensatz zu seinem Namen, auf den ich gebaut hatte – klein und sehr schmächtig. Er war gelernter Florist mit schmalen, zarten Händen, und als er Moritz ansichtig wurde, erschrak er vermutlich zu Tode. Er reichte ihm gerade bis zur Brust. Beim ersten Anfall, den er erlebte, rettete sich Siegfried in eine Ecke des Zimmers. Ich nahm es ihm nicht übel, er hätte den Jungen ohnehin nicht halten können. Er konnte nichts anderes tun, als ein Auge auf Moritz werfen und im Ernstfall rasch Hilfe holen.

Ausgerechnet in diesem Sommer passierte es, daß Moritz sich in einem Anfall an dem Bauernschrank in seinem Zimmer festhielt und ihn umriß. Er wurde buchstäblich unter dem Schrank begraben. Siegfried räumte die Trümmer beiseite, verband Moritz die Wunden und stellte ihn wieder auf die Beine. Wir wußten nicht mehr, wo wir ihn tagsüber lassen sollten. Er war so riesengroß und hatte so lange Arme und Beine, daß er überall, wo er umfiel, mit dem Mobiliar in Berührung kam. Tische und Stühle flogen durch die Luft, Regale wurden mitsamt ihren Verankerungen aus der Wand gerissen, Fenster gingen entzwei. Nach und nach entfernten wir alles überflüssige Mobiliar. Wir bauten sein Bett ab und ließen ihn auf einer Matratze auf dem Boden schlafen. Ich ließ ihn auch im Bett frühstücken in der Hoffnung, daß ein so gemächlicher Tagesbeginn seinen Nerven guttun würde. Kam der erste Anfall nicht im Bett, so kam er spätestens in dem kleinen Bad, in dem die Gegenstände so eng beieinander waren, daß Moritz mit einem einzigen Schlag seines rechten Beines Waschbeckensiphon, Klodeckel und Handtuchhalter zerlegte. Wenn wir auch ganze Tage im Wald verbrachten, um diesen Gefahren zu entgehen, so kam es doch immer wieder zu den Zwischenfällen im Haus. Vor allem morgens hatte ich den Eindruck, als würde der neue Tag Moritz zu viel abverlangen, das Aufstehen, das Anziehen, das Waschen, vielleicht sogar schon das helle Licht des Morgens.

In Siegfrieds Zeit fiel auch der dritte Status epilepticus, der mit hohem Fieber und Schüttelfrost einherging. Von einem Status spricht man immer dann, wenn der Kranke zwischen den einzelnen Anfällen das Bewußtsein nicht wieder erlangt. Tritt dabei Fieber auf, so liegt der Verdacht auf ein zentrales Fieber nahe. Der Hausarzt wies Moritz in das alte graue Krankenhaus ein. Ich fuhr die fünfundachtzig Kilometer hinter dem Krankenwagen her, in dem auch Siegfried saß.

Das Krankenhaus empfing uns mit einer verwirrenden Zahl von Gängen, Aufzügen und Treppen. Ich fand mich nicht mehr zurecht. Die braven Sanitäter aus der Provinz folgten mir geduldig. Moritz war längst zu sich gekommen und ließ die häßliche Szenerie an seinen schläfrigen Augen vorüberziehen. Spekkige Wände, Kruzifixe, einsame Hydrokulturen, die ihr lächerliches Grün zum Neonhimmel streckten.

Die Kinderstation erklärte sich nicht mehr für zuständig. Immerhin legten sie Moritz auf ein Bett, in dem er nur mit angewinkelten Beinen Platz fand, und führten eine Fiebermessung durch. Eine der Schwestern flüsterte dem Arzt etwas ins Ohr. Sie hatte Moritz vor Jahren in einem anderen Krankenhaus – Gott weiß wo – kennengelernt und ihn als aggressiv erlebt. Deshalb riet sie von einer Aufnahme ab. Der Arzt konnte und wollte sich nicht durchsetzen. Er verwies uns weiter an das Bezirkskrankenhaus, das noch einmal zwanzig Kilometer entfernt lag. Auf niemanden trifft das Sprichwort »Kleine Kinder – kleine Sorgen, große Kinder – große Sorgen« so zu wie auf behinderte Kinder. Moritz war in meinem Herzen immer ein Kleinkind geblieben, und ich konnte gar nicht begreifen, daß andere das nicht so empfanden.

Aschgrau und schweißüberströmt Dein Gesicht. Das Cortison senkt gewaltsam das Fieber, wo doch Dein Körper es aus irgendeinem unerklärlichen Grund produziert. Offenbar haben sie aufgehört, nach einem Herd zu suchen. Wiederholt mache ich den Stationsarzt darauf aufmerksam, daß Du die Arme nicht mehr heben kannst und beim Hochziehen im Bett vor Schmerzen das Gesicht verziehst. An dem sehr netten und freundlichen Arzt prallen alle meine Befürchtungen ab. Ich überlege unentwegt, wie ich ihn dazu bringe, daß er die rechte Schulter röntgt.

Eine Woche später. Trotz der hohen Gaben von Cortison am Morgen wieder 37.9.

Vier Wochen sind seit dem ersten Fieberschub vergangen, ohne daß man auf die Ursache gekommen wäre. Ich weiß nicht, ob Du überhaupt noch gehen kannst. Wir hieven Dich in den Rollstuhl, damit ich Dich an diesem wunderschönen, warmen Septembertag etwas im Garten des Krankenhauses herumfahren kann, eine fast zwei Meter große zerbrechliche Last, gestützt von vielen Kissen, angebunden mit einem Gurt. Als wir durch das Laub der Kastanienbäume fahren, steigt das Bild aus Deiner frühen Kindheit in mir auf, wo Du mit Deinen roten Stiefelchen unter den Bäumen herumliefst und nach Kastanien suchtest. Ein paar der glänzenden, glatten Früchte lege ich in Deine Hände. Du hältst sie fest wie in alten Zeiten, in denen wir sie nach Hause mitnahmen, um Ketten daraus zu basteln. Die wenigen Kranken, die in ihren Morgenröcken herumschlurfen, werfen einen kurzen Blick auf unser seltsames Gefährt. Kranksein solidarisiert und isoliert zugleich. Jeder ist mit sich selbst beschäftigt, läßt aber den anderen gelten. Der Garten wurde angelegt zu einer Zeit, in der man noch nicht sparsam mit Grund und Boden umgehen mußte. Wir finden alte, holzige Äpfel im Gras, die Du mit großem Appetit verspeist.

Überhaupt ist diese Spazierfahrt ermutigend, trotz Deiner Schweißausbrüche und der großen Schwäche, die Deinen Kopf immer wieder zur Seite sinken läßt. Vor einer Woche hätten wir das noch nicht machen können. Beim Zurückfahren kommt im Flur nach siebzehn Tagen der erste Anfall. Gerade hatte ich den Gurt gelöst. Du gleitest im Stuhl nach vorn, ohne daß ich Dich halten kann. Vor den Augen der übrigen Patienten ergießt sich Urin und Kot über den Boden. Im gleichen Moment weiß ich – und diese Einsicht kommt nicht etwa schmerzhaft, sondern wie eine Befreiung –: Dies ist die Regel und alles andere die Ausnahme. Wir haben bisher immer so getan, als lebten wir in der Welt der Ausnahmen und betrachteten die Regel als eine Art Entgleisung. Clemens hat recht: Alles, was der Junge will, ist weich fallen.

In dem Jahr – Clemens war verreist – begann der dritte und vorläufig letzte Akt in Moritz' Leben. Auch wenn Clemens mir jetzt aufs heftigste widersprechen würde, so kann ich nicht anders, als ihn den Akt des stillen, kaum wahrnehmbaren Weggangs zu bezeichnen. Hätte ich nicht den Anfallskalender aus dem Jahr '85 aufgehoben, so wüßte ich es nicht so genau: Der Monat August zeigt vierunddreißig Anfälle, von denen zwölf schwer und die restlichen wegen ihrer Heftigkeit, mit denen sein Körper umhergeschleudert wurde, lebensgefährlich waren. Ich machte eine Wallfahrt zur heiligen Muttergottes von Hochwald, entzündete Kerzen und bat unter Tränen um Hilfe.

Unsere Fahrt zu Prof. N. am nächsten Tag, einem Freitag, war eine Verzweiflungsfahrt. Es gibt kaum eine Entschuldigung dafür, daß man einen berühmten Mann ohne Voranmeldung am Freitagnachmittag kurz vor Dienstschluß überfällt. Außer der einen, daß einem die Ratlosigkeit und Verzweiflung im Gesicht geschrieben steht. Aber auch das hilft nicht immer. Prof. N. war zuerst unwillig und ließ sich erst nach und nach durch Clemens' charmante Hartnäckigkeit von der Notwendigkeit eines längeren Gespräches überzeugen. Derweilen zog Moritz in dem kleinen Arbeitszimmer seine summenden Kreise.

Zu diesem Zeitpunkt, habe ich ausgerechnet, hatte er bereits ungefähr 6000 Anfälle durchgemacht und 30000 bis 40000 Tabletten eingenommen. Ich glaube, es hätte nicht einer Kapazität wie Prof. N. bedurft, um zu der Einsicht zu gelangen, daß bei Moritz alles gelaufen war. Ich weiß nicht, ob diese therapieresistenten Fälle zu den interessanten oder uninteressanten Fällen gehören. Es kann sein, daß die Forschung sich auf sie stürzt, es kann aber auch sein, daß man sie vernachlässigt.

Diagnostische Maßnahmen wie EEG oder Medikamentenspiegel, die bei jeder ärztlichen Kontrolle (und so auch hier) durchgeführt werden, bekommen in meinen Augen immer mehr den Charakter von Trostpflästerchen (»Das EEG ist gar nicht so schlecht«, »die Blutspiegel sind im Normbereich«), ohne daß sie irgendeinen Gewinn für den Patienten brächten. Aber da man nicht weiß, was man sonst machen sollte, macht man wenigstens das.

Ich nahm mir ein Herz und fragte Prof. N.: »... und wenn es Ihr Kind wäre?«

»Wenn es mein Kind wäre, so würde ich alle Medikamente absetzen«, antwortete N. »Das Luminal ist für ein so krankes Gehirn schädlich. Ich würde es als erstes weglassen, dann das Phenhydan, dann das Mylepsin.«

Nach einer Pause sagte er: »Wenn sich ein Anfall ankündigt, so geben Sie am Tag vorher Frisium.«

Ich glaubte nicht richtig zu hören. Wenn sich ein Anfall ankündigt. »Herr Professor, der Junge hat fast jeden Tag einen oder mehrere Anfälle«, sagte ich. »Unangekündigt.«

«Das Problem mit dem Frisium ist, daß es nach einiger Zeit seine Wirkung verliert«, sagte Prof. N. »Man darf es nicht durchgehend geben. Man könnte aber ein paar anfallsfreie Tage in der Woche damit erreichen.«

Clemens machte sich ans Rechnen. Wie wäre es, wenn man es an vier Tagen in der Woche gäbe und an den restlichen drei Tagen aussetzte? Eine Art Schaukeltherapie. Prof. N. dachte eine Weile nach. Dann stimmte er zu. Wir beschlossen, von Samstagabend bis Mittwochmorgen morgens und abends je eine Tablette Frisium zu geben und an den übrigen Tagen damit auszusetzen. Wunderbarerweise verhinderte das Frisium von der ersten Tablette an die Anfälle, ohne große Nebenwirkungen zu zeigen. Die ersten Tage der Woche konnten wir ein halbwegs normales Leben führen. In den ersten Monaten hielt die Wirkung sogar noch bis zum Donnerstagabend an. Erst freitags und samstags stellten sich Anfälle ein

Die ersten Monate waren überhaupt, was die Zahl der Anfälle betrifft, eine erfolgversprechende Zeit. Wir waren wie berauscht von dem Gefühl, das Leiden einigermaßen in den Griff bekommen zu haben. So ließ es sich leben. Noch heute, wenn ich den alten Anfallskalender aus den Jahren '85 und '86 in die Hände bekomme und mit dem heutigen vergleiche, kann ich die Erleichterung nachvollziehen, die wir damals verspürten. Freilich war die Schaukeltherapie ein Kompromiß, ein grausamer noch dazu. Mit dem Absetzen des Medikaments stießen wir Moritz buchstäblich jede Woche in eine Anfallsserie hinein. Wir spielten auf eine verhängnisvolle Weise Schicksal. Waren früher die Anfälle einem geheimnisvollen Turnus unterworfen, so waren sie jetzt das Ergebnis unserer Manipulation. Das war eine deprimierende und belastende Erfahrung. Dies um so mehr, als wir bald erkennen mußten, daß die Zahl der Anfälle am Wochenende zunahm, so als müßte die Krankheit das einholen, was ihr zum Wochenbeginn verwehrt wurde. Wir teilten die Woche ein in eine erste Hälfte, in der wir uns zutrauten, mit Moritz Ausflüge zu machen, ins Restaurant zu gehen, einen Film anzuschauen, und eine zweite Hälfte, in der sein Befinden so unzuverlässig war, daß wir uns kaum aus dem Haus wagten.

Das Absetzen des Luminals zog sich über ein Jahr hin. Mit fortschreitender Reduzierung ebbte das nächtliche Pandämonium ab. Es hörte auch der Singsang auf, die Aggressionen schwächten sich ab. Noch im Jahr 1978 hatte ich mir von Frau Dr. S. sagen lassen müssen, daß diese Symptome nicht Folge der Medikation seien, sondern durch die Krankheit bedingt. Ich hätte zufrieden und glücklich sein müssen, wenn nicht der Moritz dieses dritten Aktes gleichzeitig etwas unendlich Trauriges und Abgewandtes gehabt hätte. Wir waren viel zu erleichtert über sein Zur-Ruhe-Kommen, als daß wir sofort bemerkt hätten, daß es mit einem allmählichen Verlust seiner Sprache einherging. Vorbei waren die Jahre, in denen er den hinreißenden Clown gespielt hatte, vergessen die originellen Wortschöpfungen. Erwähnte ich den »häßlichen Hasen« oder den »matschigen Mund«, so schaute er mich mit ausdruckslosem Gesicht an. Nichts schien ihn mit seinem früheren Leben mehr zu verbinden. Man kann natürlich sagen, daß auch ein normaler junger Mann zwischen zwanzig und fünfundzwanzig Jahren seine Jugendverrücktheiten abgelegt hat und dem Leben mit mehr Reife begegnet. Bei Moritz war diese Reife – wenn man sie so nennen will – jedoch von einer Stimmung begleitet, die man fast als depressiv bezeichnen könnte.

Mit der Verarmung seiner Sprache ging – fast ebenso schleichend – ein Verlust seiner Vitalität einher. Bildlich gesprochen, hatte der Vulkan zu spucken aufgehört. Manchmal kam es mir vor, als hätten die vergangenen Jahre, besonders die Jahre mit dem Luminal, alle seine Kräfte aufgezehrt. Er legte sich jetzt öfter von allein auf sein Bett und hielt Ruhe. Beim Spaziergang steuerte er immer die nächste Bank an und war nur mit allerlei Tricks zum Weitergehen zu bewegen. Sein Interesse konzentrierte sich fast ausschließlich aufs Essen, und nur beim Gespräch übers Essen war ein längerer Wortkontakt mit ihm herzustellen. Um das, was an Begriffen noch vorhanden war, nicht weiter in Vergessenheit geraten zu lassen, ermunterte ich ihn unentwegt zum Sprechen. Wenn ich ihm die erste Silbe eines Wortes vorsagte, so fiel es ihm meist wieder ein. Ma – Marienkäfer. Lö – Löwenzahn. Son – Sonnenbrille. Manchmal vollendete er das Wort in einer Weise, die darauf schließen ließ, daß er nicht viel nachdachte, sondern einfach den ihm geläufigsten Begriff gebrauchte. So stand ich einmal mit ihm vor einer Marienstatue und sagte Mutter-, und er vollendete Bär. Den längsten zusammenhängenden Text beteten wir zusammen vor dem Schlafengehen. Er lag mit gefalteten Händen im Bett und sagte langsam mit klarer Stimme und ohne zu stocken:

> Vom Kopfe bis zum Fuße bin ich Gottes Bild.
> Vom Herzen bis in die Hände spüre ich Gottes Hauch.
> Sprech ich mit dem Munde, folg ich Gottes Willen.
> Wenn ich Gott erblicke, überall, in Vater und Mutter,
> in allen lieben Menschen. In Tier und Blume, in Baum und Stein,
> gibt Furcht mir nichts, nur Liebe zu allem, was um mich ist.

Solange er das noch kann, sagte ich mir, ist nicht alles verloren.

Dein Vater hat die Verlegung durchgesetzt. Seitdem Du in »meiner« Klinik liegst, ist alles leichter. Keine Fahrten mehr auf der verstopften Autobahn, sondern ein schnelles Hinüberhuschen zwischen zwei Briefen in die Neuropädiatrische Abteilung, wo man Dich, zusammen mit anderen Anfallskindern, vor dem sogenannten Schwesterstützpunkt abgestellt hat, um Dich dauernd zu überwachen. Das Fieber ist gottlob runter, die Blutwerte sind auf dem Weg, sich zu normalisieren. Ein paarmal habe ich den Schutzengel an Deinem Bett gesehen, aber er blieb nicht da. Leider bin ich mir nicht sicher, daß Du über den Berg bist. Dein Befinden ist wechselhaft, selbst unter der Erhaltungsdosis von 40 mg Cortison kommt es immer wieder zu subfebrilen Temperaturen.

Wir machen unsere ersten Schritte im Gang. Die Schwestern und Ärzte stehen Spalier und rufen: »Mein Gott, der ist ja noch viel größer als im Bett.« Ich halte Dich am Gürtel fest, von Angst erfüllt, daß es Dich wieder umwerfen könnte wie gestern abend im Bad.

Unser Wackelgang durchs feuchte Gras zu den jungen Bäumen, wo in Kopfhöhe Äpfel wachsen. Auf einer der Grünflä-

chen sitzt unbeweglich eine graue Katze vor einem Mauseloch. Ich bin froh, daß ich Dir wenigstens das Wort Katze entlocken kann. Nein, der alte bist Du weiß Gott noch nicht, es ist da etwas, was ich keinem unserer Ärzte erklären kann. So ein Schwebezustand zwischen gesund und krank. Als wäre da ein Knick in diesem mehr oder minder erzwungenen Heilverlauf, über den Du nicht hinwegkommst.

Auf der Station liegen sehr viel kleinere Kinder und unter ihnen auffallend viele mit einer Narbe am Kopf, über der gerade das Haar wieder zu wachsen beginnt – kleine Tumorpatienten mit verwaschener Sprache, die ein Bein nachziehen. Walther, der älteste von ihnen, der im letzten halben Jahr mühsam das Laufen wieder gelernt hat, hat heute erfahren, daß der Tumor im Kopf nachgewachsen ist und er zum sechsten Mal operiert werden soll. »Dann bring ich mich lieber um«, soll er gesagt haben. Er wird von den Schwestern und der Psychologin nicht aus den Augen gelassen, wenn er den Gang auf und ab humpelt. Seinem Gesicht – es ist ein lustiges Gesicht, so richtig zum liebhaben gemacht – merkt man nichts an. Ich gehe an ihm vorbei und fühle mich schlecht, weil ich so schnell und gerade gehen kann und meine Sorgen so vergleichsweise gering sind.

Oder Saskia in ihrem Gitterbettchen, Deine Nachbarin vor dem Stützpunkt, die mit ihren zwei Jahren noch klein wie eine Puppe ist, blind und taubstumm dazu, von den Eltern weggegeben und nie besucht. Jeder, der an ihr vorbeikommt, streichelt sie, und sie dankt es mit einem wohligen Krümmen ihres kleinen Körpers.

Viele Kinder, die ich sehe, haben Nasensonden, weil ihnen der Schluckreflex fehlt. Manch eine Mutter, die Dir beim Essen zusieht, mag denken: Wie gut geht's dem! Gestern, als ich Dich mit Deinem Bett in den kleinen Innenhof rollte, kamst Du neben einem sechzehnjährigen Mädchen zu stehen, das seit einem Verkehrsunfall vor einem halben Jahr im Koma liegt. »Der kann ja reden«, sagte die Mutter des Mädchens zu mir, als Dein Standardsatz »Ich hab so Hunger« kam. Es gibt viele Abstufungen des Elends, und selbst in diesem alleruntersten Bereich findet man immer noch Patienten, denen es schlechter geht. Ein Wochenende auf dieser Station ist gut gegen Unzufrieden-

heit und lauen Weltschmerz. Wenn ich die Station abends verlasse und in die Halle trete, so ist diese Welt der Gesunden und Normalen erst mal völlig fremd für mich. Ich brauche immer ein paar Schritte, bis ich mich zurechtfinde.

Über dieses langsame Weggehen von Moritz zu schreiben, fällt mir schwer. Er wirkte jetzt immer öfter auf mich wie ein kostbares, schutzbedürftiges Gebäude, das trotz aller Bemühungen nicht mehr vor dem Verfall gerettet werden kann. Die ersten Risse hatte man immer wieder notdürftig zugekleistert. Allmählich jedoch bröckelte es an allen Ecken ab. Allein die Schönheit und einstige Stabilität des Gebäudes ließen einen vergessen, wie baufällig es geworden war. Die Erschütterungen, von denen es heimgesucht wurde, hätten ein weniger stolzes und festes Haus vielleicht längst schon zum Einsturz gebracht.

Moritz hielt sich mit einer fast preußischen Haltung aufrecht. Durch die vegetarische Ernährung, die im übrigen gegen unseren Wunsch geschah, hatte sein Erscheinungsbild etwas Asketisches bekommen. Ein Sturz aufs Gesicht hatte einen Erguß unter der rechten Augenbraue hervorgerufen, der nicht mehr zurückging. Dadurch vergröberten sich seine Züge etwas, im übrigen strahlte sein Gesicht eine kindliche Reinheit und Ernsthaftigkeit aus, die mit den idiotischen Zügen unter der Hochdosierung der Medikamente nichts mehr gemeinsam hatten. Mit dem Verschwinden der Aggressionen traten eine gewisse körperliche Unbeholfenheit und Schwerfälligkeit ein, die den Umgang mit ihm erleichterten, weil sie kaum mehr Widerstand boten. Den Schlüssel zur Speisekammer, den er entwendet hatte, konnte man ihm beispielsweise mit einem raschen Handgriff aus der Tasche ziehen. Früher hätte es einen erbitterten Kampf gegeben. Sein Benehmen war – nicht zuletzt durch den positiven Einfluß des Heimes – fast mustergültig zu nennen. Er sagte »Bitte« und »Danke« und schnitt sich seine Brote in kleine Würfel, bevor er sie aufaß – eine Selbsthilfe gegen das Hinunterschlingen. Mich rührte diese widerstandslose Anpassung, die durch eine Erlahmung seiner Kräfte mitbedingt war, so sehr, daß ich mir an manchen Tagen wünschte, es käme wenigstens für einen Augenblick der alte, wild durch die Gegend laufende und Unsinn redende Moritz wieder zum Vorschein, nur damit ich mich seiner ungebrochenen Vitalität versichern könnte.

Wir hielten die Geschichten von früher durch Anekdoten am Leben und nahmen jede ungewohnte Äußerung von ihm zum Anlaß, um uns gegenseitig zu versichern, wie witzig und schlau Moritz im Grunde noch immer war, wohl wissend, daß wir uns etwas vormachten. Denn im Grunde hatte er den Zenit seiner Entwicklung bereits überschritten. Alles, was er konnte, alle Reaktionen, alle Handgriffe, konnte er von früher her, nichts mehr kam dazu. Seine Lernfähigkeit schien erschöpft. Das wäre nicht einmal das schlimmste. Wirklich tragisch war, daß er vieles von dem, was er früher beherrschte, vergaß oder nicht mehr benutzte. Worte, Melodien, Spiele, Gewohnheiten waren nicht mehr abrufbar, und ich könnte nicht einmal sagen, wann ich es zuerst bemerkt hatte. Plötzlich war da nur mehr dieses Loch, diese Leere. Zuerst dachte ich, er wäre einfach zu bequem, um seinen Kopf anzustrengen. Ich wollte es nicht hinnehmen, daß all das, was wir ihm in zwanzig Jahren beigebracht hatten, verschwunden sein sollte. Bis ich merkte, daß es nicht verschwunden, sondern nur abgesackt war in Bereiche, die für ihn kaum mehr erreichbar waren. Was aber war der Grund? Die Medikamente? Organische Veränderungen im Gehirn? Eine zermürbte Psyche? Oder alles zusammen? Ich weiß es nicht. Fest steht, daß Moritz immer stiller wurde und wir, neben der Erleichterung, die wir angesichts des »gezähmten« Moritz verspürten, uns Sorgen machten. Bisweilen kamen wie Luftblasen aus der Tiefe alte Gewohnheiten hoch. So zum Beispiel, wenn wir den kleinen Fluß in den Filzen überquerten und er – mit sicherem Instinkt meine Ängste provozierend – sich weit über die Brücke beugte und wie in alten Tagen fragte: »Kann man da runterfallen?«

Daß die Dinge wirklich nur verschüttet und nicht für immer verloren waren, merkte ich auch daran, daß er, wenn ich es ihm zwei- oder dreimal vormachte, wieder auf englisch zu zählen anfing. Alle Äußerungen – ausgenommen die, die sich aufs Essen bezogen – kamen jedoch nur durch wiederholte Anregungen zustande. Von selbst kam nichts mehr.

Die Wunden heilten nur noch schwer zu. Die Zähne gingen fast alle gleichzeitig kaputt, und der Rücken, der einst kerzengerade war, wurde krumm. Der Hinweis auf die Gefahr einer Entkalkung wurde erst relativ spät auf den Waschzetteln des Mylepsin angegeben. Aber was hätte es geändert, wenn wir früher davon gewußt hätten. Man betrachtet die Krankheit meist als das größere Übel und die Nebenwirkungen als das kleinere. Das Medikament hätten wir trotzdem gegeben. Die Leberwerte waren ständig leicht erhöht. Es wunderte mich, daß diese meßbaren Zeichen einer Intoxikation erst so spät auftraten. Eigentlich hatte ich sie viel früher erwartet. Sie bestärkten uns aber in unserem Entschluß, mit der Reduzierung der Medikamente fortzufahren.

Die letzten Jahre laufen fast im Zeitraffertempo vor meinen Augen ab. Ich werde versuchen, mir den Anfang dieses Buches in Erinnerung zu rufen, den ich vor genau zwei Jahren geschrieben habe.

In jenem Sommer wurde Moritz von Axel beaufsichtigt. Er war wirklich der zierlichste aller Betreuer. An den Ohren trug er kleine Ohrringe, jeden Tag andere, die er sich aus Golddraht und Glasperlen selber herstellte. Er malte auch mit Begeisterung skurrile kleine Bilder aus Wasserfarben. Leider ließ er das Wasser, in dem er die Pinsel auswusch, des öfteren stehen. Moritz trank es auf der Suche nach Eßbarem mehrmals aus, was ihm aber nicht schadete. Axel, der auch ein Computerfreak war, entlockte Clemens' Epson wahre grafische Kunstwerke, was Clemens, der seine Schreibmaschine zu kennen glaubte, mit Bewunderung erfüllte. Dazwischen jonglierte Axel mit fünf roten Stoffbällchen, die mit Reis gefüllt waren. Trotz dieser vielfachen Interessen, die einen großen Teil seiner Zeit in Anspruch nahmen, war Axel ein zuverlässiger und aufmerksamer Betreuer seines etwa doppelt so großen Schützlings. Er ging mit ihm genauso verspielt um wie mit seinen Hobbys, ja es schien fast, als betrachte er Moritz als sein fünftes Hobby, das neben all den anderen »herlief«.

Clemens dachte sich mit ihm zusammen aus, Moritz alleine zum etwa dreihundert Meter entfernt liegenden Bauernhof zum Milchholen zu schicken. Als ich eines Abends von der Arbeit nach Hause kam und Moritz vermißte, zeigten sie mit dem Finger aus dem Fenster, wo man ihn, zwei volle Milchkannen tragend, auf der kerzengeraden Asphaltstraße mit großen Schritten auf unser Haus zugehen sah. Mir blieb vor Schreck fast das Herz stehen. Man mag nichts Außergewöhnliches darin sehen, wenn ein Dreiundzwanzigjähriger – auch wenn er geistig behindert ist – zwei volle Milchkannen aus einem dreihundert Meter entfernten Bauernhof nach Hause trägt. Für Moritz war es jedoch eine völlig neue Erfahrung, so ganz allein und selbständig eine Aufgabe zu verrichten. Nicht nur, daß er auf die Bäuerin warten mußte, er mußte auch bezahlen und die Kannen so tragen, daß er nichts verschüttete. Am erstaunlichsten war, daß er, der sonst keine Gelegenheit verpaßte, sich Nahrung zu verschaffen, der Versuchung widerstand, von der Milch zu trinken. Die Straße war von Autos befahren, er mußte auf Geräusche achten und ausweichen. Clemens nahm die Szene auf Video auf, und wir stellten beim Betrachten des Films erstaunt fest, daß der entschlossen und zielbewußt marschierende Moritz aus der Ferne nicht anders aussah als irgendein Bursche auf dem Heimweg.

Es wäre für ihn gut und wichtig gewesen, wenn er diese selbständigen Ausflüge hätte weitermachen können. Eines Tages jedoch bekam er mitten auf der Straße einen Anfall, bei dem ihm die volle Kanne aus der Hand flog und er sich verletzte. Die Verletzung schmerzte ihn weniger als der Verlust der Milch, der in seinen Augen etwas mit Unvermögen und Schwäche zu tun hatte und seinen sehr stark ausgeprägten Ehrgeiz kränkte.

Ich warf die leere Milchkanne gegen die Hauswand und sagte unter Tränen: »Nicht einmal das hast Du ihm gegönnt.« Dann schickte ich ein Schimpfwort hinterher. Das dunkle Blau des Abendhimmels schaute unbeteiligt auf uns herab. Das Wesen, welches ich da oben vermute, mag es nun Gott oder Schicksal heißen, hatte die bewundernswerte Eigenschaft, nie greifbar zu sein. Mein leiser Schrei verhallte, ohne daß Blitz und Donner auf mich niedergefahren wären.

Von nun an ließen wir Moritz nicht mehr alleine gehen. Was bleibt, ist die Erinnerung an die hochgewachsene Gestalt in Siebenmeilenstiefeln Größe 47, die die Straße entlangmarschiert, von Zeit zu Zeit prüft, ob die Weidezäune unter Strom stehen, und schließlich im Stall des Nachbarn verschwindet. Wenn er mir mit den Worten: »Frau Doermer, schau« die Kanne zurückreichte, so strahlte sein Gesicht voller Stolz. Es ist eine gute und gleichzeitig wehmütige Erinnerung, die mir zeigt, wozu Moritz fähig gewesen wäre, wenn nicht immer wieder wie Torpedos die Anfälle in sein Leben eingeschlagen hätten.

Durch die besonderen Umstände der Schaukeltherapie schrumpfte der Zeitraum, in dem er auf den Beinen war, immer mehr zusammen; denn mit der Zunahme der Anfälle an Zahl und Heftigkeit in den frisiumfreien Tagen nahm auch die Erschöpfung des Patienten hinterher zu. Sonntags lag er viel auf dem Sofa und ruhte sich aus. Es blieben uns nur noch Montag, Dienstag und der halbe Mittwoch.

In meinen Augen verschlechterte sich sein Zustand langsam, aber kontinuierlich, und wenn auch Clemens mich manchmal hysterisch und schwarzseherisch schalt, so sprachen die langsam steigenden Anfallskurven, die er in einem kleinen karierten Heft über die letzten Jahre hindurch aufgezeichnet hatte, dafür, daß ich mit meinen Befürchtungen nicht so unrecht hatte. Natürlich lagen dazwischen gute Tage, in denen Clemens mit Recht sagen konnte: »Siehst du, du Pessimistin!« Insgesamt schraubten wir jedoch unsere Ansprüche immer weiter zurück und gaben uns mit immer weniger zufrieden. Der Unterschied zwischen Clemens und mir bestand darin, daß ich zu einer pessimistischen Beurteilung tendierte, während Clemens – zumindest mir gegenüber – von einem unerschütterlichen Optimismus erfüllt war. Dazwischen lag eine Realität, die unerwarteten Schwankungen unterworfen war. Moritz selbst machte es uns nicht leicht, seinen Zustand angemessen zu beurteilen. Denn wenn er an dem einen Tag wirklich zu Tode erschöpft und von Krämpfen geschüttelt im Bett lag, so konnte er vielleicht am nächsten Tag schon wieder wie eine Eins auf den Beinen stehen und am gemeinsamen Frühstück teilnehmen.

Nach dem Luminal setzten wir das Phenhydan ab und machten uns dann an das Mylepsin, wo wir bei der halben Dosierung stehenblieben und uns nicht weitertrauten. Man kann natürlich der Ansicht sein, daß diese Reduzierung dafür verantwortlich ist, daß die Anfälle in ihrer Stärke so zugenommen haben. Beweisen kann man es nicht. Man kann es nur vor dem Hintergrund der Tatsache beurteilen, daß trotz einer kontinuierlichen Dauermedikation von über zwanzig Jahren immer diese Aufwärtstendenz da war, als wollte das Leiden irgendeinem unbekannten Gipfel zustreben.

Hier im Krankenhaus habe ich zu den Ärzten ein sehr gutes Verhältnis. Sie sind meiner Bitte, Deine Schultern zu röntgen, sofort nachgekommen. Die rechte Gelenkkugel zeigte einen nicht so recht einzuordnenden Befund, erst auf den fünf Schichtaufnahmen stellte sich heraus, daß drei Fünftel des Knochens zerstört sind. Man ist sich nicht darüber im klaren, ob es sich um eine Osteomyelitis oder um eine aseptische Knochennekrose handelt. Gegen die Osteomyelitis spricht die gute Wirkung des Cortisons, für eine Knochennekrose die jahrelange Einnahme von Antiepileptika. Nächste Woche wird eine Biopsie gemacht, und wenn es zur Operation kommt, so muß Dir Knochenmaterial implantiert werden.

Ich bin neugierig, was das Leben noch für uns bereit hält. Den Ausdruck neugierig verwende ich nur, weil ich heute etwas gelassener bin. Gestern noch hätte ich geschrieben: Voll banger Erwartung.

Du hast wieder etwas Fieber gehabt, und die Blutsenkung ist in die Höhe geschnellt. Deshalb muß das Cortison noch über eine längere Zeit hin gegeben werden. Die Ärzte haben sich zu einer Diagnose vorgearbeitet: Pseudosepsis allergica Wistler. Welch ein melodischer Name für eine so tückische Krankheit, zu deren Hauptmerkmalen es gehört, daß sie immer wiederkommen kann.

Wir machen täglich unsere kleinen Spaziergänge durch den Garten. Ich habe Mühe, Dich von Bank zu Bank zu locken. Unser Endziel sind die Apfelbäume, die schon fast leergeplündert sind. Katze. Schwimmbad. Runkelrübe. Zaun. Rosenstrauch. Wie viel es noch zu lernen gäbe! Dr. L. verspricht sich eine Besserung Deiner intellektuellen Fähigkeiten nach dem

Ausschleichen des Mylepsins. Dafür will er es noch einmal mit dem Ergenyl versuchen, das jetzt unter einem anderen Namen auf dem Markt ist und angeblich als Monotherapie bei Erwachsenen eine andere Wirkung zeigt als bei Kindern. Das war jedenfalls sein Argument gegen meinen Einwand, Du habst das Medikament bereits über Jahre eingenommen, ohne Erfolg. Auf dem Waschzettel finde ich den makabren Hinweis, daß eine Gegenanzeige bestünde bei Geschwistertod unter Valproinsäure. Der Vorteil dieses Medikaments besteht darin, daß es verhältnismäßig rasch wieder abgesetzt werden kann, wenn man sieht, daß es nichts hilft. Denn wir wollen auf keinen Fall, daß Dein Organismus weiterhin mit Medikamenten belastet wird, die nichts bringen.

Irgendwann wird das alles hier ein Ende haben. Ich meine die Geborgenheit, die Du in dieser Klinik erfährst. Noch kann ich mich dem beruhigenden Gefühl hingeben, daß ich die Sorge nicht alleine trage. Der Tag, an dem Du dieses Bett verlassen wirst, rückt jedoch näher und näher. Wohin mit Dir? Das Heim hat uns geschrieben, daß es die Verantwortung nicht mehr übernehmen könne und darum bäte, eine andere Einrichtung zu suchen. Ich sage mir mehrmals am Tag: Schön ruhig bleiben, nicht an morgen und schon gar nicht an übermorgen denken, sondern alle Kraft für heute bewahren.

Wie gerne hätte ich eine andere Geschichte geschrieben, und wie sehr hätte ich Dir eine andere Geschichte gewünscht. Ich glaube, ich habe auch alles getan, um dem Weg Deines Lebens eine andere Richtung zu weisen. Daß es mir trotz aller Bemühungen nicht gelungen ist, zeigt nur, daß wir im Grunde gegen die Eigendynamik unseres Schicksals nichts auszurichten vermögen.

Kannst Du Dir Deine Mutter als kleines Mädchen auf dem Karussell vorstellen? Wie sie im Feuerwehrauto das Lenkrad dreht und dreht und voller Ohnmacht und Verwunderung feststellt, daß das Auto sich nicht aus der Bahn bringen läßt, sondern unbeirrbar seine Kreise zieht?

So ist es mir mit Dir ergangen. Es bleibt mir heute wie damals nichts anderes übrig, als das zu akzeptieren.

Gestern nachmittag hatte Moritz im Krankenhaus einen Anfall, der so stark war, daß unter den Schwestern und Pflegern eine gedrückte Stimmung herrschte. Dr. L. sagte, Anfälle in dieser Stärke hätte er selten beobachtet. Moritz lag im Bett, in seinem Erbrochenen, und schaute mich in seiner Erschöpfung unverwandt an. Es gab zwischen uns nur diesen Blick, wie ein starkes, unzerreißbares Band. Ich kann ihn nicht mehr allein lassen.

Auf dem Heimweg fuhr ich an einer Weberei vorbei und bestellte zwei dicke Schafwollteppiche für sein Zimmer. Wir werden auch noch die restlichen Möbel herausnehmen und alles abpolstern, damit er sich nicht mehr verletzt. Wenn es sein muß, werden wir auch das Haus umbauen oder ein neues, passenderes kaufen.

Sollte sein reduzierter Zustand wirklich von Dauer sein, dann wird nichts anderes übrigbleiben, als uns auf einen kleinen Bereich zurückzuziehen. Ich habe Erfahrung darin, was es heißt, den Alltag auf den kleinsten Nenner zu reduzieren. Wir werden mit ihm in seinem Zimmer auf Schaumstoffmöbeln aus Pappgeschirr essen und vorher nicht vergessen zu beten:

> Erde, die uns dies gebracht, Sonne, die es reif gemacht,
> liebe Sonne, liebe Erde, euer nie vergessen werde.

Ich werde wieder zu ihm ins Krankenhaus fahren. Alles, was wir brauchen, ist Kraft und ein gnädig gestimmtes Schicksal. In zwei Wochen kommt Konstantin, der letzten Sommer bei uns war. Es wird weitergehen.